beautiful

Naturkosmetik selber machen

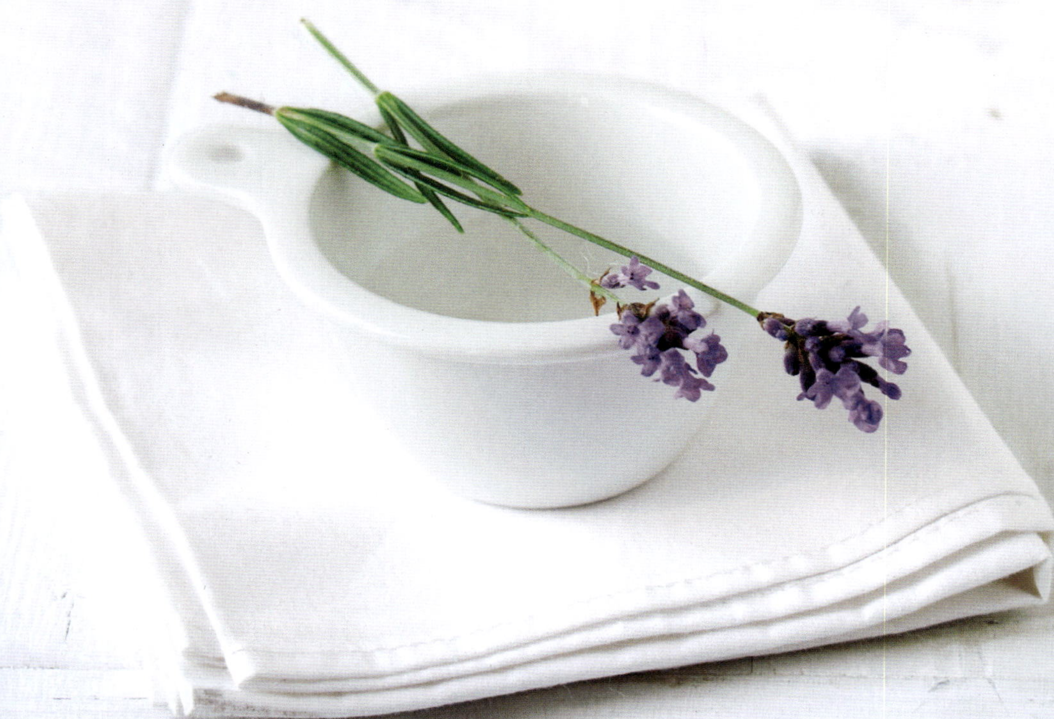

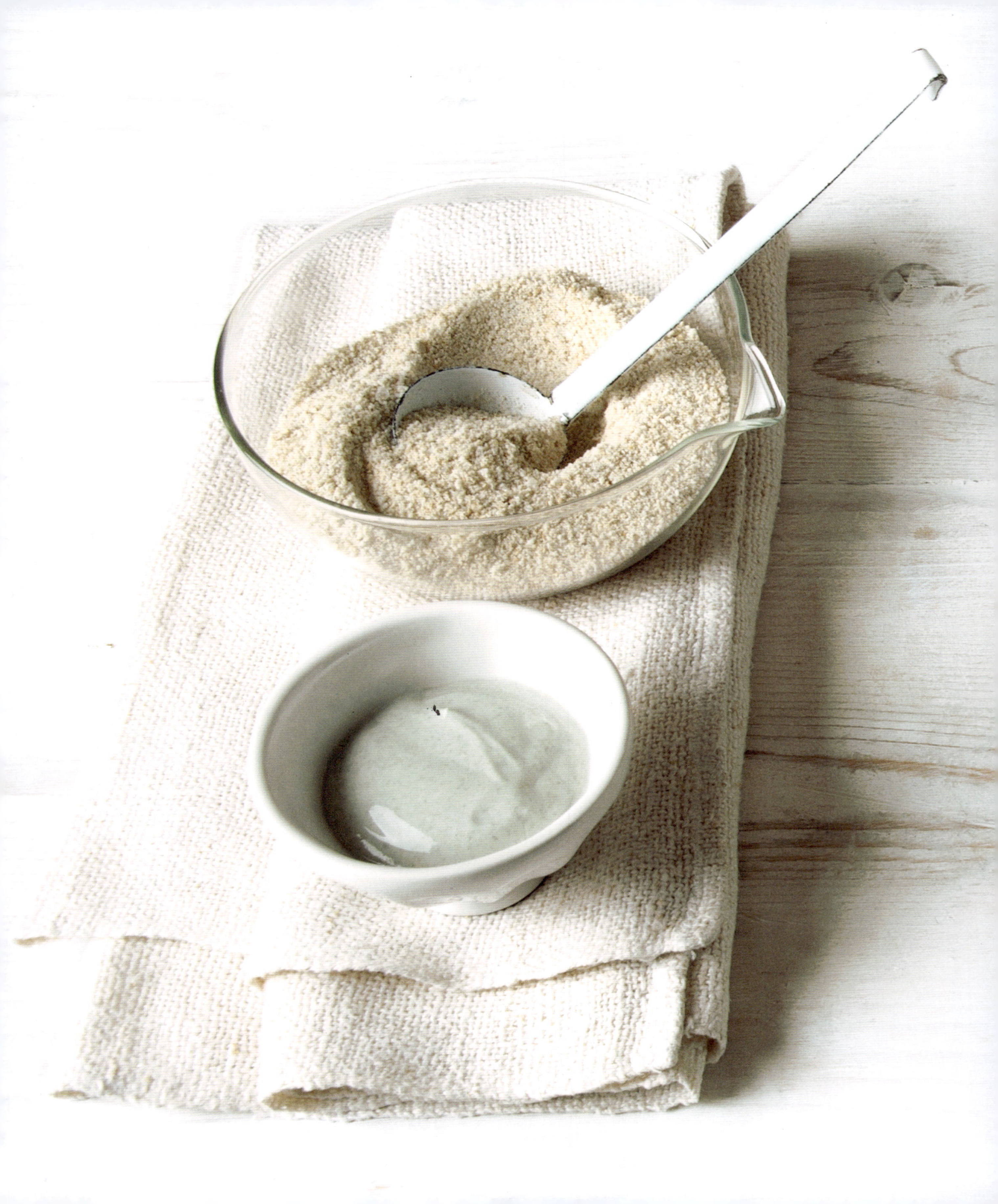

Juliette Goggin | Abi Righton

beautiful

Naturkosmetik selber machen

CHRISTIAN

Produktmanagement: Franziska Sorgenfrei
Übersetzung aus dem Englischen: Viola Löbig
Textredaktion: Kathrin Gritschneder
Korrektur: Susanne Langer
Satz: Martin Feuerstein, wigel
Umschlaggestaltung: ZERO Werbeagentur, München

Gesamtherstellung Verlagshaus GeraNova Bruckmann GmbH

★★★★★

Sind Sie mit diesem Titel zufrieden? Dann würden wir uns über Ihre Weiterempfehlung freuen. Erzählen Sie es im Freundeskreis, berichten Sie Ihrem Buchhändler oder bewerten Sie bei Onlinekauf. Und wenn Sie Kritik, Korrekturen, Aktualisierungen haben, freuen wir uns über Ihre Nachricht an:
Christian Verlag, Postfach 40 02 09, D-80702 München oder
per E-Mail an lektorat@verlagshaus.de.

Unser komplettes Programm finden Sie unter www.christian-verlag.de

Alle Angaben dieses Werkes wurden von den Autorinnen sorgfältig recherchiert und auf den neuesten Stand gebracht sowie vom Verlag geprüft. Für die Richtigkeit der Angaben kann jedoch keine Haftung übernommen werden.

Die Deutsche Nationalbibliothek verzeichnet diese Publikation in der Deutschen Nationalbibliografie; detaillierte bibliografische Daten sind im Internet über http://dnb.d-nb.de abrufbar.

Die Originalausgabe mit dem Titel *Handmade Beauty* wurde erstmals 2016 im Verlag Jacqui Small l.l.p. veröffentlicht, eine Marke von Aurum Press Limited, 74–77 White Street, London, N1 9PF.

ISBN 978-3-86244-978-1

HINWEIS

Der richtige und ordnungsgemäße Gebrauch von Rezepten, Zutaten und Geräten obliegt allein den Lesern und Leserinnen. Unsere Autorinnen und Herausgeber übernehmen keinerlei Haftung für eine unsachgemäße Anwendung der in diesem Buch enthaltenen Informationen. Darüber hinaus können sie auch nicht für allergische Reaktionen oder Nebenwirkungen verantwortlich gemacht werden. In diesem Buch enthaltene Ratschläge und Anregungen sind in keinster Weise als medizinische Ratschläge zu betrachten. Sollten Sie als Leser oder Leserin gesundheitliche Bedenken haben, ziehen Sie bitte Ihren Arzt zur Rate. Die Autorinnen und Herausgeber haben alle Anstrengungen unternommen, um die Richtigkeit der in diesem Buch zusammengefassten Informationen zu gewährleisten, übernehmen jedoch keine Verantwortung für Fehler, Auslassungen, Ungenauigkeiten oder Ungereimtheiten.

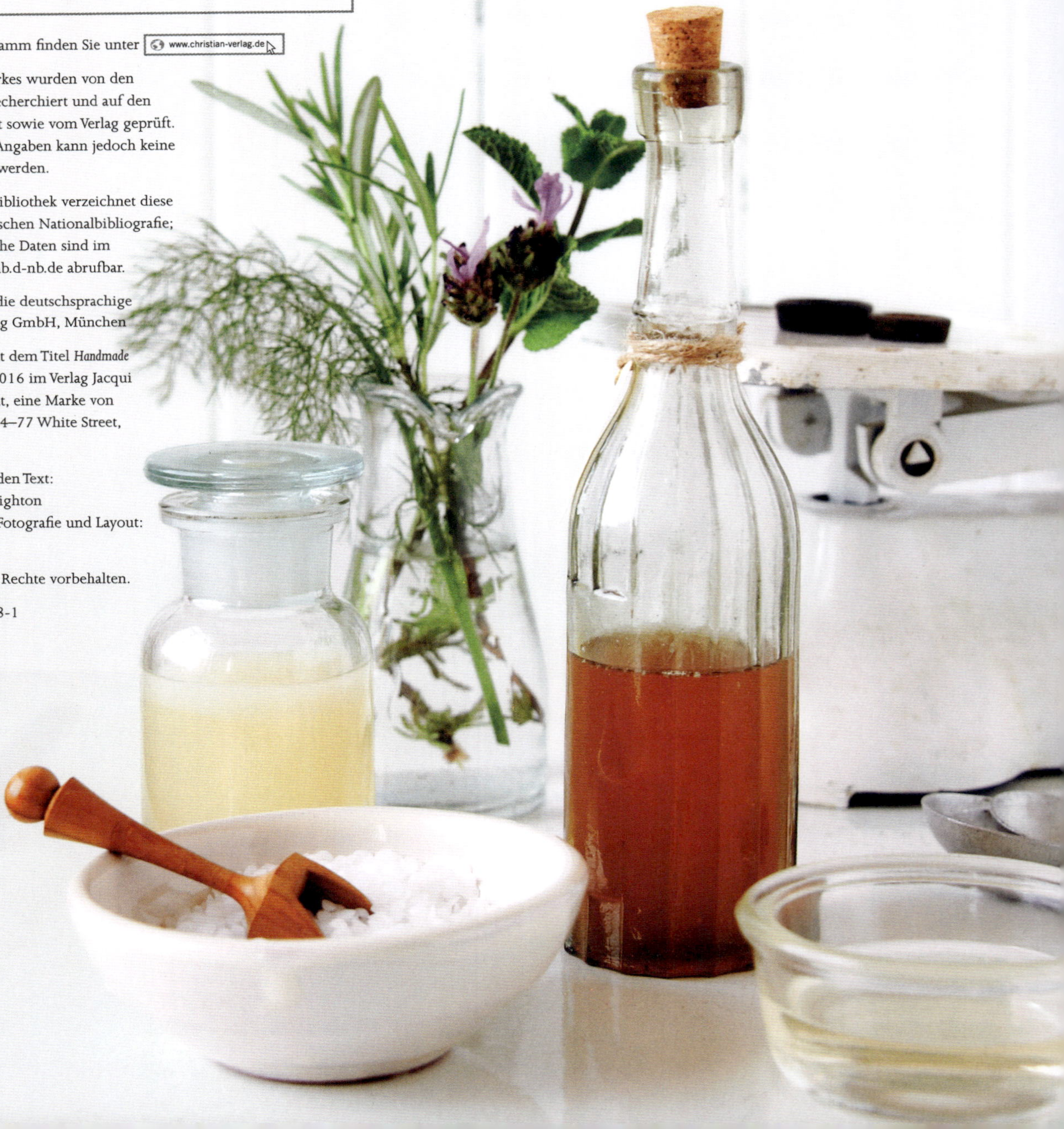

Inhalt

Naturkosmetik selbst herzustellen macht Freude. Wichtig dabei: die richtigen Zutaten – Sie werden staunen, wie viele Sie davon schon zu Hause haben

Vorwort

Zweifellos gibt es heute eine riesige Palette an Schönheitsprodukten und Kosmetikmarken. Angesichts dieser Fülle überlegen immer mehr Menschen, ob sie ihre Haut- und Haarpflegeprodukte nicht doch selbst herstellen können. Aber schon beim Gedanken an lange Zutatenlisten und komplizierte chemische Anleitungen sinkt ihnen meist der Mut – von kostspieligen Spezialausrüstungen und Verpackungen ganz abgesehen. Glücklicherweise besteht aber kein Anlass zur Sorge: Dieses Buch beweist, dass Sie keine umfassenden wissenschaftlichen Kenntnisse brauchen und nicht recherchieren müssen, wo es welche Reagenzgläser gibt. Wer nur ein wenig vom Kochen versteht, für den sind auch die Grundregeln selbst gemachter Hautpflege einfach.

In jüngster Zeit fragen wir uns zunehmend, woher die Zutaten in unserer Nahrung stammen, und wollen Gewissheit darüber haben, dass unsere Lebensmittel so frisch wie möglich sind, gut schmecken und nicht mit Pestiziden behandelt oder um die halbe Welt transportiert wurden. Ein von Stress geprägter Lebensstil zieht das Auftreten von Lebensmittelallergien oder Unverträglichkeiten nach sich, was uns immer öfter dazu bewegt, das Essen von Anfang an selbst zuzubereiten und – wann immer möglich – selbst angepflanzte Zutaten zu verwenden.

Mit diesem Buch verfolgen wir unter anderem die Absicht, dass Sie selbst hergestellte Kosmetik auf die gleiche Weise betrachten: Wir möchten, dass Sie ein intensiveres Gespür für kosmetische Zutaten entwickeln und Wissen darüber sammeln, wie Schönheitsprodukte hergestellt werden. All das wollen wir mit einfachen, aber wirkungsvollen Rezepten erreichen, die auf Ihre speziellen Bedürfnisse zugeschnitten sind und sich an Ihrem Haut- oder Haartyp orientieren.

Wir zeigen Ihnen sowohl einfache und unkomplizierte Rezepturen, die innerhalb weniger Minuten angerührt sind, als auch anspruchsvollere Projekte – insgesamt 37 Rezepte mit 10 Varianten. Sie werden staunen, wie rasch Sie die betreffenden Techniken beherrschen, und sich darüber freuen, wie preiswert die fertigen Produkte sind. Und: Das Schönste dabei ist, sagen zu können: »Das habe ich selbst gemacht!«

Ein Vorteil der selbst gemachten Kosmetika besteht darin, eine Alternative zu den stark parfümierten, mit viel Chemie hergestellten Produkten zu haben, wie man sie oft bei den industriell produzierten Pflegeartikeln findet. Unsere Rezepte basieren auf natürlichen Zutaten (von denen Sie einige im Garten und auf der Fensterbank ziehen oder in der freien Natur sammeln können). Wir mischen wohltuende Öle, Butter, Pulver und duftende ätherische Öle, die Sie im Fachhandel oder bei spezialisierten Onlinehändlern erhalten. Wahrscheinlich möchten Sie so viele naturbelassene Zutaten wie möglich verwenden? Dann denken Sie bitte daran, dass viele vermeintlich natürliche Bestandteile in Hautpflegeprodukten aufbereitet sind, damit sie sich einfacher verarbeiten lassen, und dass nicht alle synthetischen Zutaten per se schlecht sein müssen.

GLIEDERUNG DES BUCHES

»Beautiful« teilt sich in zwei Bereiche auf. Am Anfang werden die unterschiedlichen Materialien und Zubereitungstechniken beschrieben. Danach folgen die Rezepte für Gesicht, Körper und Haare. Wir sind uns darüber im Klaren, dass Sie sich wahrscheinlich sofort an die Arbeit machen und gleich bei den spannenden Rezepten anfangen möchten. Nehmen Sie sich aber lieber erst Zeit und lesen auch die Basics am Anfang ganz durch – denn falls die Herstellung von Kosmetika Neuland für Sie ist, wird Ihnen der Vorspann den Einstieg erleichtern. Zudem erhalten Sie hier wichtige Tipps, nicht nur zur Hygiene, sondern auch zu Aufbewahrungsmöglichkeiten und Haltbarkeit.

Naturkosmetik selbst herzustellen macht Freude. Wichtig dabei: die richtigen Zutaten – Sie werden staunen, wie viele Sie davon schon zu Hause haben. Wir möchten Sie anregen, nach weiteren Inhaltsstoffen zu suchen und verführerische Elemente für eigene Rezepte ausfindig zu machen. Fangen Sie einfach mit einer Inventur Ihres Küchenschranks an – wie Olivenöl, Meersalz und Kräutertee. Oder schauen Sie doch einmal in Ihr Bad, vielleicht finden sich dort zum Beispiel Hamameliswasser oder Aspirin.

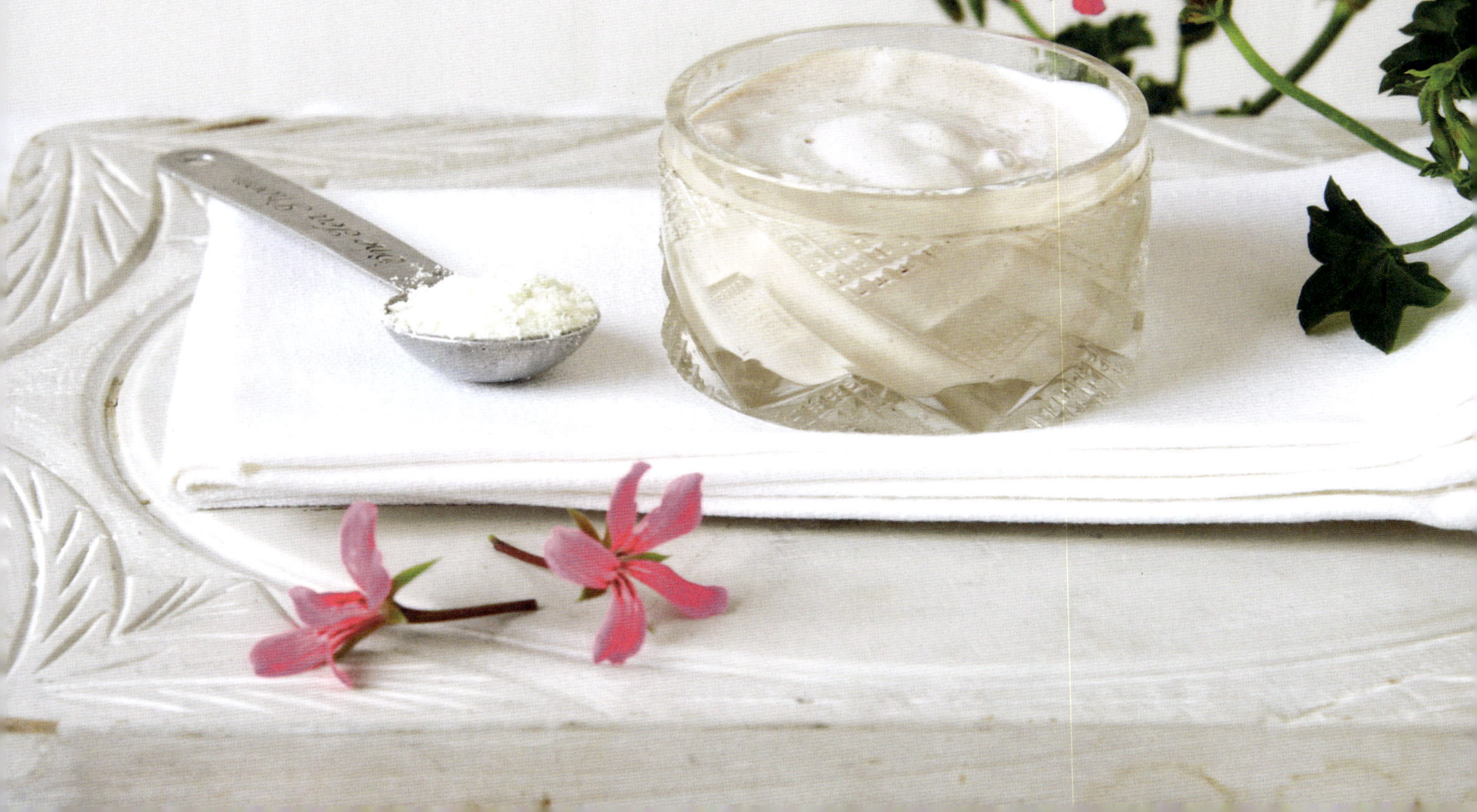

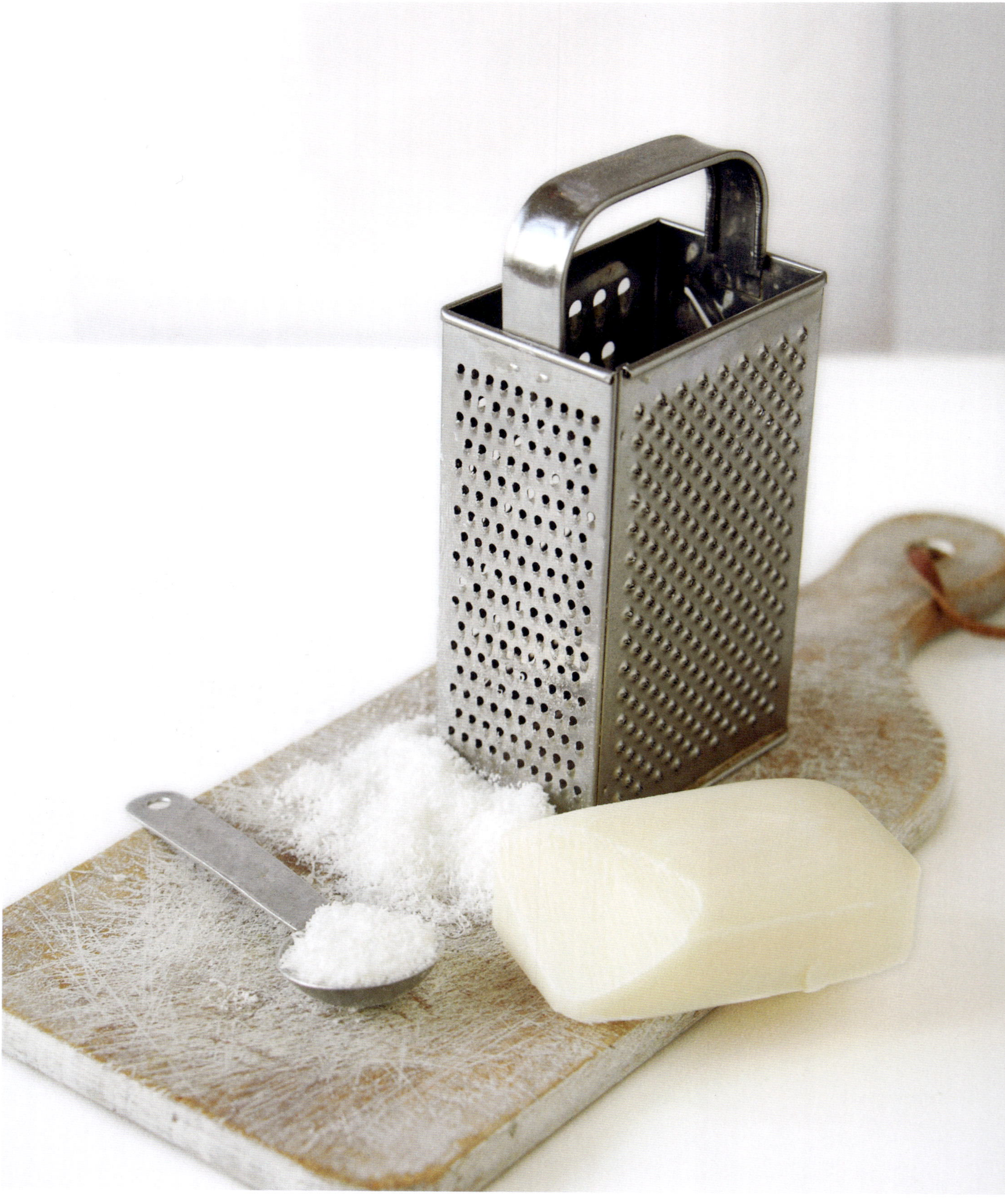

Bei einem Abstecher ins Reformhaus oder in den Tante-Emma-Laden um die Ecke finden Sie ebenfalls einige unverzichtbare Zutaten. Pflanzen können Sie bei einem Spaziergang sammeln. Bei einer Reise ans Meer lassen sich weitere interessante Zutaten zum Experimentieren auflesen (nehmen Sie aber bitte nicht mehr als Sie brauchen und reißen Sie niemals die Pflanzen komplett aus der Erde). Onlinehändler bieten eine umfassende Palette an Spezialartikeln an – wie Emulgatoren, Butter und Pulver. Das Kapitel »Die richtigen Zutaten« bietet einen Überblick über nützliche Dinge für natürliche Schönheitsprodukte und deren Bezugsquellen, während im Glossar am Ende des Buchs Listen aller verwendeten Zutaten und deren INCI-Bezeichnung zu finden sind (Abkürzung INCI »International Nomenclature of Cosmetic Ingredients«).

Im Kapitel »Die wichtigsten Techniken« ermuntern wir Sie dazu, die grundlegenden Methoden der Herstellung von Naturkosmetika zu erlernen. So können frische, sommerliche Gartenkräuter zu allen Jahreszeiten den Produkten in Form von Extrakten beigemischt werden. Außerdem spielt das Wissen um die Rolle von Konservierungsmitteln und Emulgatoren bei der Herstellung funktioneller Haut- oder Haarpflege eine große Rolle. Schließlich besprechen wir in diesem Abschnitt die Verwendung besonderer Zutaten aus der Natur wie getrockneter Pflanzen. Hautpflegemittel aus eigener Produktion sind genauso hochwertig und können das Erscheinungsbild und die Pflegewirkung von teuren Kosmetikartikeln aus dem Geschäft haben.

Wie beim Kochen gilt auch für selbst gemachte Kosmetik, dass in puncto Hygiene ein paar einfache Regeln eingehalten werden sollten. Wir geben Ihnen einige Tipps mit auf den Weg, damit alle Rezepte gelingen – viele dieser Tipps entstammen dem gesunden Menschenverstand. Im Eifer des Gefechts vergisst man die eine oder andere gerne einmal und vernachlässigt die Grundregeln. Lesen Sie deshalb das Kapitel »Wichtiges zu Lagerung und Sicherheit« aufmerksam durch. Es wird Ihnen bei der hygienischen Zubereitung der Produkte, deren Aufbewahrung und Anwendung helfen.

Wenn Sie erst einmal die Techniken beherrschen und einige Rezepte ausprobiert haben, werden Sie zweifellos Ihre Produkte auch vorzeigen wollen. Im Kapitel »Nett verpacken« finden Sie daher Vorschläge, wie Sie Ihre Produkte hübsch präsentieren können. Zudem zeigen wir Ihnen, wie man sie als nettes Geschenk verpacken kann. Denken Sie daran: Alle Rezepte wurden gründlich getestet, sind allerdings für den Eigenverbrauch gedacht und dürfen nicht zum Kauf angeboten werden. Denn der Verkauf von Kosmetika ist streng geregelt und unterliegt gesetzlichen Vorgaben. Die Rezepte in diesem Buch sollen Ihnen als Leitfaden und Anregung dienen und den Einstieg in die Herstellung eigener Naturkosmetik erleichtern. Sie sind das Ergebnis unserer über Jahre hinweg gesammelten Erfahrungen in der Kosmetikindustrie und als Kursleiterin für selbst gemachte Kosmetik. Wir geben Ihnen diese in der Hoffnung weiter, Sie dazu animieren zu können, selbst Naturkosmetik herzustellen, und dass Sie daran große Freude haben.

HINWEIS

Wenn Sie die Naturkosmetika in diesem Buch herstellen, ist es wichtig, sich immer genau an die angegebenen Mengen zu halten. Für viele Rezepte benötigt man nur sehr kleine Mengen, hier sollte man besonders genau messen. In einigen Fällen kann es trotzdem einfacher sein, mit einem Tee- oder Esslöffel zu messen anstatt eine digitale Waage zu verwenden. Ein Teelöffel fasst in etwa 5 Milliliter, ein Esslöffel 10 Milliliter. Zur Sicherheit haben wir aber bei den meisten Rezepten sowohl die Teelöffel- und Esslöffelmengen als auch die Gramm- oder Milliliterangaben (jeweils in Klammern dahinter) angegeben.

BASICS

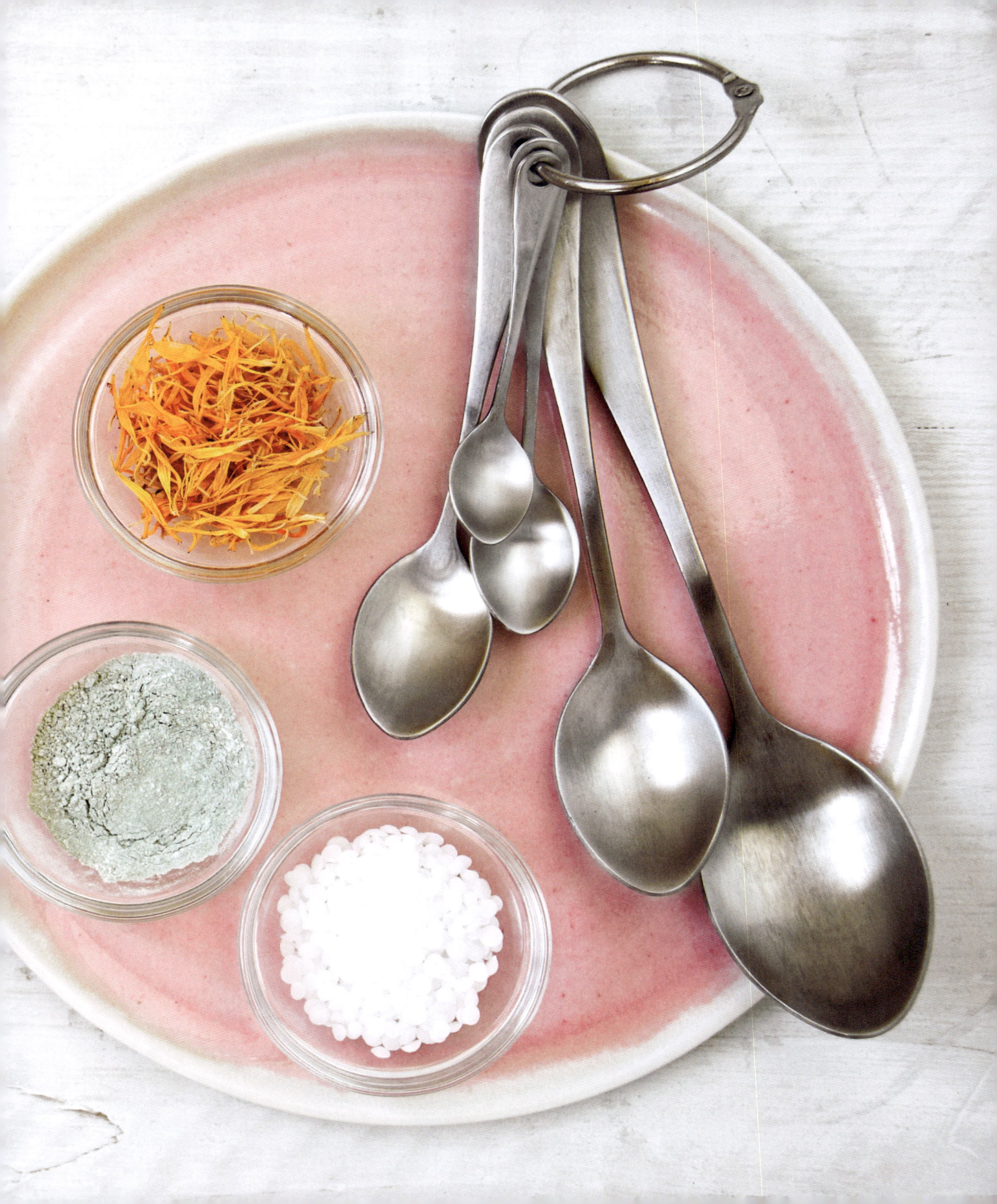

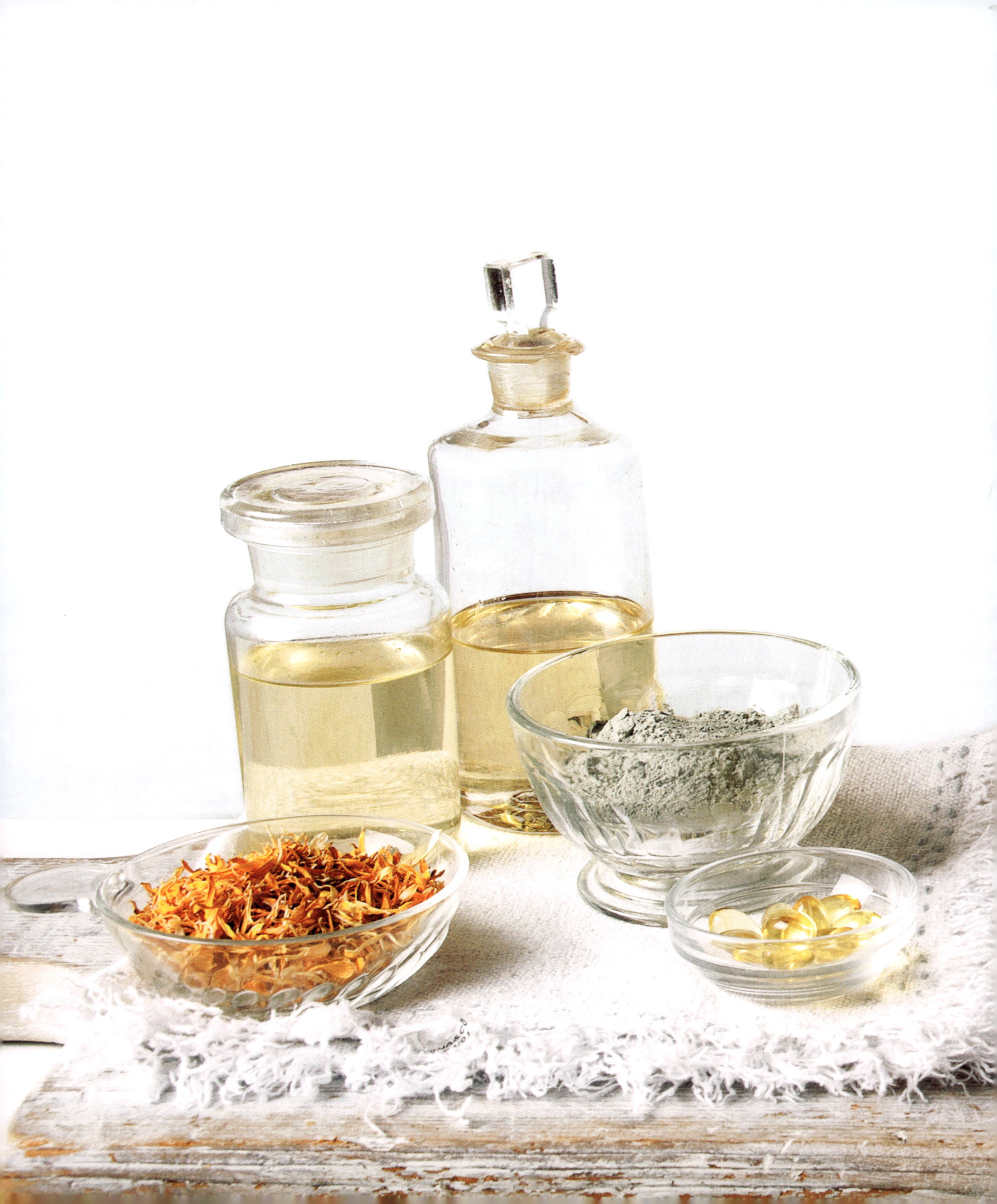

Die richtigen Zutaten

ES IST ERSTAUNLICH, WIE VIELE ZUTATEN AUS DEM KÜCHEN- ODER BADEZIMMERSCHRANK BEI DER HERSTELLUNG VON KOSMETIKA ZUM EINSATZ KOMMEN. IM REFORMHAUS ODER TANTE-EMMA-LADEN UM DIE ECKE GIBT ES EBENFALLS AUSGEZEICHNETE MATERIALIEN. NUR WENIGE DINGE MUSS MAN DAHER IM ONLINEHANDEL BESTELLEN. NICHT ZU VERGESSEN: DAS PFLANZENMATERIAL, DAS IM GARTEN, AM STRAND, AN HECKEN ODER SOGAR IM BLUMENTOPF AUF DEM BALKON WÄCHST. AUF DEN NÄCHSTEN SEITEN FINDEN SIE UNSERE BESTEN VORSCHLÄGE FÜR DIE BEZUGSQUELLEN VON ZUTATEN SOWIE FÜR DEREN EINSATZMÖGLICHKEITEN IN TOLLEN NATURKOSMETIKA.

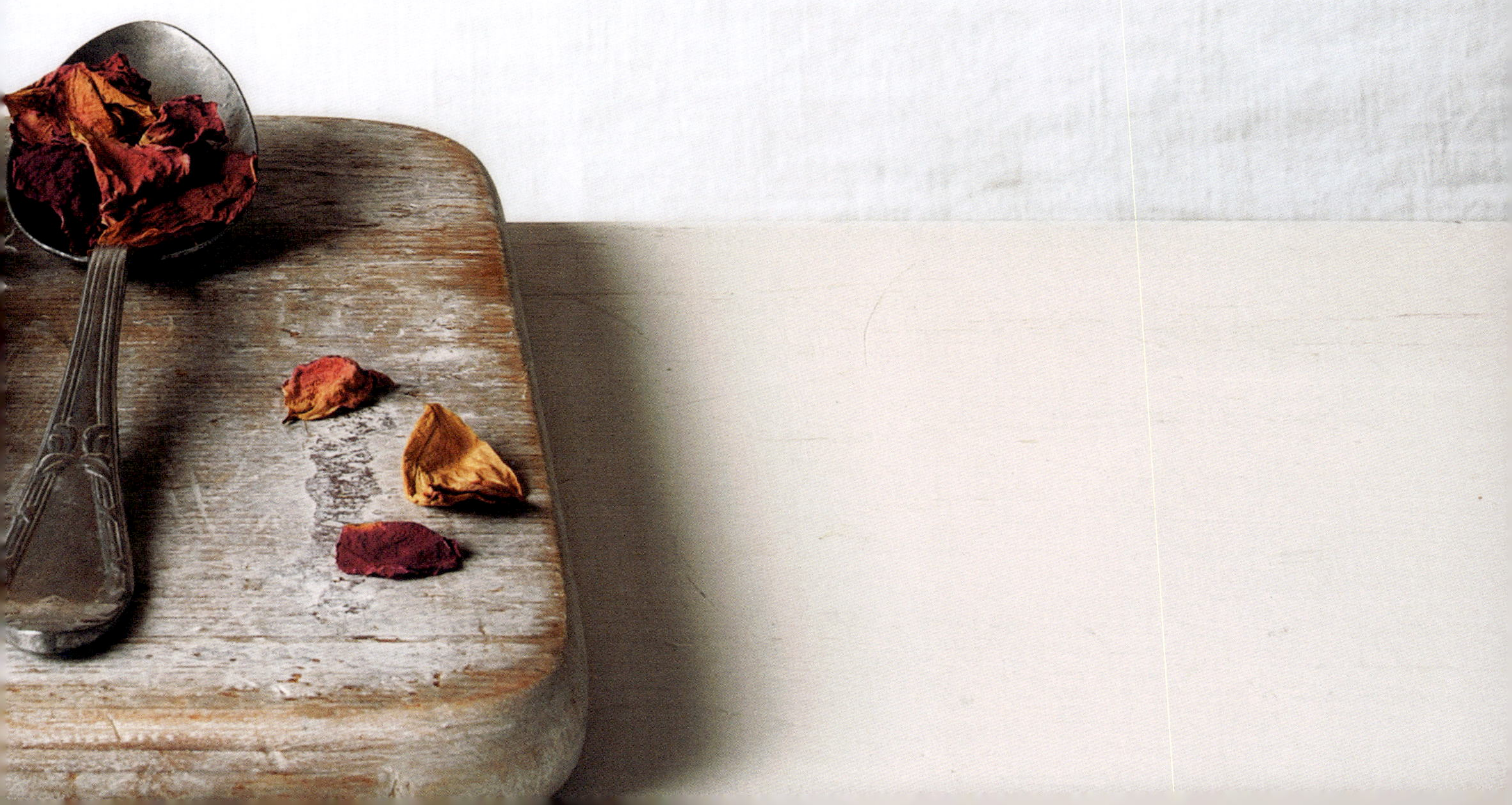

Aus Reformhaus und Bioladen

In den meisten Orten gibt es heutzutage ein Reformhaus oder einen Bioladen. In diesen Geschäften kann man sich sehr bequem mit Grundnahrungsmitteln eindecken und auch ein paar eher ungewöhnliche Artikel für Kosmetikrezepte erstehen. Zögern Sie nicht und lassen Sie sich von Mitarbeitern beraten, wenn Sie etwas Neues ausprobieren wollen – auch wenn das eine oder andere interessante Produkt zunächst eher wenig geeignet zur Herstellung von Kosmetika erscheint.

Sie werden eine breite Palette von ätherischen Ölen entdecken, die Ihren Produkten einen Duft oder andere nützliche Eigenschaften verleihen können (siehe Seite 24f).

Darüber hinaus sind viele Saaten und Pulver, die üblicherweise als Nahrungsmittel verwendet werden, erstaunlicherweise auch bei der Hautpflege hilfreich. Viele Zutaten, die Sie in einen Smoothie oder Ihr morgendliches Müsli geben, lassen sich gut für ein kosmetisches Produkt verwenden – wie etwa für ein Peeling oder eine Gesichtsreinigungsmilch. Es gibt weiterhin eine riesengroße Palette an Vitaminen und Nahrungsergänzungsmitteln, die Ihre Eigenkreationen exzellent bereichern und die auch oft in Hautpflegeprodukten der Premium-Marken verarbeitet sind.

NÜTZLICHE ZUTATEN

- **Aloe-vera-Saft:** Bekannt für seine feuchtigkeitsspendenden, entzündungshemmenden und hautberuhigenden Eigenschaften. Besonders geeignet für After-Sun-Produkte.
- **Ätherische Öle:** Wie Geranie, Lavendel und Teebaum. Werden sowohl wegen ihres Duftes als auch wegen ihrer mutmaßlichen therapeutischen Wirkung verwendet.
- **Avocadoöl:** Enthält viel Vitamin E. Wird wegen seiner regenerierenden und feuchtigkeitsspendenden Eigenschaften zur Haar-, Haut- und Fingernagelpflege eingesetzt.
- **Bienenwachs:** Ein natürliches Verdickungsmittel (meist in Perlenform), das die Hautoberfläche schützt und deren Feuchtigkeit bewahrt.
- **Bittersalz:** Ein traditionelles, kristallines Pulver, das Magnesium enthält und oft in Badezusätzen Verwendung findet. Fördert die Entgiftung des Körpers und lindert Muskelverspannungen.
- **Chia-Samen:** Reich an Omega-3-Fettsäuren. Eine ungewöhnliche und pflegende Zutat für Gesichts- und Körperpeelings.
- **Grapefruitkernextrakt:** Ein natürliches Konservierungsmittel zur Verlängerung der Haltbarkeit vieler Produkte.
- **Hafer- und Reiskleie:** Hierbei denkt man eher an Frühstücksflocken. Diese grob beschaffenen Pulver verfügen aber auch über eine natürliche Reinigungseigenschaft und

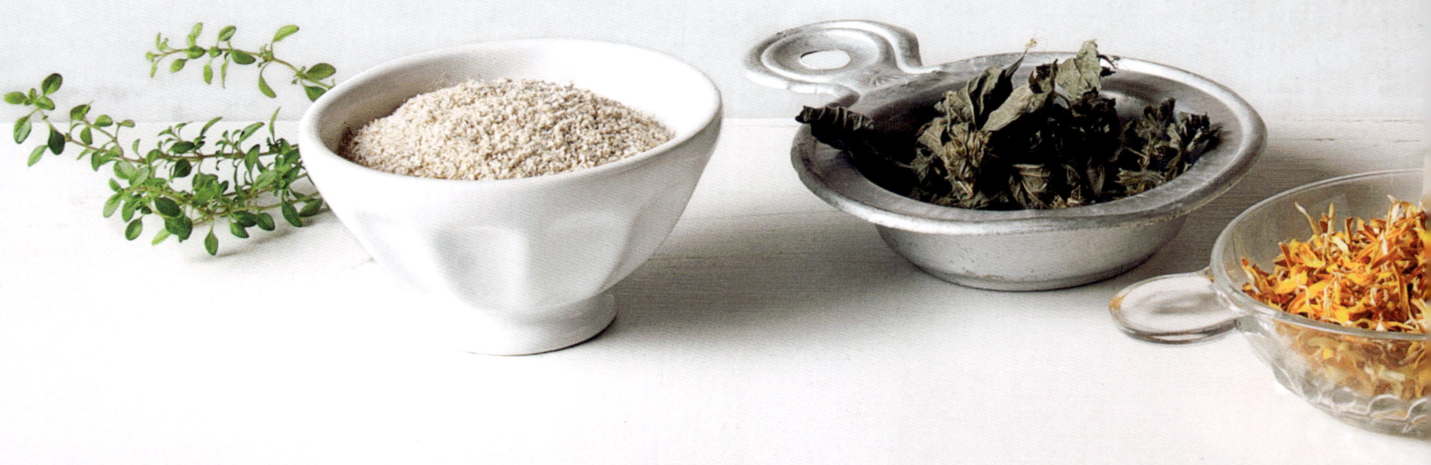

sind ideal für Badezusätze sowie Gesichtslotionen. Sie können auch Haferflocken verwenden: einfach in einer Kaffeemühle bis zur gewünschten Konsistenz zerkleinern.

- **Kaisernatron (Natriumbicarbonat):** Ein Allzweckpulver, das im Allgemeinen wegen seiner reinigenden Eigenschaften im Haushalt zum Einsatz kommt. Zusammen mit Zitronensäure stellt es einen wichtigen Bestandteil für Badekugeln und Sprudelbäder dar.
- **Kaolin (Porzellanerde):** Wegen ihrer Fähigkeit, Unreinheiten und Giftstoffe aus der Haut aufzunehmen, eine sehr wirkungsvolle Basis für Gesichtsmasken.
- **Kernseife:** Geraspelte Kernseife kann als Reinigungszutat ins Bad oder in Fußpuder gegeben werden.
- **Kokosnusswasser:** Ein köstliches Getränk sowie eine erfrischende und feuchtigkeitsspendende Alternative zu Wasser (siehe Seite 60).
- **Manuka-Honig:** Von neuseeländischen Bienen durch Bestäubung des einheimischen Manuka-Strauchs erzeugt. Bekannt für seine entzündungshemmenden und heilenden Eigenschaften (siehe Seite 77 und 107).
- **Reiskleieöl:** Ein leichtes, vitaminhaltiges Öl und eine nützliche Zutat für Hautpflegeöle, Cremes und Lotionen. Schützt vor Trockenheit und freien Radikalen.
- **Süßholzwurzel:** Wird als Heilmittel für Verdauungsprobleme eingesetzt. Wegen ihrer entzündungshemmenden Eigenschaften wohltuend bei gereizter oder trockener Haut. Kann eine gleichmäßige Hautfarbe bewirken.
- **Süßmandelöl:** Ein leichtes, vitaminhaltiges Mehrzwecköl, das rasch in die Haut einzieht. Verwendet wird es in Cremes, Lotionen und Massageölen, dient auch als Trägeröl zur Verdünnung von ätherischen und anderen kräftigen Ölen, die lokal angewendet werden.
- **Totes-Meer-Salz:** Mineralhaltige Zutat, die seit Jahrhunderten für Peeling- und Badeprodukte verwendet wird. Fördert die Entspannung und kann kleinere Hautprobleme beseitigen.
- **Vitamine, Mineralstoffe und Nahrungsergänzungsmittel:** Diese wertvollen Zusatzstoffe kauft man am besten in Apotheke oder Reformhaus. Es gibt eine große Produktpalette, wobei das Angebot von bekannten Ergänzungsstoffen, wie etwa Nachtkerzenöl und Ginseng, bis hin zu eher ungewöhnlichen Zutaten, wie Grünalgen, Gotu Kola, Tragant und Rhodiola, reicht – alle spielen in unseren Rezepten eine Rolle. Diese natürlichen Wirkstoffe sind in Form von Kapseln oder Tabletten erhältlich. Sie können einfach untergemischt werden.

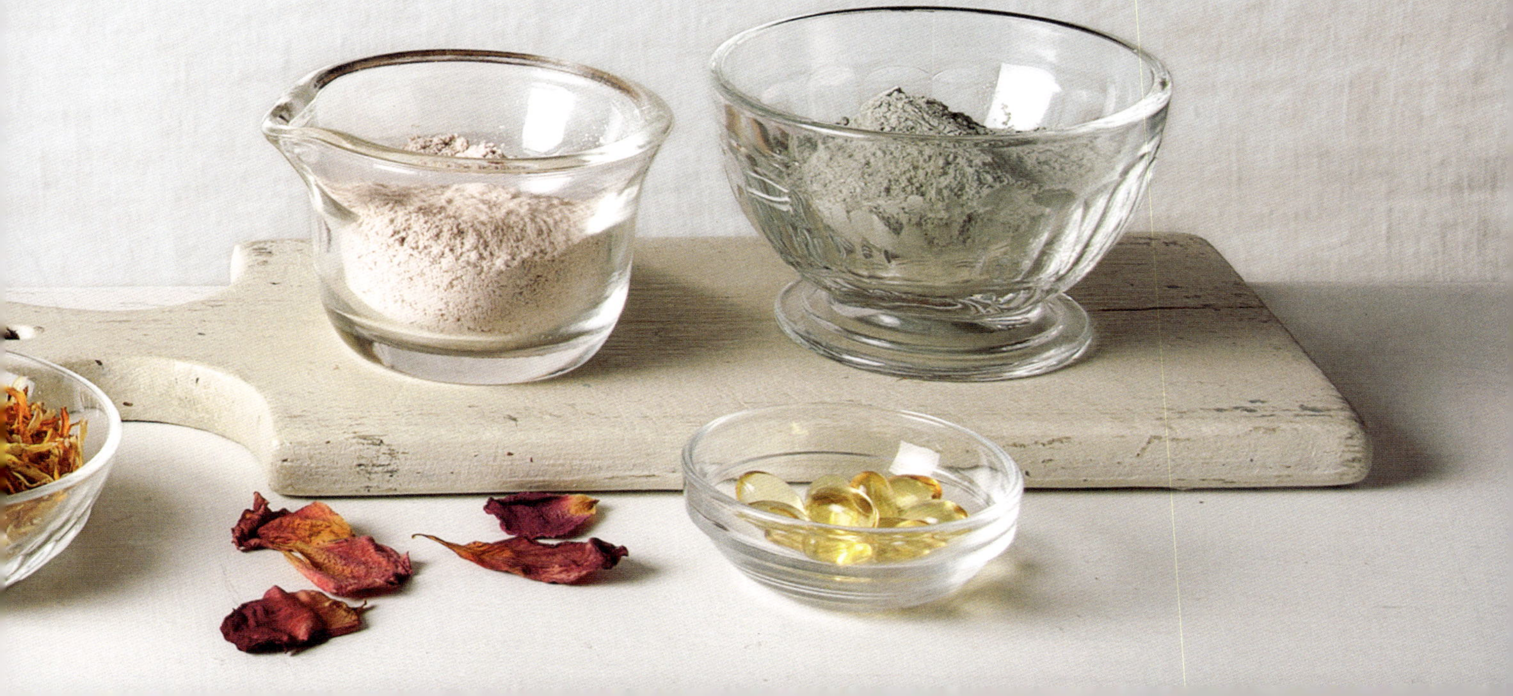

Aus Tante-Emma-Laden und Ethno-Store

Während man eine Reihe von Zutaten selbstverständlich im gut sortierten Einzelhandel findet, bieten Exoten aus dem Nahen Osten, Indien oder Asien oft tolle Produkte für Naturkosmetik. Sie werden sicher von den faszinierenden Zutaten begeistert sein, auf die man beim Stöbern durch diese individuellen Geschäfte stößt: Es gibt nicht nur außergewöhnliche Obst- und Gemüsesorten, sondern auch exotisch aromatisierte Wasser und Tees – die allesamt verführerische Möglichkeiten zur Herstellung eigener Kosmetika darstellen. In vielen Fällen werden Sie merken, dass die Produkte in diesen Geschäften überraschend günstig sind. Decken Sie sich also bei einem Besuch am besten gleich damit ein.

NÜTZLICHE ZUTATEN:

- **Arganöl:** Ein Nussöl aus Marokko. Die eng mit der Olive verwandte Argannuss ist sehr aufwendig zu ernten und das Öl daher im Vergleich zu vielen herkömmlichen Ölen teurer. Arganöl wird wegen seiner antioxidativen Eigenschaften, des hohen Vitamin-E-Gehalts und seiner Fettsäuren als Anti-Aging-Zutat für Cremes, Lotionen und Gesichtsöle verwendet.
- **Grüner Tee:** Bekannt für seinen hohen Vitamingehalt und seine antioxidativen Eigenschaften. Ein äußerst gesundes Getränk – egal, ob als Tee oder als Zutat in Softdrinks, Smoothies und Nachspeisen. Bei der Hautpflege können Grüntee-Extrakte den Anti-Aging-Effekt steigern. Allgemein gilt, dass loser Tee von besserer Qualität ist und Teebeuteln vorgezogen werden sollte.
- **Joghurt:** Aus dem Lebensmittelhandel nicht wegzudenken. Wo immer möglich bevorzugen wir den festen griechischen Joghurt (mit 10 % Fettgehalt). Als Strahlkraft verstärkende und faltenglättende Zutat für frisch angerührte Gesichtsmasken oder sogar als feuchtigkeitsspendendes, schnell wirkendes Mittel bei Sonnenbrand verdient er einen festen Platz im Kühlschrank.
- **Kokosnussmilch:** Wird in der südostasiatischen Küche sehr oft für Currys, Nachspeisen und Getränke verwendet. Unter die Wasserphase gemischt eine hervorragende Reinigungs- und Pflegezutat für Kosmetikrezepte.
- **Kräuter und Gewürze:** Egal, ob das Geschäft Indern, Türken, Griechen oder Chinesen gehört: Hier sollten Sie sich mit allen Kräutern und Gewürzen eindecken, die Sie sowohl zum Kochen als auch für Ihre Kosmetika, insbesondere die Extrakte, benötigen.
- **Minzewasser:** Wie auch beim bekannteren Rosen- und Orangenblütenwasser (siehe unten) kann Minzewasser für die Wasserphase von Kosmetika verwendet werden. Durch seine wunderbar erfrischende Wirkung lässt es sich sehr gut unter Gesichtstonics, Körperlotionen und Duschgels mischen.
- **Orangenblütenwasser:** Ein im mittleren Osten weitverbreitetes Blütenwasser. Dort verleiht sein charakteristischer Duft besonders Obstsalat ein wundervolles Aroma. Es wird durch Destillieren der Blüten des Bitterorangenbaums gewonnen und Drinks, Plätzchen und Nachspeisen zugesetzt. Wir nehmen diese feine, aromatische Zutat gerne für die Wasserphase unserer Rezepte – in Gesichtswässern, Cremes und Lotionen leistet es unschätzbare Dienste.
- **Rosenwasser:** Eigentlich ein Abfallprodukt bei der Herstellung von Rosenöl. Dennoch ein Hauptbestandteil der Küche des mittleren Ostens, wo sein zarter Duft Süßigkeiten, Nachspeisen, Kuchen und Obstsalate verfeinert. Wir verwenden Rosenwasser für Rezepte, um ihnen ein feines Aroma und Frische zu geben. Lässt sich auch direkt als belebendes, feuchtigkeitsspendendes Gesichtsspray verwenden.
- **Unraffiniertes Kokosnussöl:** Als Zutat für viele gesunde Kochrezepte – sei es zum Braten oder Backen, für Salatsaucen oder Nachspeisen. In jüngster Zeit erlebt es, bedingt durch seinen Einsatz als schnell wirkendes Haarpflegemittel, eine Renaissance und ist sehr beliebt bei allen Schönheitsbewussten. Auch wir verwenden es gerne für Körperbutter und Cremes.
- **Zitronensäure:** Ein natürliches Reinigungsmittel und pH-Modifikator (siehe Seite 41), das traditionell zum Brauen und Keltern verwendet wird. Gemeinsam mit Natriumbikarbonat (Kaisernatron, siehe Seite 15) ist sie ist ein wichtiger Bestandteil von Badekugeln und sprudelnden Badesalzen.

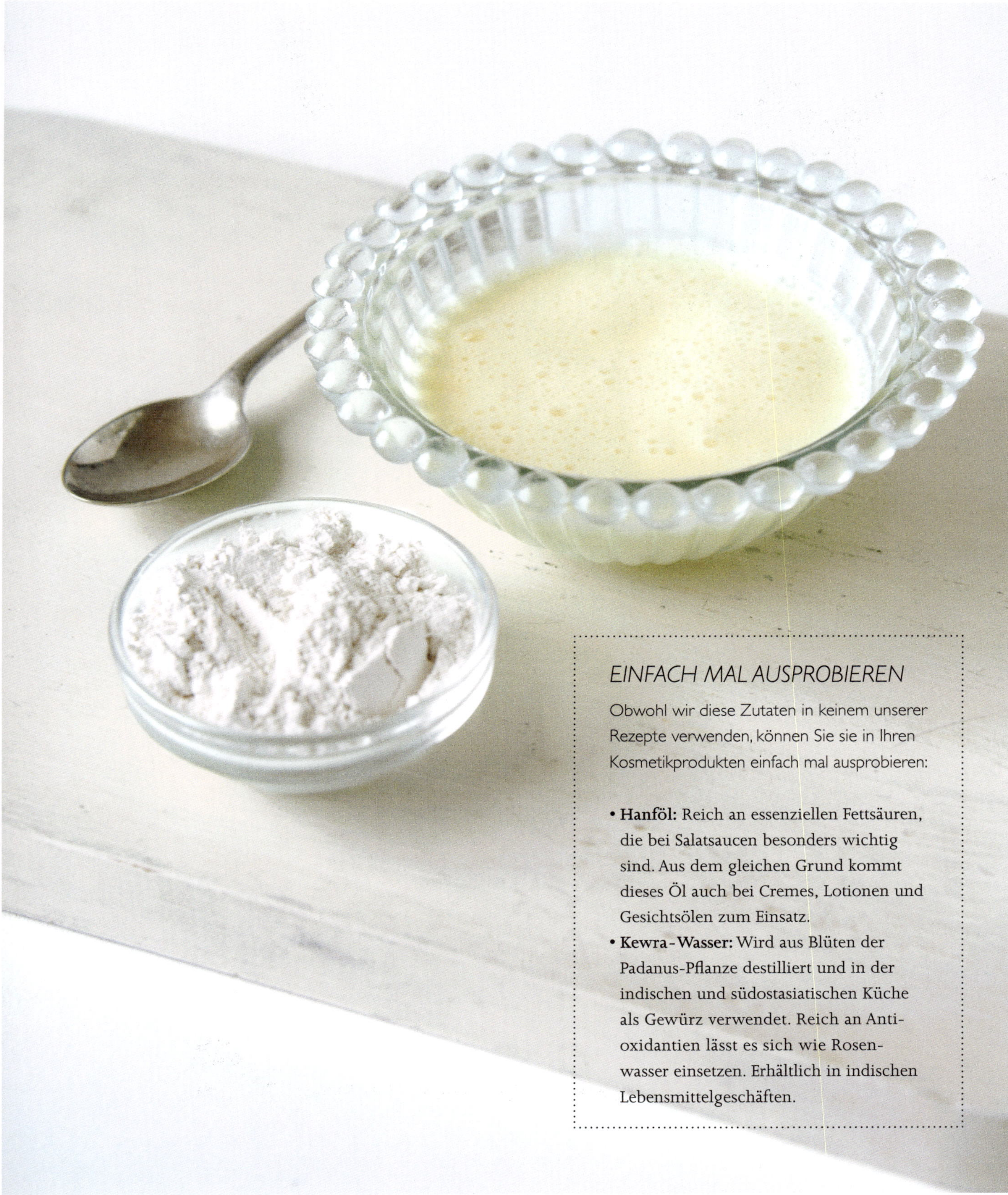

EINFACH MAL AUSPROBIEREN

Obwohl wir diese Zutaten in keinem unserer Rezepte verwenden, können Sie sie in Ihren Kosmetikprodukten einfach mal ausprobieren:

- **Hanföl:** Reich an essenziellen Fettsäuren, die bei Salatsaucen besonders wichtig sind. Aus dem gleichen Grund kommt dieses Öl auch bei Cremes, Lotionen und Gesichtsölen zum Einsatz.
- **Kewra-Wasser:** Wird aus Blüten der Padanus-Pflanze destilliert und in der indischen und südostasiatischen Küche als Gewürz verwendet. Reich an Antioxidantien lässt es sich wie Rosenwasser einsetzen. Erhältlich in indischen Lebensmittelgeschäften.

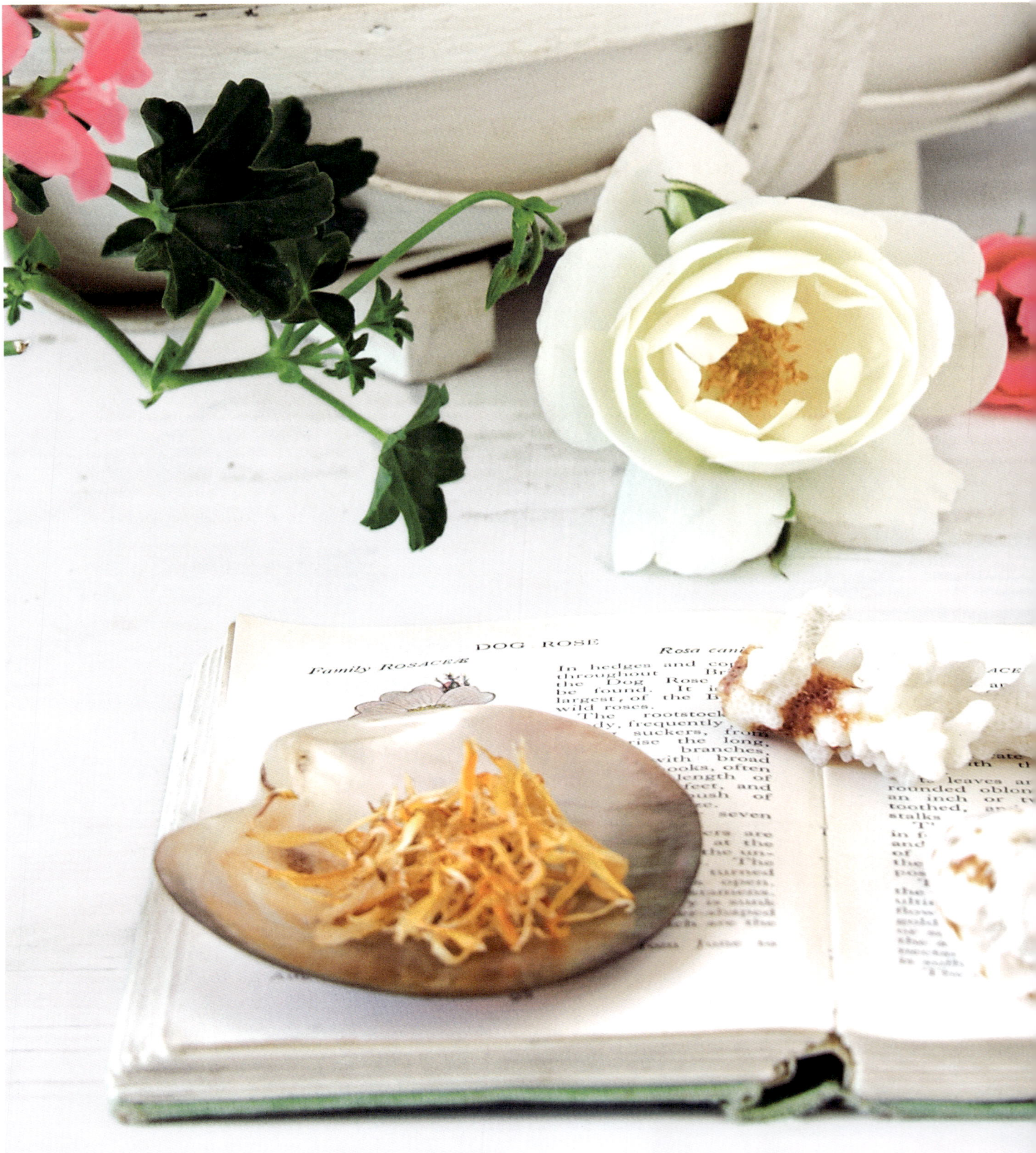
DOG ROSE
Family ROSACEÆ

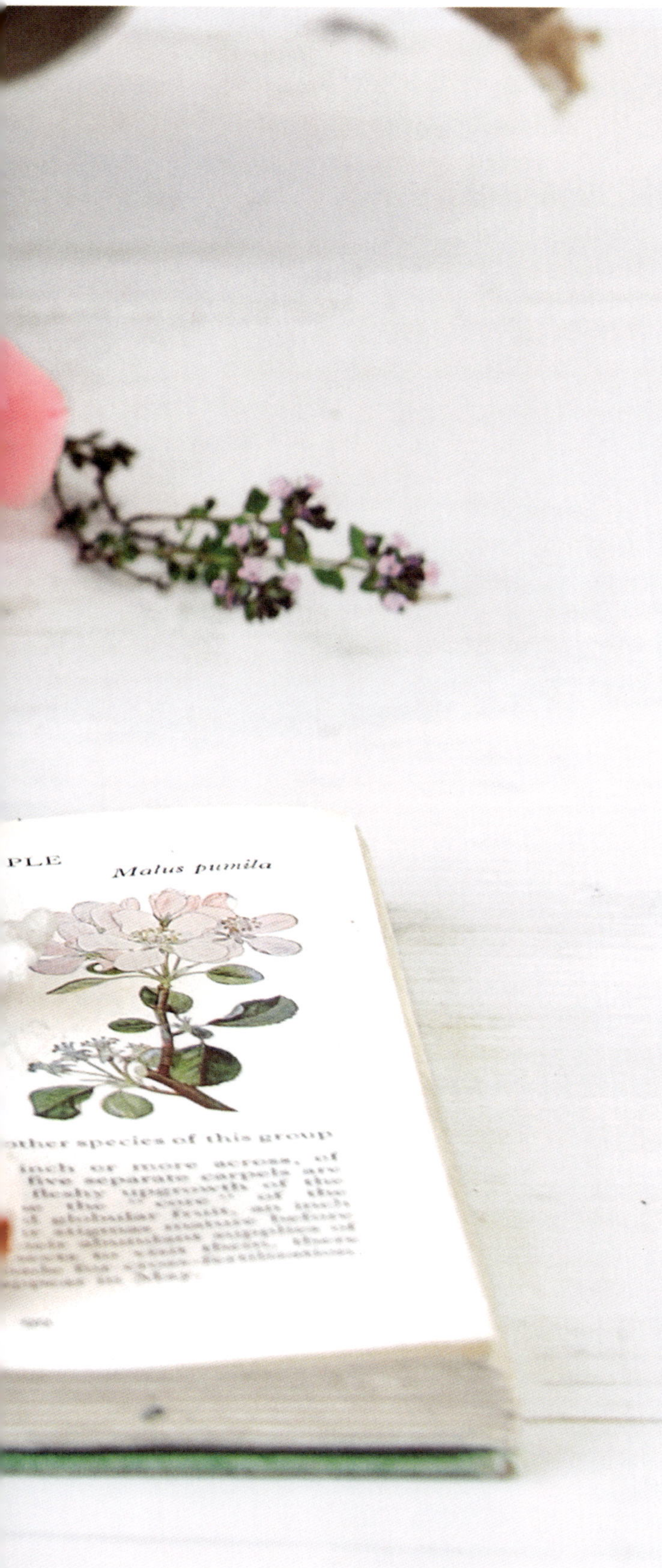

Aus dem Garten, von Hecken und vom Strand

Auch Gärten, Wiesen und Strände schenken uns kostbare Schätze, die wir für Kosmetikrezepte verwenden können. Selbst wenn sich Ihr Garten nur auf ein kleines gepflastertes Areal beschränkt oder Ihnen lediglich ein Blumenkasten auf der Fensterbank zur Verfügung steht, lässt sich dort eine kleine, aber nützliche Auswahl an Pflanzen ziehen. Als Biogärtner oder Biogärtnerin haben Sie zudem die Gewissheit, dass alles frei von Pestiziden und so frisch wie möglich ist.

Hecken bestehen aus unterschiedlichen Pflanzen, Bäumen und Sträuchern, nur nehmen wir allzu oft keine Notiz von ihnen. Dabei stellen sie eine Art Vorratsschrank aus der Natur für unsere Haut- und Haarpflegezutaten dar. Seien Sie aber bitte so gut und plündern beim Sammeln nicht Ihre heimische Umwelt – egal, ob es sich um Wiese oder Strand handelt – und reißen Sie nie eine Pflanze mitsamt den Wurzeln aus. Nehmen Sie nur das Nötigste und lassen auch für andere noch etwas übrig. Geschützte Pflanzen sind selbstverständlich tabu (siehe Rote Liste unter bfn.de/0322_rote_liste.html).

NÜTZLICHE ZUTATEN

- **Algen:** Die Textur und der hohe Mineralgehalt machen getrocknete Algen zu einer ausgezeichneten Zutat für Körperpeelings. Frische oder getrocknete Algen lassen sich in Kombination mit Totem-Meer-Salz zur Entgiftung auch direkt ins Badewasser geben. Algen vor der Verwendung immer gründlich waschen.
- **Beinwell:** Traditionell seiner Heilkraft wegen verwendet, die er dem in seinen Blättern vorhandenen, entzündungshemmenden Allantoin verdankt. Der Wirkstoff kann mit einem Glyzerinextrakt (siehe Seite 37) in Cremes eingebracht werden. Ideal bei Neigung zu Akne.
- **Brennnesseln:** Wirken entgiftend und antibakteriell, kommen seit langer Zeit bei der Behandlung von problematischer Kopfhaut zum Einsatz. Keine Sorge: Beim Kochen werden die brennenden Stacheln schnell weich.

- **Duftgeranien** (Pelargonien): Die Blätter lassen sich als lukullischer Genuss für Sorbets oder in Zucker eingelegt zum Backen oder für Getränke verwenden. Füllen Sie die trockenen Blätter in Kräuterkissen oder mischen Sie sie unter Badepulver, -salze und -peelings. Das gewonnene Öl findet häufig Einsatz in Aromatherapie und Hautpflege.
- **Getrocknete Lavendelblüten:** Eine vielseitige Zutat mit wunderbarem Duft, der tiefenentspannend wirkt und den Schlaf fördert. Die Blüten als beruhigendes Element in Schlafkissen und Beruhigungsmasken geben, sie verleihen aber auch Badepulver, Badekugeln und Badesalzen ihren natürlichen und optischen Charme.
- **Getrocknete Ringelblumen:** Sie sind von schöner orangener Farbe und können wie Rosenblätter verwendet werden. Die Blätter behalten nach dem Trocknen ihre Farbe.
- **Getrocknete Rosenblätter:** Eine schöne und dekorative Zutat, die Badekugeln Farbe und Textur verleiht. Sie lassen sich auch unter Pulver (siehe Seite 54) mischen. Dunkelrote Blätter behalten ihre Farbe besser als Pinkfarbene.
- **Holunderblüten:** Die duftenden weißen Blüten des Holunderbuschs kennt man vom erfrischenden Sirup oder Likör. Sie können frisch oder getrocknet für Gesichtsmasken und Cremes verwendet werden.

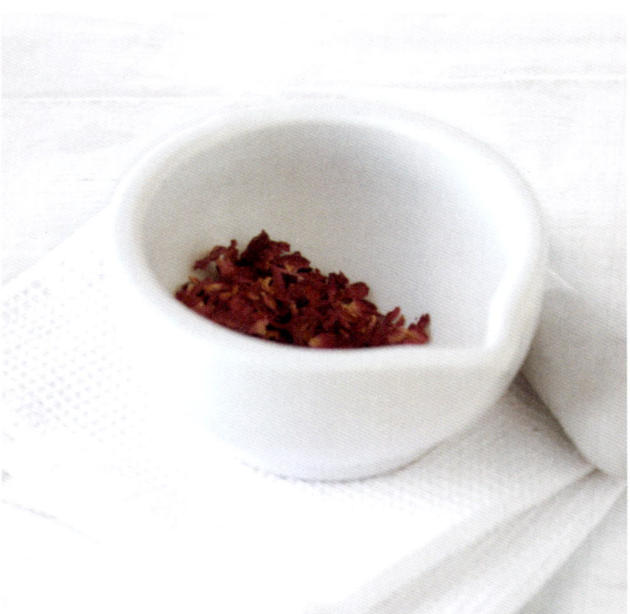

BLÜTENBLÄTTER TROCKNEN

Voll aufgeblühte Blüten behutsam abzupfen, dabei möglichst keine Blüten verwenden, die sich bereits bräunlich verfärbt haben. Außerdem darauf achten, dass sie nicht mehr feucht vom Tau sind, das fördert den Fäulnisprozess.

Ein Tablett mit Küchenpapier auslegen und die Blütenblätter locker darauf verteilen. An einem warmen, trockenen Ort ohne direkte Sonneneinwirkung stehen lassen – ein Trockenschrank wäre ideal –, die Blätter ab und zu wenden. Nach einigen Tagen die getrockneten Blüten luftdicht und geschützt vor direkter Sonne und Wärme verpackt aufbewahren.

- **Küchenkräuter** (Melisse, Majoran, Minze, Rosmarin, Salbei, Thymian): Können frisch oder getrocknet für Badepulver oder -salz, aber auch als wirkungsvolle Extrakte in Cremes oder Lotionen mit besonderer Heilkraft verwendet werden.
- **Muscheln:** Wir raten Ihnen von der Verwendung von Muscheln für Ihre Rezepte ab. Die Vielfalt an Größen und Formen inspiriert allerdings zum fantasievollen Dekorieren.
- **Sand:** Ein Spaziergag an einem schönen, warmen Sandstrand übt bekanntlich eine glättende Wirkung auf nackte Füße aus. Versuchen Sie deshalb, eine kleine Menge sauberen, gereinigten Sands mitzunehmen.
- **Schafgarbe:** Eine weitverbreitete, unscheinbare Pflanze mit weißen Blüten, die wilde Schwester der Gartenschafgarbe. Ein aus der gesamten Pflanze hergestellter Extrakt hilft bei der Behandlung trockener Haut.
- **Strandflieder:** Diese Pflanze liebt Sand und bildet langlebige helllila Blüten. Sie wird als Zutat für Anti-Aging-Mittel in Kosmetika verwendet und ist für ihre entzündungshemmende und straffende Wirkung bekannt. Aus den Blättern lässt sich auch ein Glyzerinextrakt (siehe Seite 37) zubereiten.

Aus Küche und Badezimmer

Überraschung: Im Küchen- und Badschrank finden sich viele nützliche Zutaten für selbst gemachte Haut- und Haarpflege. (Wahrscheinlich gibt es die meisten benötigten Arbeitsgeräte auch schon in Ihrer Küche, siehe Seite 28). Suchen Sie also zunächst im Vorratsschrank – selbstverständlich immer vorausgesetzt, die Zutaten haben nicht bereits das Haltbarkeitsdatum überschritten. Dabei können Sie bereits üben und Erfahrung sammeln, indem Sie einige der folgenden Substanzen einfach mit speziellen Kosmetikzutaten mischen.

NÜTZLICHE ZUTATEN

- **Acai-Beerensaft:** Ein köstliches Getränk, ausgestattet mit reichlich Antioxidantien, Vitaminen und Mineralstoffen. Unter Hautpflegeprodukte wie Toner gemischt kommen seine wertvollen Inhaltsstoffe hervorragend zur Geltung.
- **Bier:** Wird schon seit Langem für Haarpflegeprodukte verwendet, verleiht Glanz, Volumen und pflegt einfach. Versuchen Sie, Bier aus traditioneller Brauart zu verwenden anstatt aus Massenproduktion.
- **Milchpulver:** Eignet sich nicht nur als Milchersatz für eine Tasse Tee oder Kaffee, sondern ergibt wegen seines Mineralstoff- und Proteingehalts auch ein wirkungsvolles Hautpflegemittel für Badepulver.
- **Gelatine:** Ist ein Verdickungsmittel, das Nachspeisen und Füllungen fester macht. Eigentlich ein Abfallprodukt der Fleischindustrie, es gibt jedoch auch vegane Alternativen. Erhältlich als Blätter (siehe Seite 83) oder in Pulverform. Zubereitung jeweils nach Packungsanweisung.
- **Glyzerin:** Ein klares, sirupartiges Feuchthaltemittel. Wegen seiner Fähigkeit, Feuchtigkeit auch in der Haut zu binden, häufig als Zutat für Kosmetika, aber auch für Lebensmittel und Arzneimittel verwendet. Heilkräuter, Wurzeln, Blüten und sogar Algen lassen sich in einer Mischung aus Glyzerin und Wasser einlegen (siehe Extrakt Seite 37) und so unter Cremes und Lotionen mischen.
- **Olivenöl:** Meist in jedem Haushalt vorrätig. Diese preisgünstige und vielseitige Zutat dient als Basis für Ölmassagen oder als Weichmacher in Cremes beziehungsweise Lotionen. Wir haben es bei Gesichtsmasken für trockene oder reife Haut verwendet (siehe Seite 78).
- **Orangen und Zitronen:** Zitrusfrüchte werden schon seit langer Zeit zur Reinigung verwendet, insbesondere die Zitrone besitzt natürlich aufhellende und bleichende Wirkung. Zitronenduft gilt als Inbegriff von Reinheit und Frische. Frisch gepresster Zitronensaft kann für Haarspülungen verwendet werden, Schalen von unbehandelten (!) Zitronen und Orangen eignen sich gut für Handpeelings (siehe Seite 114).
- **Meersalz:** Enthält große Mengen an natürlich vorkommenden Mineralstoffen (beim Raffinieren von Salz gehen viele dieser Spurenelemente verloren). Wirkt sowohl entgiftend wie auch hautglättend. Darüber hinaus hilft es bei der Beseitigung kleinerer Hautprobleme. Lässt sich in Badezusätze geben oder für Körper- beziehungsweise Handpeelings verwenden.
- **Aspirinpulver:** Hier handelt es sich nicht nur um ein Kopfschmerzmittel, sondern gleichzeitig um eine ausgezeichnete Zutat für Gesichtsmasken und -peelings, denn es kann die Haut beruhigen und ausgleichen.
- **Essig:** Ein natürliches Reinigungsmittel, das in keinem Haushalt fehlt. Seit jeher wird er mit Wasser verdünnt zum Fensterputzen und zum Entkalken verwendet. Wir haben unserer Haarspülung Apfelessig beigemischt (siehe Seite 129) und zollen damit seiner langen Tradition Respekt, gemäß der er für glänzende Haare eingesetzt wird.
- **Hamameliswasser:** Kommt seit jeher bei Insektenstichen, Brennen und kleinen Hautreizungen zum Einsatz. In der Kosmetik wird es wegen seiner adstringierenden Eigenschaften verwendet und daher als Zutat für Gesichtswasser und kühlende Fußsprays verwendet. Bindet zudem die Zutaten in Badekugeln.
- **Xanthan:** Ein natürliches Verdickungsmittel für Lebensmittel, hergestellt aus Maiszucker. Es kann auch zum Eindicken und Stabilisieren von kosmetischen Cremes und Lotionen verwendet werden. Mit Glyzerin vermischt löst es sich besser in Wasser auf.

Aus dem Onlinehandel

Im Lauf der vergangenen Jahre hat das Internet unsere Einkaufsgewohnheiten revolutioniert. Auch in diesem Buch kommen nicht alle Rezepte ohne eine Bestellung bei spezialisierten Onlinehändlern aus. Das Internet erfüllt in erster Linie die ausgefalleneren Wünsche auf der Einkaufsliste, bietet darüber hinaus aber auch meist eine breitere Produktpalette an ätherischen Ölen als das Reformhaus. Achten Sie auf die Preisgestaltung, da die normalen im Supermarkt erhältlichen Dinge vor Ort oft günstiger sind. Im Internet finden Sie zudem auch praktische Gefäße und nette Verpackungsideen (siehe Seite 30).

NÜTZLICHE ZUTATEN

Bitte beachten Sie, dass wir im Kapitel »Die wichtigsten Techniken« (siehe Seite 33ff) die Verwendung der meisten Substanzen erläutern.

Emulgatoren

- **Emulgierwachs:** Eine Emulgierwachsmischung, die sehr einfach in der Anwendung und wirkungsvoll beim Emulgieren von Wasser- und Ölphasen für Cremes ist. Wirkt auch verdickend, was bei der Herstellung von Körperbutter nützlich ist.
- **Olivem ® 1000:** Ist ein natürlicher Emulgator, der aus Olivenöl gewonnen wird und der wegen seiner einfachen Handhabung, der ausgezeichneten Streichfähigkeit sowie seiner feuchtigkeitsspendenden Eigenschaften Bestandteil vieler Rezepte in diesem Buch ist.
- **Organic SafeEmuls:** Ein aus der Natur gewonnenes Material aus Kokosöl, Zucker und Aloe-vera-Extrakt, das zum Emulgieren von Cremes und Lotionen verwendet wird. Ergibt eine mousseähnliche Textur und kann einzeln oder in Kombination mit Bienenwachs verwendet werden.

Pflanzenbutter und Tonerden

- **Farbige Tonerden:** Wie auch bei Kaolin, der weißen Tonerde (siehe Seite 15), haben Sie die Wahl zwischen rosa und grüner Tonerde. Alle wirken gleich, färben die Kosmetika jedoch unterschiedlich. Wir verwenden sie zum Eindicken von Gesichtsmasken und zur Beseitigung von Hautunreinheiten.
- **Kakaobutter:** Schmilzt fast schon bei Körpertemperatur, was sie zur ersten Wahl für Salben, Körperbutter und für Cremebäder macht. Für Gesichtspflegeprodukte besser nicht verwenden, da sie die Aknebildung fördern kann.
- **Sheabutter:** Heißt auch Karité-Butter. Ein besonders wirksamer Feuchtigkeitsspender, da sie extrem viele zur Feuchthaltung und zur Erhaltung der Elastizität der Haut notwendige Fettsäuren enthält. Diese Eigenschaft macht sie auch zu einer Super-Zutat für Gesichts- und Körpercremes sowie für Lotionen und Körperbutter.

Spezialöle

- **Borretschöl:** Enthält viel Omega-3- und Omega-6-Fettsäuren. Wird für die Anti-Aging-Hautpflege verwendet, weil es die Straffung der Haut fördert und sie wieder zart macht.
- **Hagebuttenöl:** Wird aus den Hagebuttensamen gewonnen und bei Aknenarben empfohlen. Ausgezeichnet geeignet für Gesichtsöle und Cremes. Es wird zudem in der Anti-Aging-Behandlung für die Reduzierung von Falten und Fältchen verwendet.

Besondere Zutaten

- **Lamesoft ® PO 65:** Natürlich aus Kokosnuss und Sonnenblumenöl gewonnen. Wird mit Plantapon LGC (siehe Seite 38) vermischt, um schäumende Reinigungslotionen oder Gesichtslotionen einzudicken und feuchtigkeitsspendende Eigenschaften zu verleihen.
- **Polysorbat 20:** Findet Verwendung beim Mischen von ätherischen Ölen für Badeöle, Cremezubereitungen, Duschgels oder Shampoos, ist hautschonend.
- **Sucragel:** Ein Allzweckmittel aus der Natur, mit dem kristallklare Gels erzeugt werden können (siehe Seite 43). Eignet sich auch zur Zubereitung von Lotionen und Cremes, indem man eine Ölphase, gefolgt von einer Wasserphase, hinzugibt.

AUGEN AUF BEIM KAUF!

Das Internet-Shoppen führt schnell in Versuchung. Prüfen Sie daher vor dem Bestellen, was Sie tatsächlich brauchen, und kaufen Sie keine unnötigen Artikel. Bestellen Sie nur von vertrauenswürdigen Anbietern. Meist ist der Einkauf in großen Mengen günstiger – aber Vorsicht: Alle Rohmaterialien haben ein Verfallsdatum und die meisten Internethändler machen die Versandzusatzkosten vom Gewicht abhängig. Daher am besten immer nur die Mengen kaufen, die Sie für die Zubereitung der Rezepte tatsächlich benötigen!

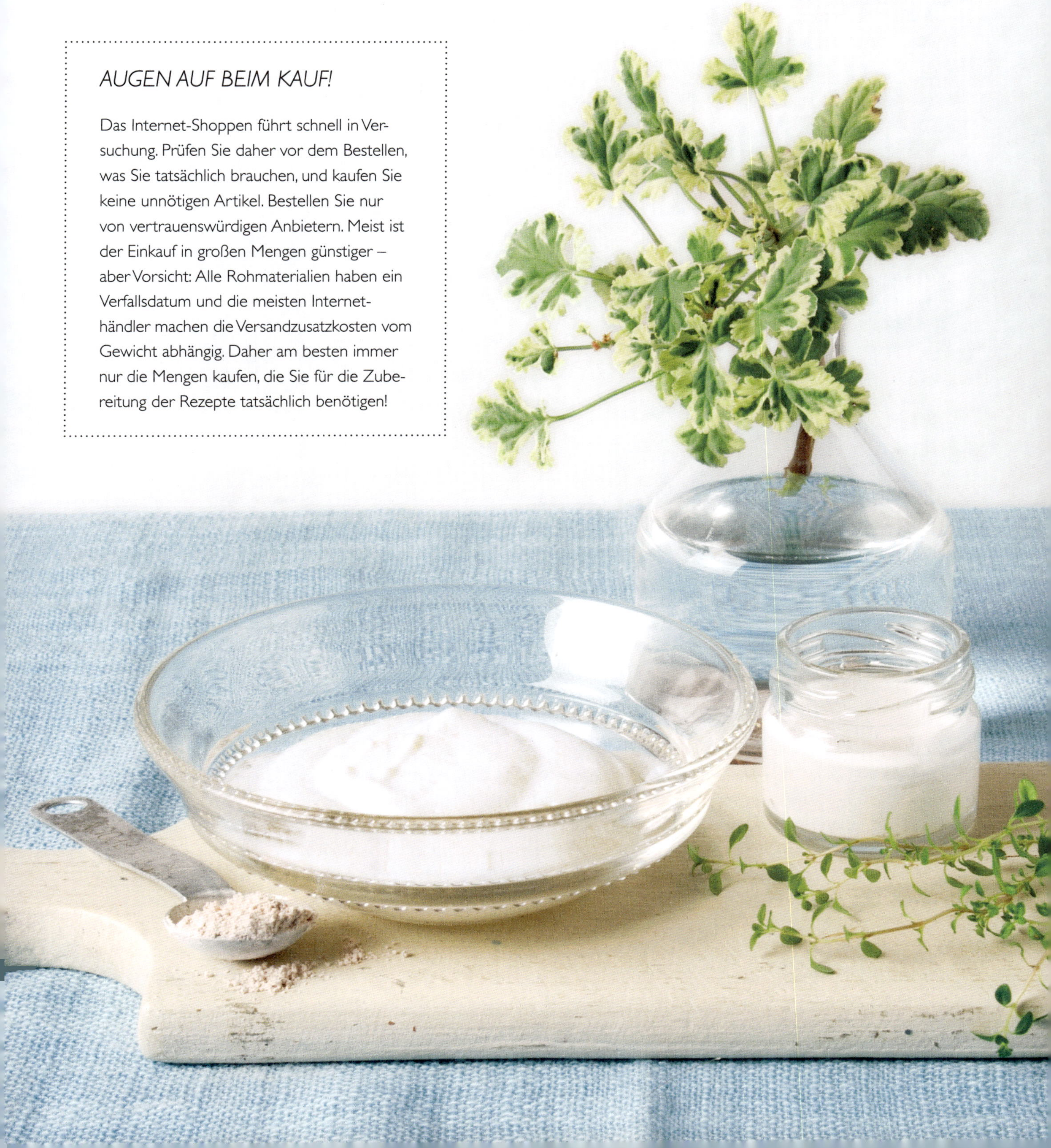

Ätherische Öle

Bei der Herstellung selbst gemachter Haut- und Haarpflege stellen ätherische Öle einen wichtigen Bestandteil dar. In der Regel fügt man diese Öle erst während der letzten Zubereitungsphase eines Rezeptes hinzu. Ätherische Öle können den Duft und die Stimmung eines Produkts entscheidend verändern.

DEFINITION

Ätherische Öle sind etwas völlig anderes als die pflanzlichen Nuss- und Kernöle, die wir als Basis eines Rezepts verwenden. Es handelt sich dabei um flüchtige aromatische Verbindungen, die aus Blüten, Früchten, Blättern, Wurzeln und Hölzern gewonnen werden. Jedes von ihnen enthält unzählige individuelle Verbindungen, an deren charakteristischem Duft man das jeweilige Öl erkennt.

In den Zellen der einzelnen Pflanzen finden sich mehr oder weniger große Mengen dieser flüchtigen Öle, wobei die Qualität des Öls – abhängig von Klima und Ernte – von Jahr zu Jahr variiert. Allgemein gilt, dass aus Pflanzen mit sehr hohem Ölanteil wie Minze, Orange oder Eukalyptus ein preisgünstigeres Endprodukt gewonnen wird. Auch Lavendel enthält große Mengen an Öl. Der Ertrag einiger Kräuter und empfindlicher Blüten, wie Kamille, ist jedoch gering, weshalb deren ätherischen Öle auch extrem teuer sind und nur in winzigen Mengen Einsatz finden sollten.

GEWINNUNG

Ätherische Öle lassen sich auf unterschiedliche Weise gewinnen. Am gebräuchlichsten ist die Wasserdampfdestillation, wobei Dampf durch das Pflanzenmaterial, wie Rosenblätter, geleitet wird. Während der Dampf kondensiert, steigt das in der Pflanze enthaltene ätherische Öl an die Wasseroberfläche und kann abgenommen werden. Das zurückbleibende Wasser verfügt immerhin noch über den zarten Duft des Öls und wird als »Blütenwasser« bezeichnet. Wir verwenden Blütenwässer, zum Beispiel von Rosen und Orangen, häufig für unsere Rezepte (siehe Seite 50).

Die teuersten ätherischen Öle, wie zum Beispiel Rose Absolute (im Gegensatz zu Rose Otto, das durch Dampfdestillation gewonnen wird) und Jasmin Absolut, werden mittels Lösungsmittelextraktion gewonnen, damit die empfindlichen Blütenblätter keinen Schaden nehmen. Dabei wird ein Lösungsmittel, wie Methanol, zur Extraktion des Pflanzenaromas verwendet. Die Ausbeute an diesen wertvollen Ölen ist sehr gering, so ergeben 100 kg Rosenblätter gerade einmal 500 ml ätherisches Öl – ein Grund für die hohen Kosten und die Tatsache, dass die meisten dieser Öle nur verdünnt angeboten werden. Beim Kauf eines Öls unbedingt auf dessen Dosierung achten! Ätherische Öle von Rosen, Jasmin und Kamille gibt es beispielsweise verdünnt zu kaufen, wobei der Anteil an ätherischen Bestandteilen 5 bis 10 % des Trägeröls (wie etwa Süßmandelöl) entspricht.

VERWENDUNG

Ätherische Öle wirken relativ intensiv und sollten deshalb immer mit Bedacht eingesetzt werden. Nie unverdünnt direkt auf die Haut auftragen, weil sie allergische Reaktionen auslösen können. Daher sollte man sie auch nicht für Produkte verwenden, die mit den Augen in Kontakt kommen. Darüber hinaus gibt es ätherische Öle, die während der Schwangerschaft nicht eingesetzt werden dürfen – im Zweifelsfall bitte bei fachkundigen Personen Rat holen!

Ätherische Öle mischen

Wir haben bei jedem Rezept die Dosierung angegeben (allgemeine Hinweise siehe Kasten rechts) und die ätherischen Öle aufgrund ihrer therapeutischen Wirkung ausgewählt. Dabei sind die Öle so zusammengestellt, dass sie harmonieren. Die Verwendung von Duftölen allein wegen ihrer wohltuenden Wirkung führt nämlich noch lange nicht zu einem angenehmen Duft. Die Kunst der Kombination von Duftölen ist faszinierend: Beachten Sie dabei ein paar einfache Regeln, um die entscheidenden Kopfnoten, Herznoten und Basisnoten in eine ausgewogene Balance zu bringen – ganz wie es ein Parfümeur beim Kreieren seines Duftes tut.

Kopfnoten, wie das Öl von Zitrone und Grapefruit, oder die würzige Note der Minze verleihen jene Frische, die wir bei einem Parfüm oft als Erstes wahrnehmen. Diese Noten sind auch am flüchtigsten. Sie machen zwar einen guten ersten Eindruck, verfliegen aber rasch. Daher ist es wichtig, Herz- und Basisnoten hinzuzufügen. Meist gehören Blütendüfte zur mittleren Herz-Kategorie, während Holz und Ambra die Basis bilden und dem Duft Tiefe und Langlebigkeit verleihen.

Ätherische Öle sind kostspielig, Sie sollten daher genau überlegen, welche Sie erwerben möchten. Die folgenden Öle sind ein guter Grundstock, am besten Sie wählen ein oder zwei aus jeder Gruppe:

- **Zitrusöle:** Zitrone, Grapefruit, Zitronengras, Limette und Neroli
- **Blütenöle:** Jasmin, Rose, Ylang-Ylang und Neroli
- **Kräuter und Blätter:** Pfefferminze, Spearmint, Zypresse, Rosmarin und Wacholder
- **Holzige, harzige Öle:** Zimt und Weihrauch

Aufbewahrung

Ätherische Öle am besten in braunen oder blauen Glasflaschen oder in kleinen Metallflaschen mit fest schließenden Verschlüssen aufbewahren, geschützt vor Lichteinwirkung und Oxidation. Damit sie möglichst lange haltbar sind, sollten sie stets kühl und trocken gelagert sein.

DOSIERUNG VON ÄTHERISCHEN ÖLEN

- Zur Gesichtspflege sollte die Dosierung nicht mehr als 0,5 % betragen.
- Für Körperpflegeprodukte reicht in der Regel 1 % aus.
- Für Duschgels oder duftende Badezusätze am besten 1–3 % rechnen.

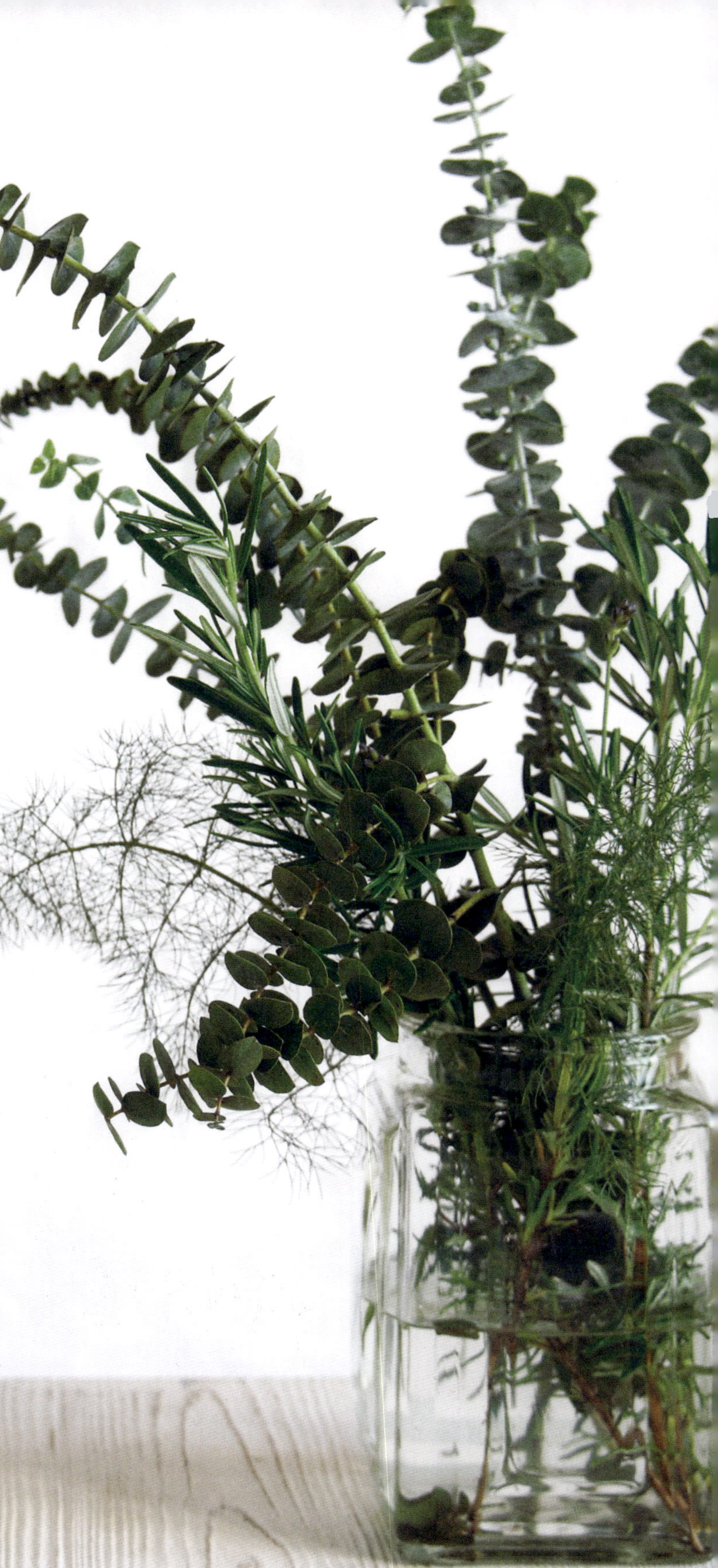

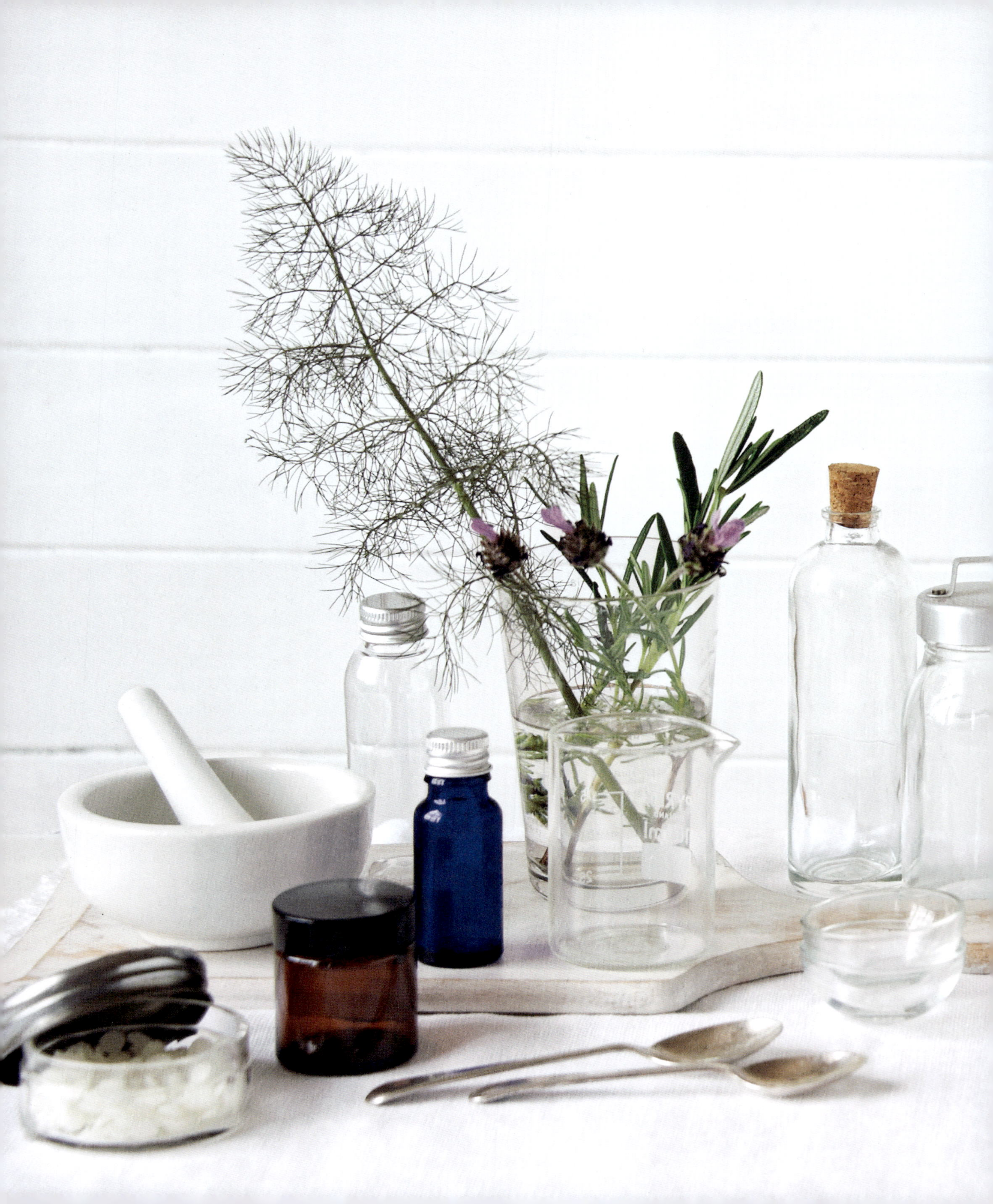

Die Arbeitsgeräte

FÜR DIE ÜBERWIEGENDE ANZAHL DER REZEPTE IN DIESEM BUCH BENÖTIGEN SIE NICHT MEHR ALS DIE STANDARDAUSRÜSTUNG, DIE SICH IN DEN MEISTEN KÜCHEN FINDET. WAHRSCHEINLICH MÜSSEN SIE DESWEGEN AM ANFANG AUCH GAR KEINE NEUEN SACHEN KAUFEN. MIT UNSERER LISTE FÜR DIE GRUNDAUSSTATTUNG KÖNNEN SIE SICH SOFORT AN DIE ZUBEREITUNG DER MEISTEN REZEPTUREN MACHEN. WIR EMPFEHLEN IHNEN DIE ANSCHAFFUNG EIN PAAR WEITERER GEGENSTÄNDE, DEREN KAUF AUS UNSERER SICHT LOHNT. ZUDEM GEBEN WIR IHNEN NÜTZLICHE TIPPS ZU VERPACKUNGS- UND LAGERMÖGLICHKEITEN.

Grundausstattung

Da die einfachen Kosmetikrezepturen Kochanleitungen ähneln, ist es nicht verwunderlich, dass in den meisten Küchen auch die für die Herstellung der Schönheitsprodukte notwendige Ausstattung bereits vorhanden ist.

- Verschiedene Glasgefäße, Becher und Krüge
- Unterschiedliche Flaschen mit Verschlüssen (bei den Rezepten sind Pumpspender, Sprühflasche und Tropfenspender erwähnt)
- Twist-off-Gläser mit Deckel (siehe Seite 30)
- Digitalwaage
- Hitzebeständiger Messbecher
- Messlöffel
- Kleine Glasschalen
- Kleiner Messbecher
- Ess- und Teelöffel aus Edelstahl
- Kleiner Edelstahltopf

Zum genauen Abwiegen der Zutaten wird eine Digitalwaage benötigt. Wobei ein kleiner Messlöffel oft leichter in der Handhabung ist. Beim Rühren und Hinzufügen der Zutaten ist es hilfreich, einige Teelöffel aus Edelstahl zur Verfügung zu haben. Metall ist hygienischer und leichter zu reinigen als Plastik- oder Holzgeräte. Ein kleiner Messbecher dient zum Mischen von Pulvern und Flüssigkeiten – kleine Mengen rührt man am besten mit dem Teelöffelstiel um. Sofern Sie einen Glasstab besitzen, können Sie diesen verwenden.

Außerordentlich hilfreich sind ein oder mehrere hitzebeständige Becher für Rezepte, bei denen man die Zutaten zu unterschiedlichen Zeitpunkten hinzufügen muss. Auch mehrere kleine Glasschüsseln, Schalen und Krüge zum Abwiegen der Zutaten machen Sinn – so müssen Sie nicht ständig während des Arbeitens abwaschen und können sich auf den Arbeitsfortschritt konzentrieren. Wenn für ein Rezept das Erhitzen der Masse notwendig ist, können Sie sich ein heißes Wasserbad basteln: Dafür die Zutaten in einen hitzebeständigen Becher geben und diesen wiederum in einen Topf mit köchelndem Wasser stellen. Bei Rezepten auf dem Herd kommt es auf die genauen Zeiten an, sodass ein Küchenwecker gute Dienste leisten kann. Tipp: Wenn Sie ernsthaftes Interesse entwickelt und festgestellt haben, dass Sie viele Kosmetika in großen Mengen herstellen

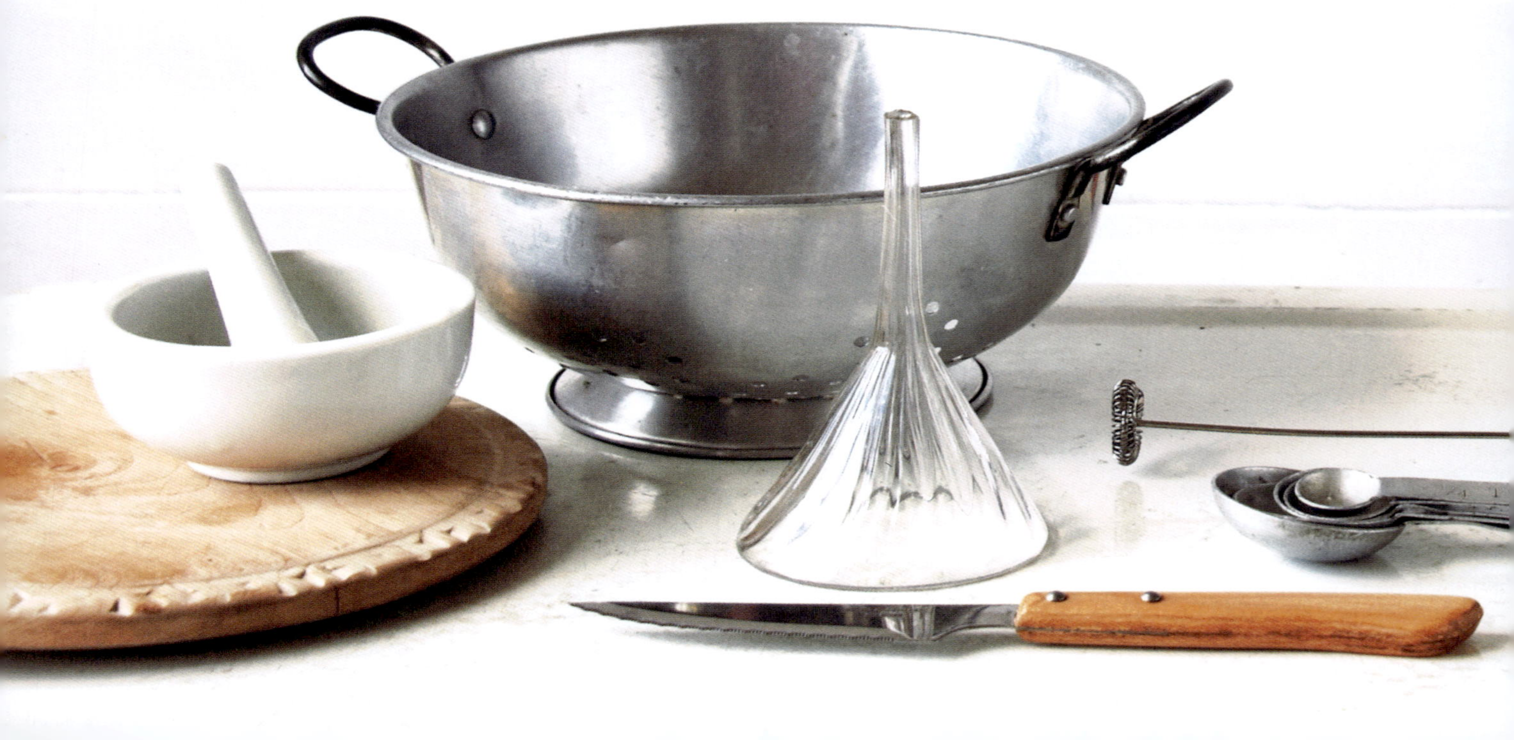

möchten, lohnt sich die Anschaffung einer zweiten Garnitur, die ausschließlich für die Zubereitung von Schönheitsrezepten reserviert ist.

SPEZIELLE GERÄTE

Alle weiteren verwendeten Geräte stehen unter dem Stichwort »Spezialausrüstung« jeweils direkt nach der Zutatenliste. Leidenschaftliche Köchinnen und Köche haben allerdings viele dieser Gegenstände wahrscheinlich ebenfalls bereits in ihren Küchen stehen.

Für die meisten Rezepte empfehlen sich ein Stabmixer und ein Thermometer. Der Stabmixer wird für die meisten Cremes und Lotionen sowie für einige der Peelings benötigt (alternativ können Sie auch einen leichten, batteriebetriebenen Milchaufschäumer verwenden). Ein herkömmliches Handrührgerät ist für die Standardrezepte in der Regel zu groß. Es eignet sich aber für einige frisch zuzubereitende Rezepte, in denen beispielsweise Früchte enthalten sind, die zu einer Gesichtsmaske verrührt werden.

Zu der in den Rezepten erwähnten Spezialausrüstung zählen außerdem:

- **Backblech:** Einige Substanzen müssen im Ofen erhitzt und so vor der Verwendung sterilisiert werden.
- **Große Rührschüssel:** Dient als Wasserbad, in dem Flüssigkeiten wie Konservierungsmittel (siehe Seite 66) platziert werden, bevor zum Schluss die empfindlicheren Bestandteile dazukommen. Zum Abkühlen von Zutaten die Schüssel zur Hälfte mit eiskaltem Wasser füllen und die Zutaten, die sich in einem hitzebeständigen Becher oder einer Schüssel befinden, hineinstellen.
- **Kaffeemühle:** Nützlich zum feinen Zermahlen frischer Kräuter und getrockneter Materialien.
- **Mörser und Stößel:** Zum feinen Zerreiben von Tabletten und anderen Substanzen.
- **Plastikpipette:** Wenn Flaschen für dickflüssigere Zutaten wie ätherische Öle keinen Tropfverschluss haben, kann man eine Plastikpipette zum Entnehmen verwenden. Auch hilfreich für die Herstellung einer Sucragel-Basis (siehe Seite 43).
- **Trichter:** Zum leichten Abfüllen von Flüssigkeiten. Ein Trichter mit Filterpapier wird benötigt, um unerwünschte Partikel aus einigen Flüssigkeiten zu entfernen.

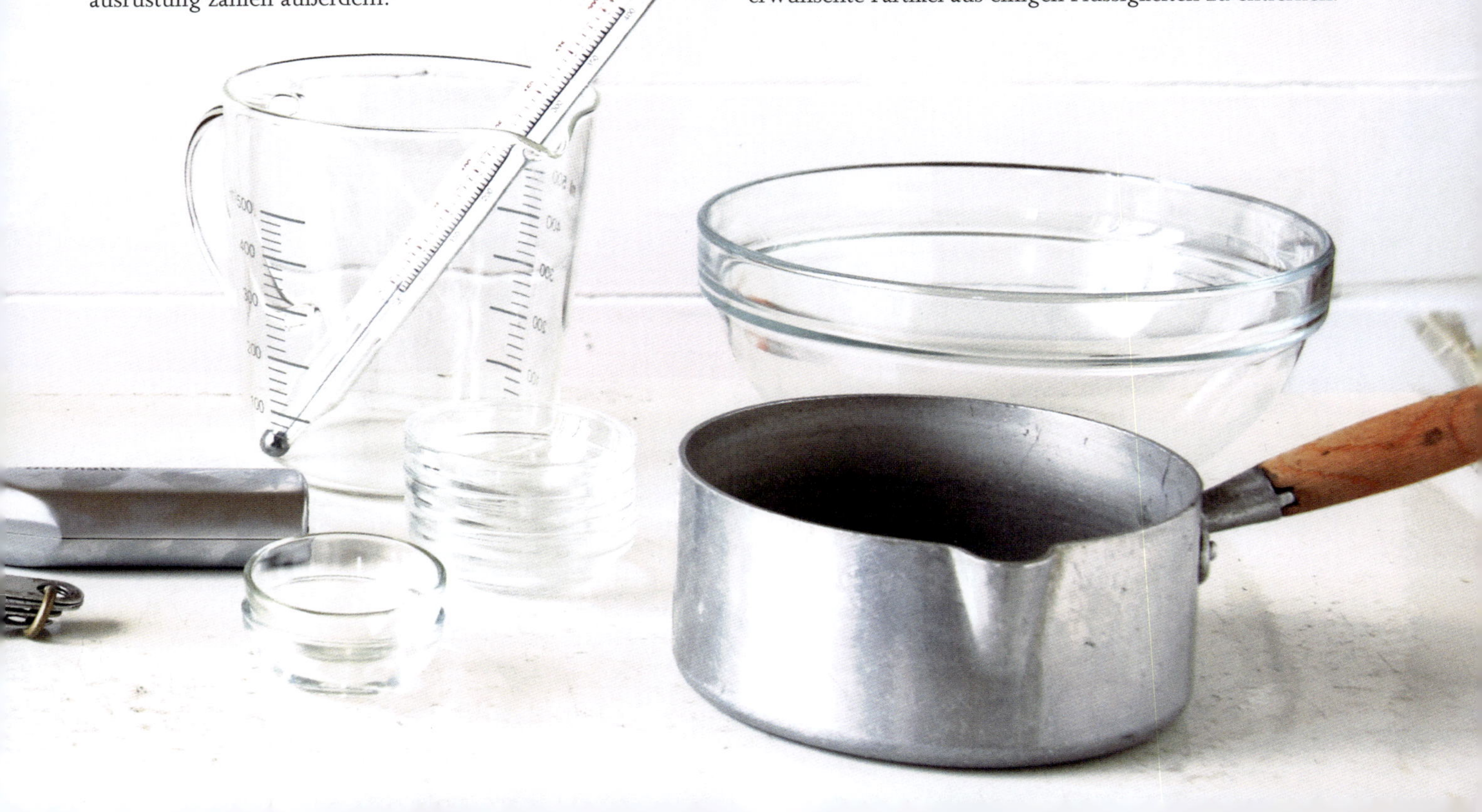

Verpackung und Aufbewahrung

Sobald Sie einige Rezepturen hergestellt haben, sollten Sie über die Aufbewahrung Ihrer Kosmetikprodukte nachdenken – damit Sie möglichst lange Freude daran haben. Zudem machen sich die selbst angerührten Schönheitsmittelchen in der richtigen Verpackung gleich viel besser und sehen als Geschenk besonders nett aus (siehe Seite 138).

DIE QUAL DER WAHL

Als Erstes ist es wichtig, eine geeignete Verpackung für Ihr Produkt auszusuchen. Hygienische Gesichtspunkte besprechen wir auf Seite 44, es gibt jedoch noch weitere Dinge zu bedenken.

Auf die Größe kommt es an

Denken Sie immer an die Menge: Ein kleines Produkt, wie eine Augencreme oder ein Lippenbalsam, benötigt auch nur eine kleine Verpackung. Für eine Körperlotion oder ein Schaumbad ist ein größerer Behälter als für ein Gesichtspflegeprodukt erforderlich. Die Faustregel: Am besten die Produktmenge herstellen, die während eines bestimmten Zeitraums sicher aufgebraucht wird. Dadurch bleibt das Produkt frisch und entfaltet seine optimale Wirkung. Zugleich vermeidet man, dass sich in einem unzureichend gefüllten Behälter zu viel Luft befindet. Denn das kann zu unerwünschter Oxidation und somit zu Qualitätsverlust beim Produkt führen.

Für jeden Topf den richtigen Deckel ...

Der jeweilige Behälter muss dicht und auslaufsicher sein. Zudem sollte er über einen fest schließenden Deckel verfügen, damit eine lange Haltbarkeit des Produkts gewährleistet ist. Kosmetikbehälter sind oft mit einem Keil in Form einer runden Plastikscheibe versehen, die den Behälter verschließt und dadurch Cremes, Peelings und Gels vor dem Auslaufen schützen soll. Einige Flaschen haben innen in der Kappe ein Polster, das das Auslaufen des Inhalts bei seitlicher Lagerung oder während des Versands verhindern soll.

Zerstäuber und Spender

Ihrer festeren Konsistenz wegen bewahrt man Cremes am besten in Döschen auf. Für Lotionen sind Pumpflaschen am geeignetsten. Lotionspumpen eignen sich auch für dünnflüssige Cremes oder Gels. Für Gesichtstoner, Fußspray oder Parfüm ist ein Zerstäuber das Passende. Die Größe der Öffnung in der Pumpe entscheidet über die Menge an Flüssigkeit, die beim Betätigen des Spenders austritt – bei einer Augencreme braucht man wenig, bei einer Körperlotion mehr.

NEU KAUFEN ODER WIEDERVERWENDEN?

Im Internet gibt es viele Firmen, die eine breit gefächerte Palette von Kosmetikbehältern und Verschlüssen anbieten (siehe Seite 156f). Vergewissern Sie sich, dass der Verschluss auf das von Ihnen gewünschte Gefäß passt. Vor allem Badezusätze machen sich in Bügelflaschen und Gläsern mit Bügelverschluss besonders gut. Bei Glasflaschen mit Schraubverschluss sollte immer die Mündungsgröße des Flaschenhalses angegeben sein. Achten Sie darauf, dass der von Ihnen gewählte Verschluss die gleiche Flaschenhalsbeschreibung trägt wie angegeben, damit beide Größen übereinstimmen, die Elemente aufeinander passen und der Inhalt nicht ausläuft.

Glas, Plastik oder Alu

Gebrauchte Gefäße und Flaschen zum Wiederverwenden gründlich reinigen und vor dem Abfüllen in kochendem Wasser sterilisieren. Es liegt nahe, kleine Marmeladengläser und Kosmetikbehälter zu benutzen, Glasflaschen sind ebenso gut geeignet. Allerdings kann Plastik leicht Geruch und Farbe des vorher darin enthaltenen Produkts annehmen. Plastikbehälter sollte man daher besser nur im Neuzustand verwenden. Aus Sicherheitsgründen empfehlen wir, Produkte zum Duschen nur in Plastikgefäße abzufüllen und am besten mit Klapp- oder Pumpverschlüssen zu versehen. Vielleicht finden Sie aber auch einige Aluminiumbehälter, die als gute Aufbewahrungsmöglichkeiten für Produkte auf Wachsbasis oder für Pulver dienen. Generell gilt jedoch, dass Metall für die meisten Flüssigkeiten oder wasserhaltigen Produkte nicht geeignet ist.

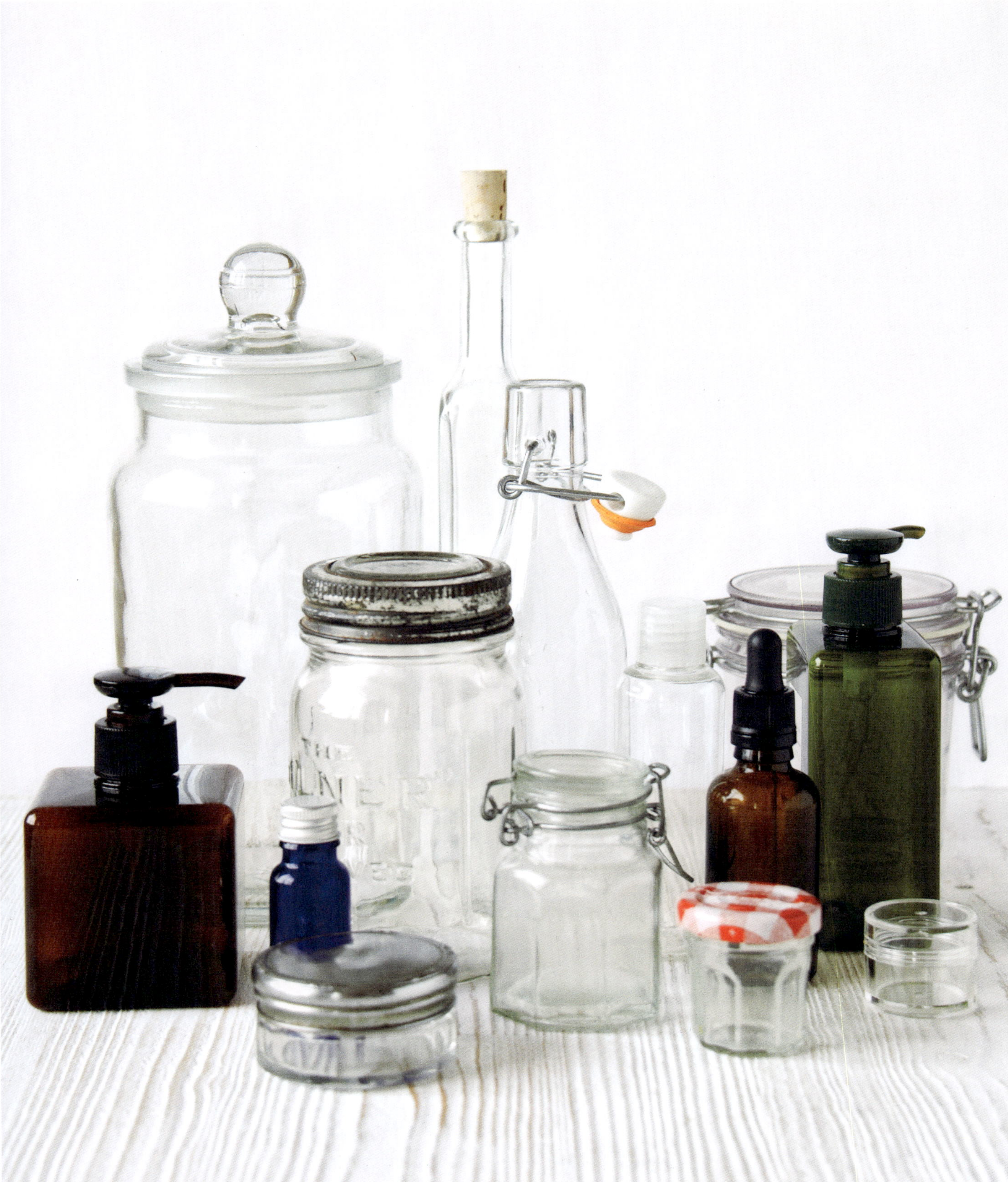

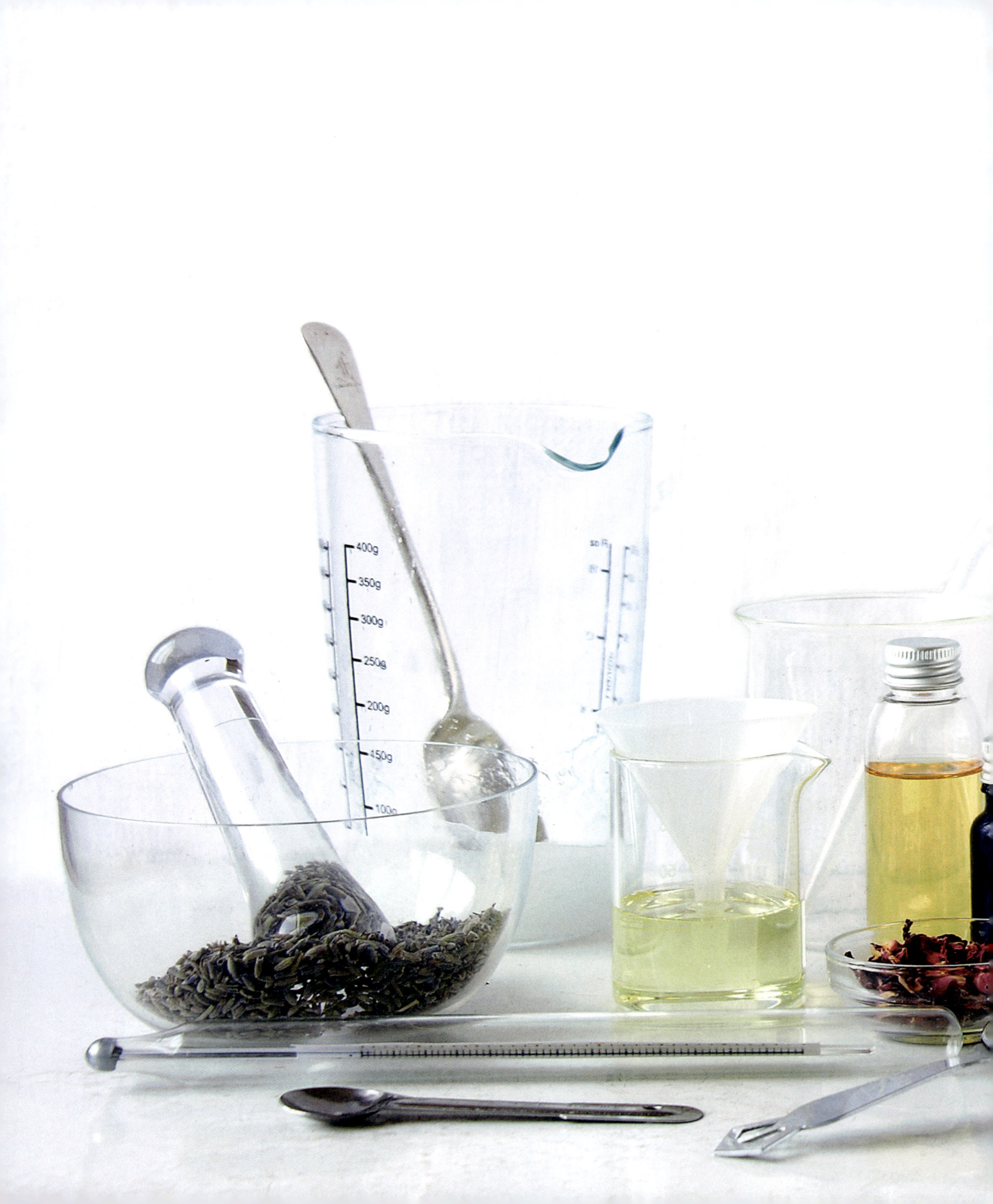
400g
350g
300g
250g
200g
150g
100g

Die wichtigsten Techniken

DIE HERSTELLUNG SELBST GEMACHTER SCHÖNHEITSPRODUKTE ERFORDERT FÄHIGKEITEN, DIE JEDER KENNT, DER SICH GERNE KREATIV IN DER KÜCHE BETÄTIGT. ES GIBT JEDOCH NOCH EINIGE SPEZIELLE TECHNIKEN, DIE WIR IHNEN AUF DEN FOLGENDEN SEITEN VORSTELLEN. DAMIT GEBEN WIR IHNEN DIE GRUNDBAUSTEINE FÜR DIE HERSTELLUNG EINES PROFESSIONELLEN UND HYGIENISCHEN SORTIMENTS AN KOSMETIKA FÜR GESICHT, KÖRPER UND HAARE AN DIE HAND. AUSSERDEM GEHT ES UM DIE VERWENDUNG GETROCKNETER NATURMATERIALIEN SOWIE UM HYGIENISCHE ASPEKTE UND DIE RICHTIGE AUFBEWAHRUNG.

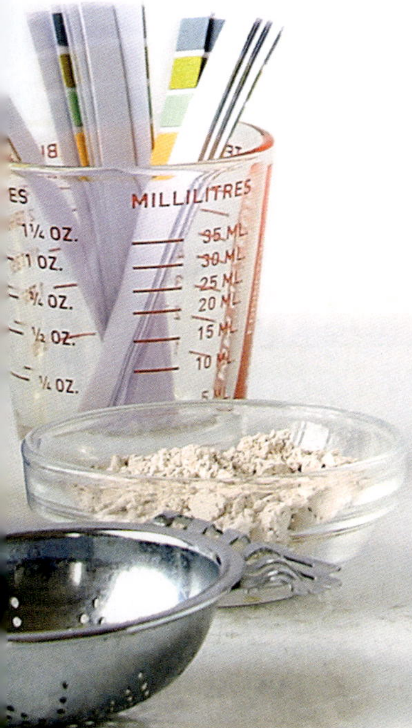

Extrakte

Mittels eines Extrakts kann man Pflanzeninhaltsstoffe für Kosmetika aufbereiten. Die Herstellung ist sehr einfach – die simpelste Form ist die Zubereitung einer Art Tee. Bei etwas aufwendigeren Extrakten gibt man das Pflanzenmaterial in eine Öl- oder Glyzerinbasis, die im Laufe einiger Zeit die wirksamen Substanzen aus den Pflanzen aufnimmt. Wer einen Garten hat oder an Wildkräuter kommt, findet dort einzigartige Inspirationen für selbst gemachte Extrakte. Aber genauso gut eignen sich gekaufte Kräuter oder auf der Fensterbank gezogene Pflanzen.

EXTRAKTE AUF WASSERBASIS

Extrakte auf Wasserbasis sind eine schnelle Möglichkeit, um Kräuter-, Gemüse- oder Fruchtinhaltsstoffe Produkten beizumischen, die ebenfalls auf Wasserbasis beruhen, wie Augen-Make-up-Entfernern, Tonerden, Gesichtssprays und Gesichtsmasken (siehe Seite 78, Gesichtsmaske mit Tonerde und Kamillentee). Das Ausgangsmaterial kann aus frischen Kräutern, zerkleinertem Gemüse wie einer Gurke oder getrockneten Tees bestehen – egal, ob frisch oder getrocknet.

Anleitung

Pflanzenmaterial waschen, in einen hitzebeständigen Becher oder Krug geben und mit kochendem Wasser überbrühen. Zugedeckt 10 Minuten ziehen lassen. Dann alles durch ein Teesieb, feines Sieb (Mehlsieb) oder Musselintuch abseihen, den Extrakt auffangen und sämtliche Pflanzenteile entfernen.

Wenn es sich um ein Produkt für den sofortigen Gebrauch handelt, muss man kein Konservierungsmittel hinzufügen. Für eine längere Lagerung besser mit Grapefruitkernextrakt konservieren (siehe Seite 38).

EXTRAKTE AUF ÖLBASIS

Obwohl sie ebenfalls unkompliziert herzustellen sind, sind Ölextrakte leider doch nicht so schnell zu gewinnen wie Extrakte auf Wasserbasis. Denn hier gibt man das Pflanzenmaterial in das Öl und lässt es dann erst eine längere Zeit ziehen. Für Ölextrakte eignen sich vor allem festere Kräuter, wie Rosmarin und Thymian, Blumen, wie Ringelblume und Johanniskraut, sowie Wurzeln und Algen. Zur Herstellung verwendet man am besten preisgünstige Trägeröle wie Olivenöl, Sonnenblumenöl und Süßmandelöl. Für das Anti-Aging-Gesichtsöl (siehe Seite 69) verwenden wir einen Extrakt auf der Basis von Reiskleieöl.

Anleitung

Pflanzen säubern, grob hacken und in ein Glasgefäß geben. Das Öl hinzufügen, dabei darauf achten, dass die Pflanzen vollkommen bedeckt sind – so kann sich an der Oberfläche kein Schimmel bilden. Fest verschlossen an einem sonnigen Fensterplatz 3 bis 4 Wochen stehen lassen, wo der Behälter Licht und leichter Wärme ausgesetzt ist. Am besten das Gefäß mit dem Ansetzdatum beschriften, damit Sie wissen, wann der Extrakt gebrauchsfertig ist. Das Glas täglich drehen, damit sich das Material mit dem Trägeröl gut mischt.

Mit der Zeit verändern die Pflanzen die Farbe des Trägeröls – ein Hinweis darauf, dass der Prozess in Gang gekommen ist. Am Ende der Extraktionszeit alles durch ein feines Sieb (Mehlsieb) oder Musselintuch geben, den Ölextrakt in einem sauberen Gefäß auffangen und das Pflanzenmaterial entfernen. Fertigstellungsdatum, Pflanzennamen sowie Extraktionsmethode auf dem Glas vermerken. Eine Konservierung ist nicht nötig, da Ölextrakte kein Wasser enthalten.

Ölextrakte sind als Zutat für Cremes, Lotionen, Massageöle, Nagelhautpflege und Peelings sehr nützlich. Bei richtiger Aufbewahrung sind sie bis zu 12 Monate haltbar.

GLYZERINEXTRAKTE

Mit Glyzerinextrakten lassen sich vor allem kleine Mengen an Pflanzenwirkstoffen für Cremes, Lotionen oder andere Rezepte gewinnen (siehe Seite 37). Diese Methode eignet sich ausgezeichnet für robuste Materialien wie Wurzeln und Stängel (so können etwa Süßholzwurzeln und Blasentang fein gehackt für Extrakte verwendet werden). Viele Wildpflanzen, Kräuter und Blumen lassen sich auf die gleiche Weise verarbeiten. Vergewissern Sie sich immer, dass das von Ihnen verwendete Material geeignet ist. Sind Sie sich nicht sicher, lieber auf vertraute Materialien ausweichen.

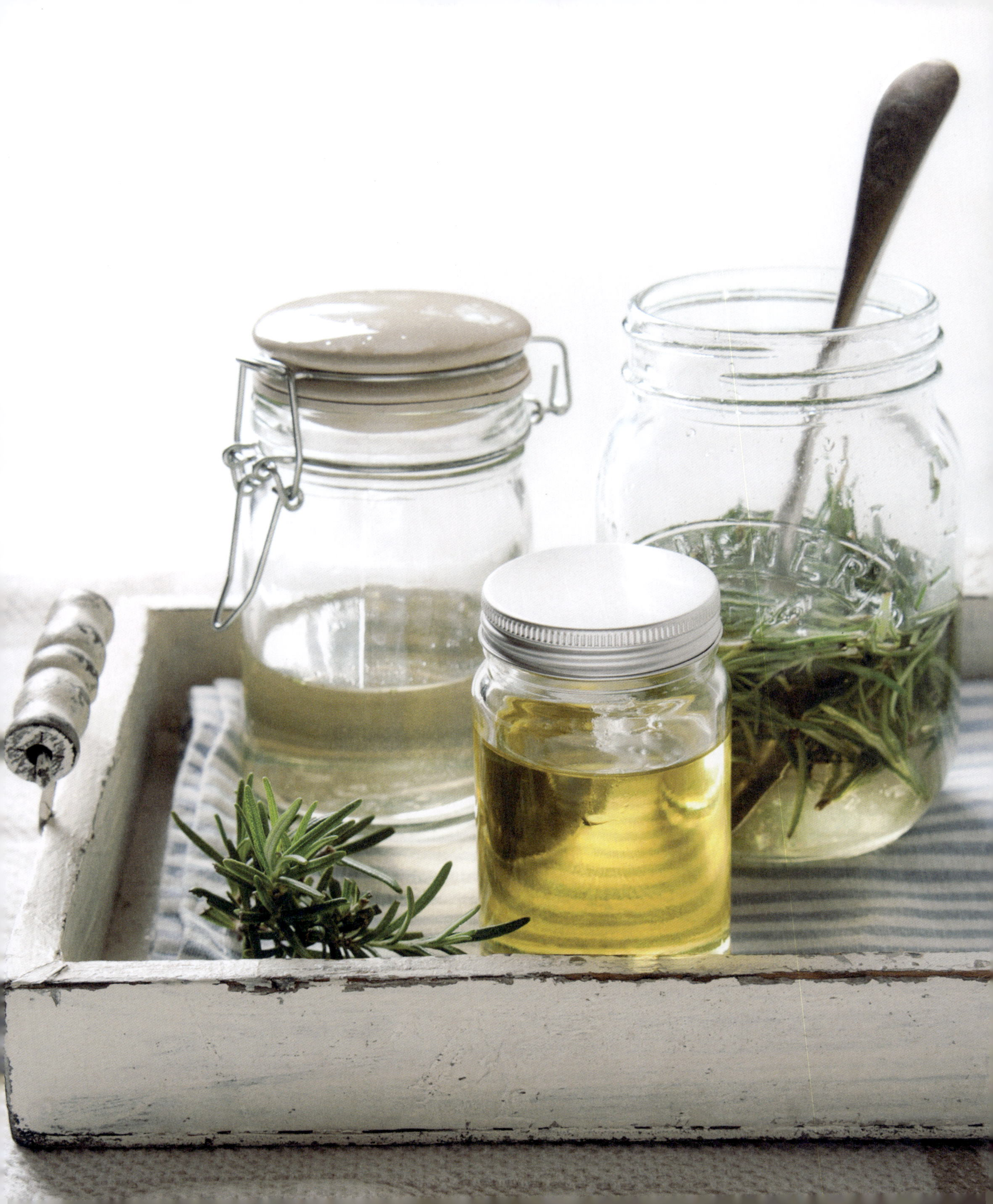

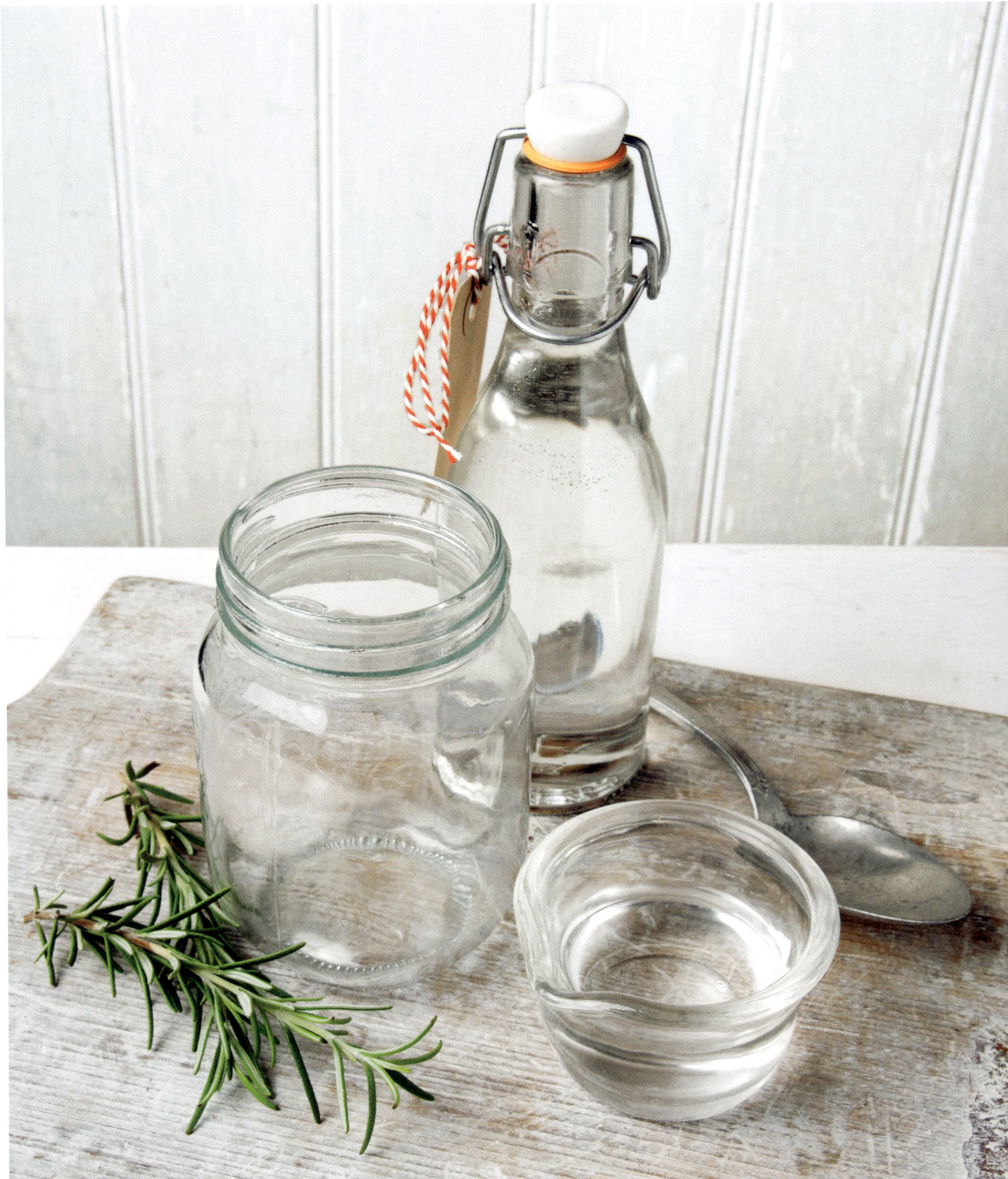

Zubereitung eines Glyzerinextrakts

Zuerst die Glyzerinbasis zubereiten: Dazu 70 % Glyzerin mit 30 % Wasser mischen. Dann zur Konservierung auf je 100 ml Flüssigkeit 20 Tropfen Grapefruitkernextrakt dazugeben. Das Pflanzenmaterial waschen, trockentupfen und fein hacken oder in einer Kaffeemühle fein zermahlen. Alles in ein Glasgefäß geben und mit der Glyzerinmischung übergießen, das Pflanzenmaterial soll dabei vollständig bedeckt sein. Danach das verschlossene Gefäß 3 bis 4 Wochen auf ein warmes, sonniges Fensterbrett stellen. Das Glas mit dem Ansetzdatum versehen und täglich drehen, damit die Inhaltsstoffe möglichst vollständig in den Extrakt übergehen. Achten Sie auf Farbveränderungen in der Mischung – sie zeigen an, dass die Pflanzenstoffe vom Glyzerin aufgenommen wurden. Rechnen Sie bei der Zubereitung die Wartezeit rechtzeitig mit ein.

In diesem Fall bereiten wir einen Rosmarin-Glyzerinextrakt zu. Diese Heilpflanze verfügt über antioxidative, antibakterielle und blutreinigende Eigenschaften.

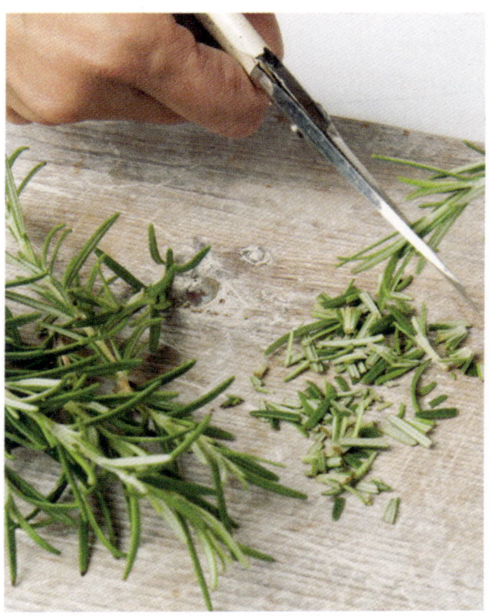

Step 1

Das Pflanzenmaterial auswählen – es sollte so frisch wie möglich und frei von braunen Flecken oder Verfärbungen sein. Alles waschen und trockentupfen, um mögliche Feuchtigkeit zu entfernen. Für den Glyzerinextrakt 30 ml (2 EL) Wasser in 70 ml (4 ¾ EL) Glyzerin geben. Das Konservierungsmittel im Verhältnis von 20 Tropfen auf 100 ml der Glyzerin-Wasser-Mischung hinzufügen. Alles gründlich mischen. Das Pflanzenmaterial mit der Schere klein schneiden.

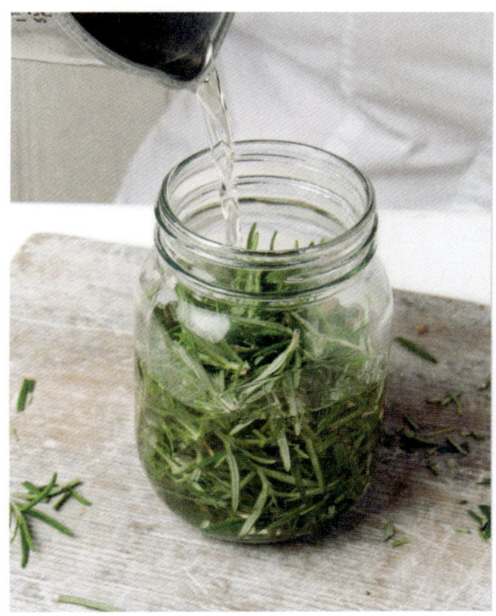

Step 2

Die zerkleinerten Pflanzen in ein Glasgefäß geben und vorsichtig zusammendrücken, damit alles in das Glas passt. Mit der Glyzerin-Wasser-Mischung bedecken, dabei darauf achten, dass das Material vollständig von der Flüssigkeit bedeckt ist. Das verschlossene Gefäß datieren (alternativ Inhalt und voraussichtliches Fertigstellungsdatum vermerken). Den Extrakt 3–4 Wochen auf einem warmen, sonnigen Fensterbrett stehen lassen. Das Gefäß täglich drehen, um die Extraktion zu unterstützen.

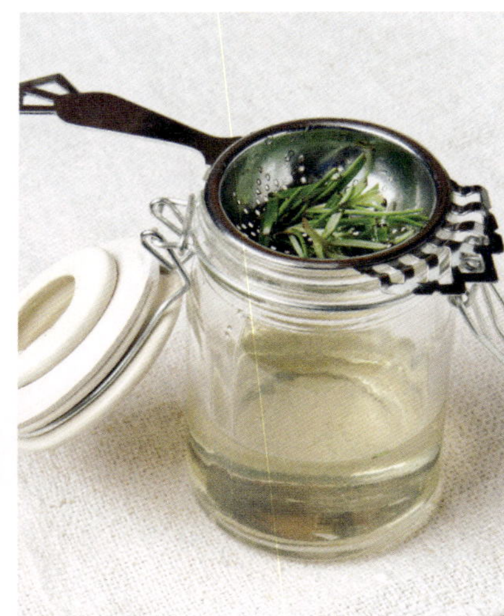

Step 3

Danach den Ansatz durch ein feines Sieb (Mehlsieb) oder ein Musselintuch in ein sauberes Gefäß gießen, den Glyzerinextrakt auffangen und das Pflanzenmaterial entfernen. Das Gefäß fest verschließen und beschriften. Glyzerinextrakte sind bis zu 12 Monate haltbar.

Achtung! *Obwohl der Glyzerinextrakt bereits konserviert ist, müssen Sie jedem Rezept auf Wasserbasis, in dem Sie diesen Extrakt verwenden, zusätzlich ein Konservierungsmittel hinzufügen, damit auch die übrigen Anteile haltbar sind.*

Tenside, Konservierungsmittel und Emulgatoren

TENSIDE

Für Duschgels und Badezusätze benötigt man Tenside – das sind oberflächenaktive Substanzen, die üblicherweise in Reinigungsmitteln vorkommen. Meist bestehen sie aus schaumbildenden Tensiden, die die Oberflächen zwischen Wasser, Fett oder Schmutz aufschließen und so Schmutz und Fett lösen. Bei vielen Produkten zur Körperreinigung werden dafür petrochemische Reinigungsmittel verwendet, die die Haut reizen und austrocknen können. Es gibt allerdings auch natürliche Tenside aus Kokosnuss, Palmöl, Stärke und Zucker. Letztere sind weitaus empfehlenswerter und leicht über den Onlinehandel zu beziehen.

Wir haben bei einigen Rezepten Plantapon LGC eingesetzt, beispielsweise für die Badeessenz mit Meeresalgen und Kräutern (siehe Seite 101), die Hand- und Körperseife mit Rosmarin, Minze und Basilikum (siehe Seite 113) sowie das Biershampoo mit Limettenöl (siehe Seite 126). Dieses Tensid besteht aus rein pflanzlichen Rohstoffen (Zucker und Kokosnussöl), ist biologisch abbaubar sowie hautschonend. Zusammen mit Lamesoft® PO 65, einem natürlich hergestellten feuchtigkeitsspeichernden Wirkstoff, hilft es beim Eindicken eines Produktes.

Mischen

Wenn Sie Plantapon LGC verwenden, können Sie es einfach mit Lamesoft® PO 65 sowie mit Wasser und ätherischen Ölen mischen. Es muss nicht erhitzt werden (soll das Produkt länger aufbewahrt werden, bitte ein Konservierungsmittel dazugeben; siehe rechts). Sie können aber auch einen einfachen Kräuterextrakt auf Wasserbasis zubereiten und diesen statt Wasser untermischen (siehe Seite 34). Ideal sind frische Kräuter aus dem Garten wie Lavendel. Als Alternative funktioniert auch ein Tee, beispielsweise aus Kamille oder grünem Tee, oder etwas Aloe-vera-Saft. Mit ätherischen Ölen können Sie bestimmen, ob Sie ein belebendes Duschgel (Zitrone oder Minze) oder eine entspannende, beruhigende Schaumbadessenz (Lavendel, Kamille oder Rose) erzielen möchten.

KONSERVIERUNGSMITTEL

Konservierungsmittel werden Kosmetika beigemischt, um das Wachstum von Bakterien, Hefen, Pilzen und Fäulniserregern einzudämmen. Sie sind unerlässlich, wenn ein Produkt länger haltbar sein soll.

Wann benötigt man ein Konservierungsmittel?

- **Frische Rezepte:** In diesem Buch gibt es eine Reihe von Rezepten, die sofort angewendet oder nur wenige Tage im Kühlschrank aufbewahrt werden sollen. Es handelt sich meist um schnelle Gesichtsmasken (siehe Seite 83). Für diese Rezepte wird kein Konservierungsmittel benötigt.
- **Wasserfreie Produkte:** Enthält ein Produkt kein Wasser oder handelt es sich lediglich um eine Ölmischung, wird normalerweise kein Konservierungsmittel benötigt. Denn in der Regel bildet nur Wasser den Nährboden für schädliche Bakterien und andere Mikroorganismen.
- **Pulver:** Obwohl sie kein Wasser enthalten, müssen einige natürliche Pulver sterilisiert werden, um vorhandene Bakterien zu beseitigen (siehe Seite 78, Gesichtsmaske mit Tonerde und Kamillentee). Wir raten dazu, das Pulver im vorgeheizten Backofen bei 100–120 °C zu erhitzen und meist noch ein Konservierungsmittel dazuzugeben.
- **Wasserhaltige Produkte:** Viele unserer Produkte enthalten Wasser (einschließlich Blütenwasser und Extrakte auf Wasserbasis), weshalb auch ein Konservierungsmittel in der Zutatenliste aufgeführt ist. Wir haben uns für die Verwendung von Grapefruitkernextrakt (abgekürzt GKE) entschlossen, ein absolut natürliches Breitspektrum-Antibiotikum, das sicher und leicht anzuwenden ist. Sie erhalten es im Onlinehandel oder Reformhaus. Normalerweise beträgt die Dosierung 1 %, bei Produkten mit einem pH-Wert über 7 (siehe Seite 40) ist es ratsam, die Dosierung zu erhöhen. Wir haben alle Rezepte, für die ein Konservierungsmittel gebraucht wird, mit GKE getestet und die Dosierung in einigen Fällen erhöht, um sicherzustellen, dass während der Anwendung keine Gefahr von dem Produkt ausgeht.

EMULGATOREN

Emulgatoren benötigt man für Wasser-in-Öl-Verbindungen. Nachdem wir viele Varianten ausprobiert und getestet haben, stellen wir unsere Rezepte mit folgenden Emulgatoren her, die alle einfach in der Handhabung und im Onlinehandel beziehbar sind: Emulgierwachs, eine synthetische Mischung, Olivem® 1000, ein natürlicher Emulgator aus Olivenöl und Aloevera-Gel, sowie Organic SafeEmuls der Firma ESP (eine natürliche, biologische Zutatenmischung, die besonders weiche, einer Mousse ähnliche Texturen erzeugt). Durch die Beimischung von Bienenwachs lassen sich festere Cremes und Butter herstellen (siehe Seite 109, Körperbutter aus weißen Nüssen).

Die Rezepte, die Emulgatoren benötigen, müssen in jedem Fall gerührt oder gemixt werden, damit sich die Zutaten gut verbinden. In der Regel empfehlen wir die Verwendung eines Stabmixers oder Milchaufschäumers – beide eignen sich ideal für kleine Mengen.

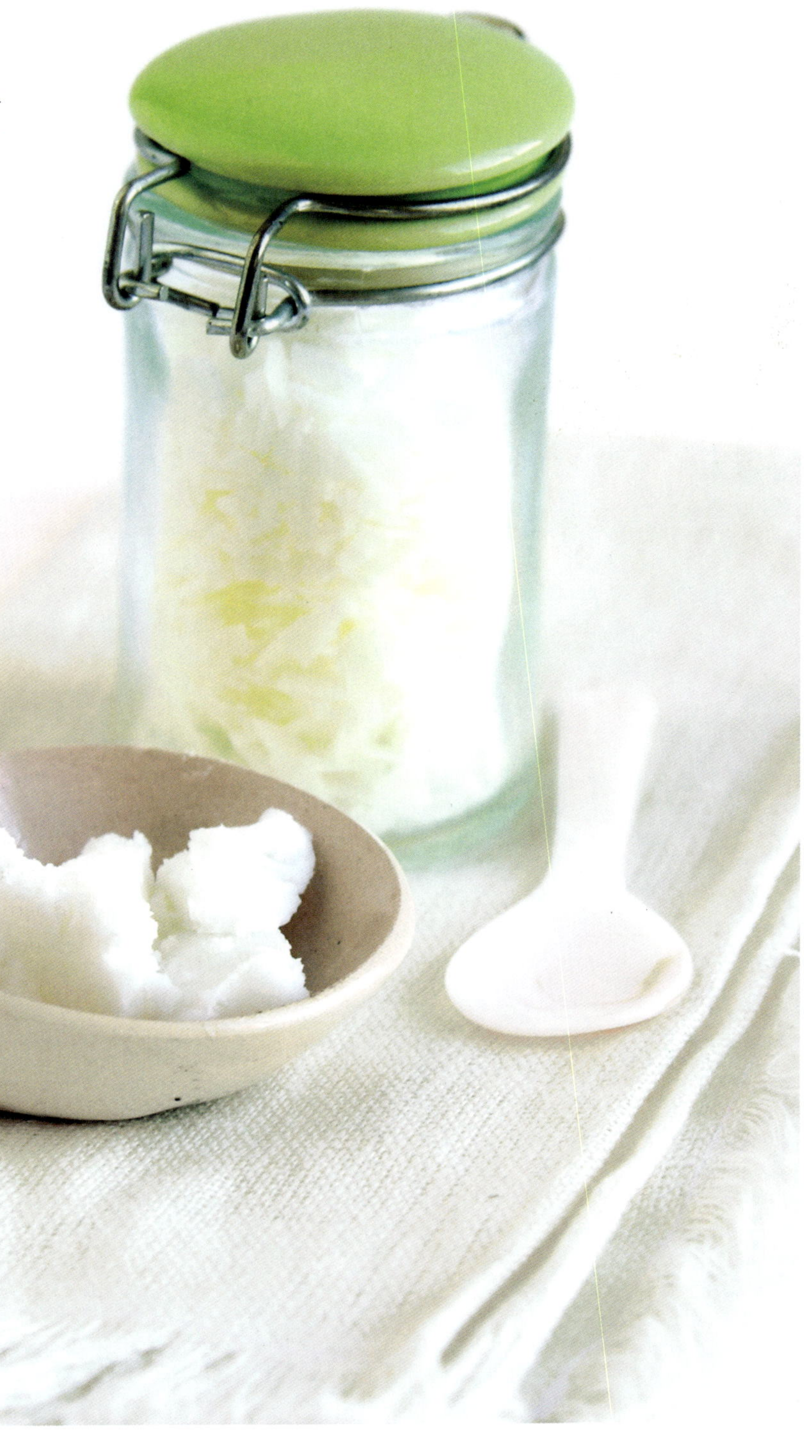

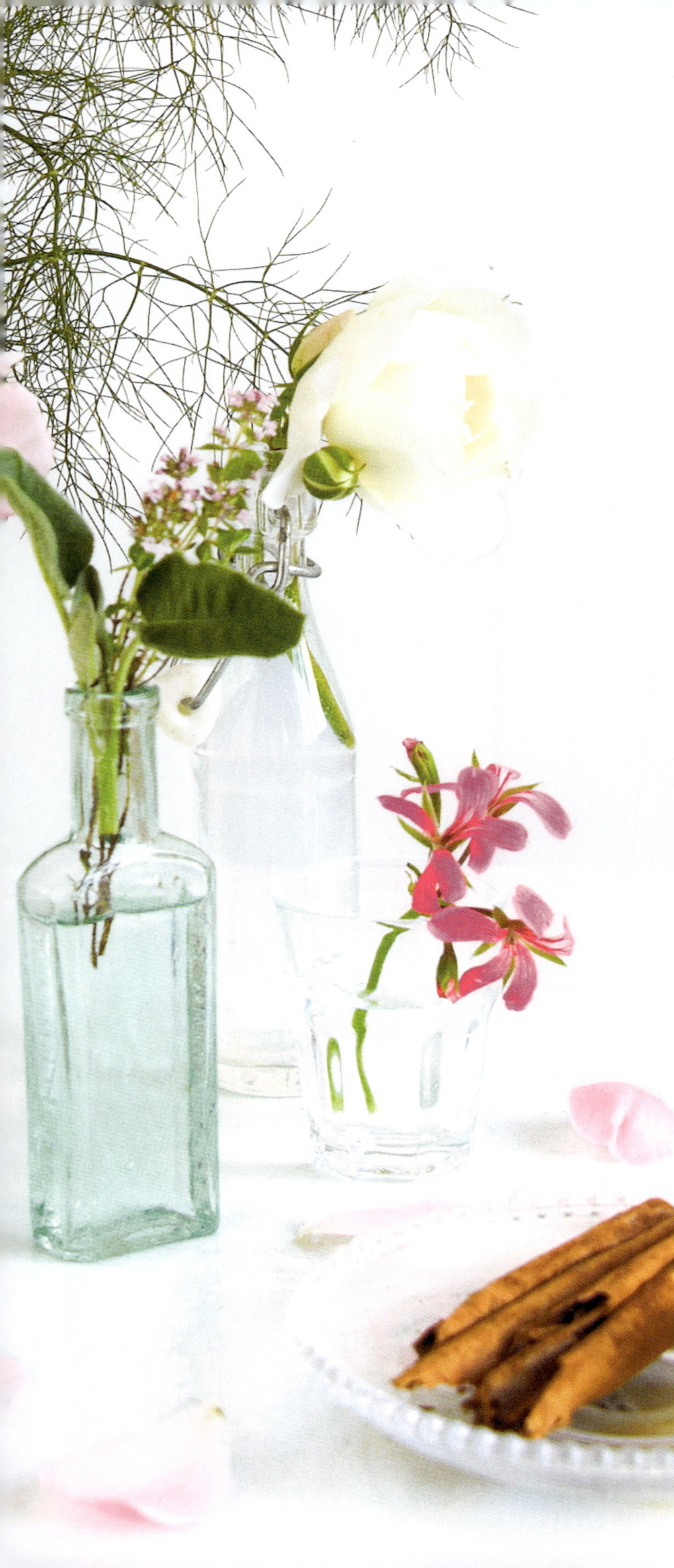

Verwendung von pH-Streifen

Als pH-Wert eines Wirkstoffs bezeichnet man das Maß für den sauren oder basischen Charakter einer wässrigen Lösung. Der pH-Wert reicht von 0 bis 14, wobei 7 dem von Wasser entspricht und somit neutral ist. Je weiter der pH-Wert unter 7 liegt, umso saurer ist die Substanz – Werte über 7 charakterisieren Basen und Laugen beziehungsweise alkalische Substanzen. Der pH-Wert gesunder Haut liegt bei 5,5. Die meisten Kosmetika sind so zusammengestellt, dass sie nahe am natürlichen pH-Wert der Haut liegen und somit sanft und hautschonend wirken.

Wie auf Seite 38 besprochen, benötigt jedes Produkt, in dem Wasser enthalten ist, und das nicht sofort verwendet wird, ein Konservierungsmittel. Die in diesem Buch enthaltenen Rezepte wurden so ausgewählt und getestet, dass sie mit Grapefruitkernextrakt zubereitet werden können. Dieses Konservierungsmittel wirkt in einem breiten pH-Bereich, am effektivsten allerdings bei einem pH-Wert unter 7.

Konservierungsmittel wirken meist nur innerhalb des spezifischen pH-Bereichs. Daher ist bei Verwendung eines anderen Konservierungsmittels als Grapefruitkernextrakt wichtig zu prüfen, ob dessen Anwendung für den jeweiligen Fall geeignet ist. Diese Informationen sind in der Regel auf dem Alternativprodukt abgedruckt, im Zweifelsfall kontaktieren Sie bitte den Händler. Fällt der pH-Wert nicht in den Wirkungsbereich des Konservierungsmittels, ist Ihr Endprodukt anfälliger für mikrobielle Verunreinigung und kann leicht verderben.

Messen des pH-Werts

Sie können den pH-Wert eines Produkts auf Wasserbasis – unbedingt vor der Zugabe des Konservierungsmittels – mit einem Teststreifen ermitteln. Die Streifen sind im Onlinehandel oder in der Apotheke erhältlich und unbegrenzt haltbar. Auf den von uns verwendeten Teststreifen befinden sich vier farbige Indikatorbereiche. Auf der Verpackung ist eine Farbskala zur Bestimmung des pH-Werts abgedruckt, der die gesamte pH-Wert-Skala von 0 bis 14 umfasst. Jeweils eine Farbe auf den vier Indikatorpapieren steht für einen pH-Wert-Bereich. Tauchen Sie den pH-Teststreifen wie auf der Packung angegeben kurz in die Substanz, nehmen Sie ihn wieder heraus und vergleichen Sie ihn mit den auf der Skala aufgedruckten Farben. Die passende Farbsequenz zeigt dann den entsprechenden pH-Wert Ihrer Substanz an.

PH-WERT EINER SUBSTANZ ÄNDERN

Mischt man einige Tropfen Milch- oder Zitronensäure unter eine Substanz, sinkt deren pH-Wert. So lässt sich nach Bedarf der pH-Wert an den jeweiligen Wirkungsbereich eines Konservierungsmittels anpassen. Überprüfen Sie nach jeder Säurezugabe den pH-Wert erneut. Bei Produkten, die Plantapon LGC und Lamesoft® PO 65 enthalten, kann es sinnvoll sein, den pH-Wert auf etwa 5,5 abzusenken, um eine festere Konsistenz zu erhalten. Eine Erhöhung des pH-Werts ist bei den Rezepten in diesem Buch nicht nötig.

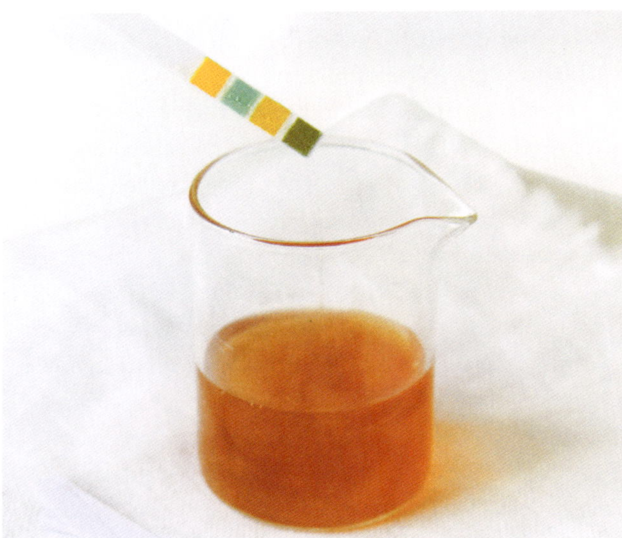

Step 1

Bei Flüssigkeiten und flüssigen Gels den Teststreifen 1 Sekunde eintauchen, dann herausnehmen. Er sollte nicht mit zu viel Wasser in Berührung kommen, da sich sonst das Indikatorpapier ablöst. Bei Cremes den Streifen 5–10 Sekunden auf die Oberfläche drücken, dann wenige Sekunden vorsichtig auf ein Küchenpapier drücken, um überschüssiges Material zu entfernen.

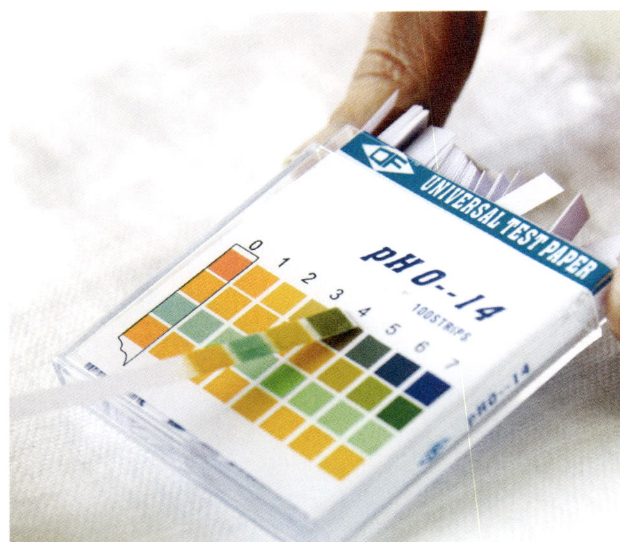

Step 2

Anschließend den Teststreifen mit der Farbskala auf der Verpackung vergleichen und den pH-Wert ablesen. Bandbreite und Genauigkeit solcher Teststreifen reichen für die häusliche Anwendung. Zur Bestimmung des exakten pH-Werts benötigt man ein Messgerät, dessen Erwerb sich aber für den Hausgebrauch nicht rentiert.

Arbeiten mit Trockensubstanzen

Bei der Zubereitung von Naturkosmetika kann man aus einer Vielzahl von Zutaten auswählen. Wie auch die natürlichen Öle, Wachse oder Butter, mittels derer man die passende Textur (natürlich zusätzlich zu den hautpflegenden Eigenschaften) erzeugen kann, gibt es auch einige ungewöhnliche Trockensubstanzen, die aufgrund ihres Zusatznutzens zum Einsatz kommen.

FÜR MASKEN UND PEELINGS

Tonerden nehmen Feuchtigkeit auf. Sie sind sehr mineralhaltig und können Hautunreinheiten beseitigen, weshalb sie vielfach als Basis von Gesichtsmasken eingesetzt werden (siehe Seite 78). Tonerden – egal, ob weiß oder farbig – sind in Pulverform erhältlich. Zum Sterilisieren die Tonerde auf ein Backblech verteilen und vor der Verarbeitung hoch erhitzen.

Für Körperpeelings (siehe Seite 104f) sollte man getrocknete, grob beschaffene Zutaten verwenden, um den Peelingeffekt zu verstärken. Bei wasserfreien Produkten kann es sich dabei um natürliche Salze, wie Meer-, Himalaya- oder Totes-Meer-Salz handeln. Einige Saaten wie Chia- oder Mohnsamen, Hafer oder Reis haben den gleichen Effekt und sind zudem

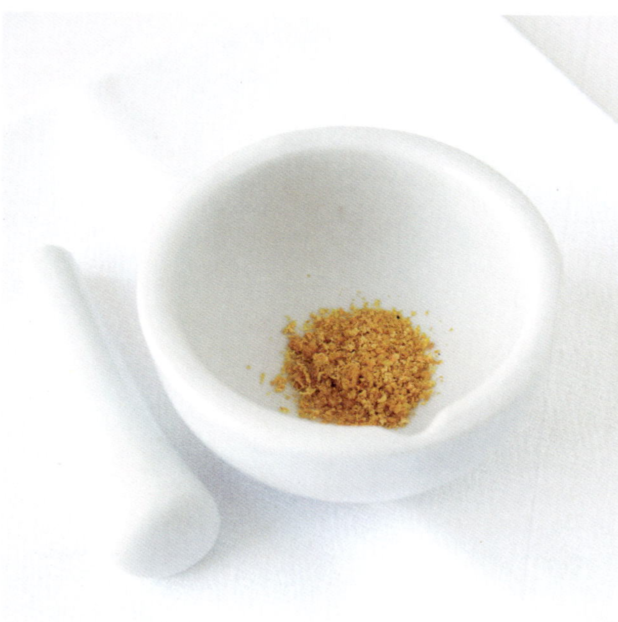

hautschonender. Sie sollten ebenfalls vor der Verwendung im Ofen erhitzt und sterilisiert werden. Eine gute Alternative bieten getrocknete und gemahlene Algen. Salze haben den Vorteil, dass sie sich auflösen und leicht abwaschen lassen.

Zu Produkten auf Wasserbasis passen aus Aprikosen-, Wal- oder Kokosnusskernen hergestellte Pulver. Sand und Bimssteinpulver ergeben die stärksten Peelings, sie eignen sich deshalb zur Anwendung auf Hornpartien wie etwa an den Füßen. Sie können für Rezepte mit oder ohne Wasser verwendet werden.

NAHRUNGSERGÄNZUNGSMITTEL

Wir mischen gerne Vitamine, Mineralstoffe und andere Supplemente unter unsere Rezepte, wobei wir die meisten davon in trockenen Tabletten oder Kapseln gefunden haben. Auf diese Weise lässt sich Hautpflegeprodukten ganz einfach eine größere Bandbreite an konzentrierten, wohltuenden Zutaten beimengen.

- **Tabletten** müssen vor der Zugabe zu einem Rezept im Mörser zu einem feinen Pulver zerrieben werden. So ist zum Beispiel das Enzym aus der exotischen Papaya – das tote Hautschuppen entfernen kann – in Tablettenform erhältlich. Es eignet sich vorzüglich für Gesichtspeelings und -masken (siehe Seite 77).
- **Kapseln** müssen geöffnet werden, um ihren Inhalt – egal, ob es sich um Pulver oder Flüssigkeit handelt – zu entnehmen (siehe Seite 86, Augencreme mit Hagebutte, Nachtkerzenöl und Rosenwurz).

Vitamin C, das sowohl in Tabletten- als auch in Pulverform erhältlich ist, löst sich in Wasser sehr schnell auf, verliert dann jedoch in Lösung rasch seine antioxidative Wirkung. Deshalb mischt man es am besten nur unter wasserfreie Rezepte, wie die oben genannte sanfte Gesichtsmaske.

Einige der pulverförmigen Materialien lassen sich nur schwer unter die Rezepturen mischen und müssen als gefilterter Öl- und Glyzerinextrakt hinzugefügt werden, damit die wohltuenden extrahierten Eigenschaften der Pflanze oder Frucht in das Produkt eingebracht werden können (siehe Seite 69).

Verwendung von Sucragel

Für 60 ml

ZUTATEN
50 ml (3 ½ EL) fraktioniertes Kokosnussöl
10 ml (2 TL) Sucragel CF

SPEZIALAUSRÜSTUNG
Plastikpipette

Bei Sucragel handelt es sich um eine aus der Natur gewonnene Zutat auf Zuckerbasis, die sich ideal zur Verwendung in Naturkosmetika eignet. Sucragel kann vielfältig eingesetzt werden, beispielsweise in einer Öl-in-Wasser-Mischung, wobei Sucragel das Produkt zarter macht (Gesichtslotionen siehe Seite 50ff), für ein wasserfreies Gel (siehe Seite 59) sowie eine Peeling-Maske (siehe Seite 77). Hinsichtlich der Bildung eines Gels kommt dem Sucragel dabei eine Schlüsselfunktion zu, Gleiches gilt für die Hautreinigungs- und weich machenden Eigenschaften.

Der Vorteil der wasserfreien Gelbasis besteht darin, dass auch Zutaten wie Vitamin C und Papaya-Enzyme, die in einer Wasserbasis leicht zerfallen, unter die Produkte gemischt werden können und ihre Wirkung behalten. Für das Augen-Make-up-Entfernungsgel haben wir eine Basis aus verschiedenen Ölen verwendet, die in dieser Form leicht zu verarbeiten, aber dennoch sanft und hochwirksam ist. Wäscht man sich danach mit Wasser, lösen sich Schmutz und Make-up-Rückstände und lassen sich leicht wieder entfernen.

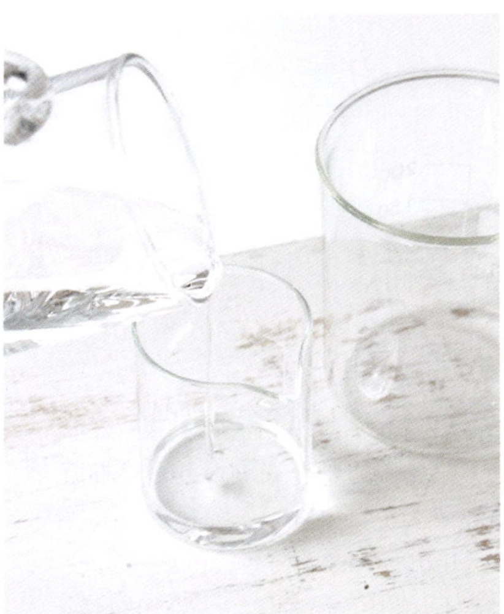

Step 1

Das Kokosöl in ein Glasgefäß oder einen Becher gießen. Das Sucragel in einem zweiten Becher abmessen.

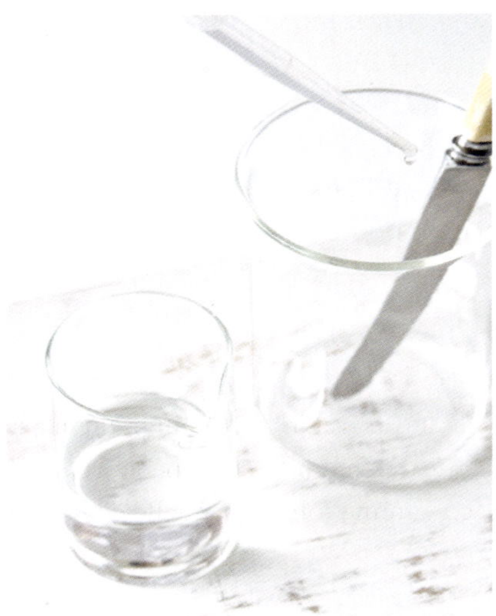

Step 2

Mit der Pipette nach und nach immer je 2 Tropfen Kokosöl in das Sucragel tropfen und mit einer Messerklinge verrühren (alternativ einen Teelöffelstiel verwenden, mit einem Messer geht es aber leichter, wenn das Gel einzudicken beginnt). Zuerst erscheint die Masse dünnflüssig und ölig, kommt mehr Öl hinzu, nimmt sie eine gelartige Konsistenz an.

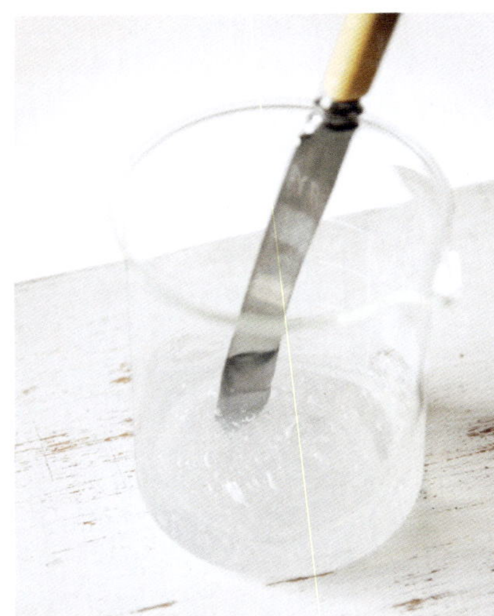

Step 3

Während das Gel eindickt, die Zugabe des Kokosöls von je 2 auf 3 (½ TL) Tropfen erhöhen. Dabei so lange rühren, bis das ganze Kokosöl aufgebraucht und ein festes Gel entstanden ist. Wegen der eingeschlossenen Luft sieht es zunächst milchig aus. Nachdem das Gel jedoch einige Stunden gestanden hat, ist es völlig transparent.

Wichtiges zu Lagerung und Sicherheit

1. VORSICHTIGER UMGANG MIT DEN MATERIALIEN

- Nur Zutaten aus vertrauenswürdigen Quellen verwenden und stets luftdicht an einem kühlen, trockenen Platz ohne direkte Sonneneinwirkung lagern. Notieren Sie das Kaufdatum und überprüfen Sie vor der Verwendung, ob eine Zutat noch gut aussieht und nicht ranzig riecht.
- Aus Hygiene- und Sicherheitsgründen beim Abwiegen und Arbeiten mit Rohmaterialien, einschließlich ätherischen Ölen, Einmalhandschuhe tragen.
- Stets deionisiertes oder demineralisiertes Wasser verwenden. In Leitungswasser können Spuren von Metallsalzen enthalten sein, die eine Verfärbung der Produkte hervorrufen. Das Wasser muss vorher abgekocht und damit sterilisiert sein.
- Alle Materialien sollten sauber verarbeitet und frei von Bakterien sein, die eine schädliche Wirkung haben oder das fertige Produkt beeinträchtigen können. Substanzen mit Wasseranteil sind besonders anfällig für bakterielle Verunreinigung. Nicht vergessen: Sogar scheinbar trockene Materialien, wie Mehl oder Tonerde, können Wasser enthalten.
- Wir haben bei allen unseren Anleitungen Tests durchgeführt, Stichproben genommen und Rezepturen verändert, um sicherzugehen, dass das jeweilige Endprodukt frei von Bakterien ist. Befolgen Sie daher die Anleitungen genau, insbesondere die Angaben zum Erhitzen von Substanzen und Phasen. Wir haben eine Mindesttemperatur von 70 °C über einen Zeitraum von 30 Minuten eingehalten, wodurch die meisten unerwünschten Bakterien abgetötet werden. Produkten auf Wasserbasis fügen wir Konservierungsstoffe hinzu, um die Verunreinigungen zu minimieren und die Haltbarkeit zu verlängern.

2. WIRKUNG VON KONSERVIERUNGSMITTELN

Wir haben uns zur Verwendung von Grapefruitkernextrakt entschlossen, denn er wirkt in einem breiten pH-Bereich (siehe Seite 38 und 44). Sollten Sie sich für ein anderes Konservierungsmittel entscheiden, müssen Sie sich über dessen Anwendungskriterien selbst informieren.

Für wasserfreie Produkte, wie Lippenbalsam oder Körperöl, braucht man im Allgemeinen keine Konservierungsmittel. Wir empfehlen es jedoch bei pulverhaltigen Produkten, da sich in ihnen Bakterien angesiedelt haben können.

3. VORSICHT BEI ÄTHERISCHEN ÖLEN

Viele unverdünnte ätherische Öle können Reizungen auslösen (siehe Seite 24f), bei richtigem Umgang ist das Risiko jedoch sehr gering. Achten Sie darauf, dass der Arbeitsraum gut belüftet ist. Passen Sie auf, dass kein Öl in die Augen gerät – sollte es dennoch geschehen, spülen Sie diese gut mit kaltem Wasser aus.

4. SICHERHEIT BEI GERÄTEN UND LAGERUNG

- Verwenden Sie zum Abwiegen, Mischen und Abfüllen saubere, sterilisierte Werkzeuge und Gefäße. Füllen Sie die Gefäße bis zum Rand, zu viel fördert die Oxidation.
- Damit das fertige Produkt nicht ranzig wird, an einem kühlen, trockenen Ort ohne Sonneneinwirkung lagern.
- Zum Schutz vor Bakterien das Produkt möglichst nicht mit den Fingern berühren oder den Deckel offen lassen.
- Befolgen Sie die im Rezept angegebenen Haltbarkeitszeiten und überprüfen Sie vor der Anwendung Geruch, Farbe und Aussehen des Produkts.

5. FÜHREN SIE BUCH

Notieren Sie am besten zu jedem von Ihnen hergestellten Produkt: Kaufdatum und Herkunft sämtlicher Zutaten, Zubereitungsdatum, erreichte Phasentemperaturen und Dauer des Erhitzens – ebenso wie Abweichungen von den Rezepten.

Auf Wunsch prüfen Sie auch den pH-Wert von Produkten auf Wasserbasis (siehe Seite 4). Stellen Sie Unterschiede innerhalb eines Produkts fest, geben Ihnen die gemachten Aufzeichnungen möglicherweise Hinweise auf die Ursache. Am besten heben Sie eine kleine Menge jeder von Ihnen hergestellten Charge als Muster auf.

Achtung! *Die Kosmetikbranche unterliegt starken Regeln. Deshalb werden die Produkte ausgiebig geprüft und getestet, um Verträglichkeit und Haltbarkeit zu gewähren. Die Rezepte in diesem Buch sind nur zum Eigenverbrauch und nicht zum Verkauf an Dritte gedacht.*

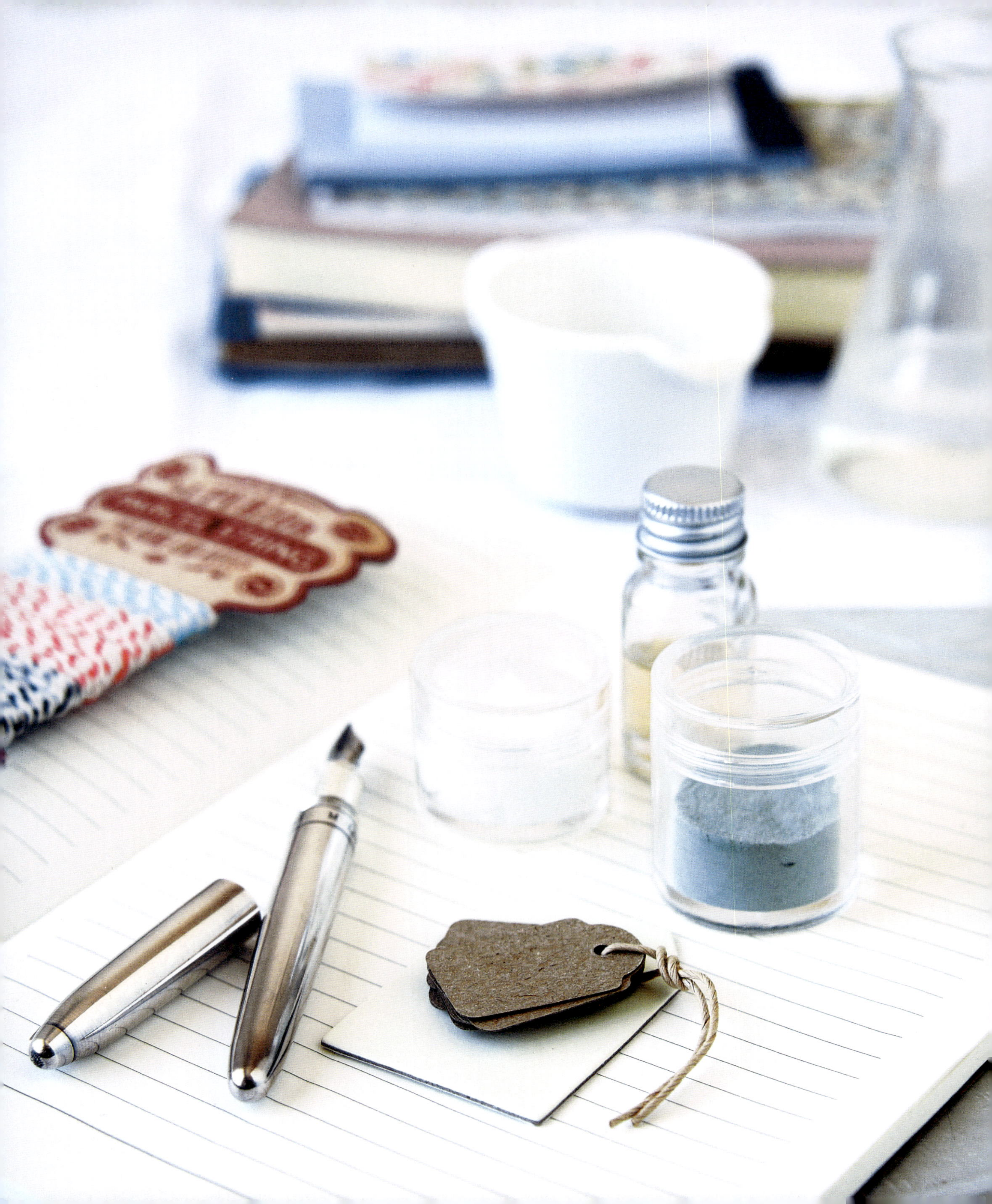

REZEPTE

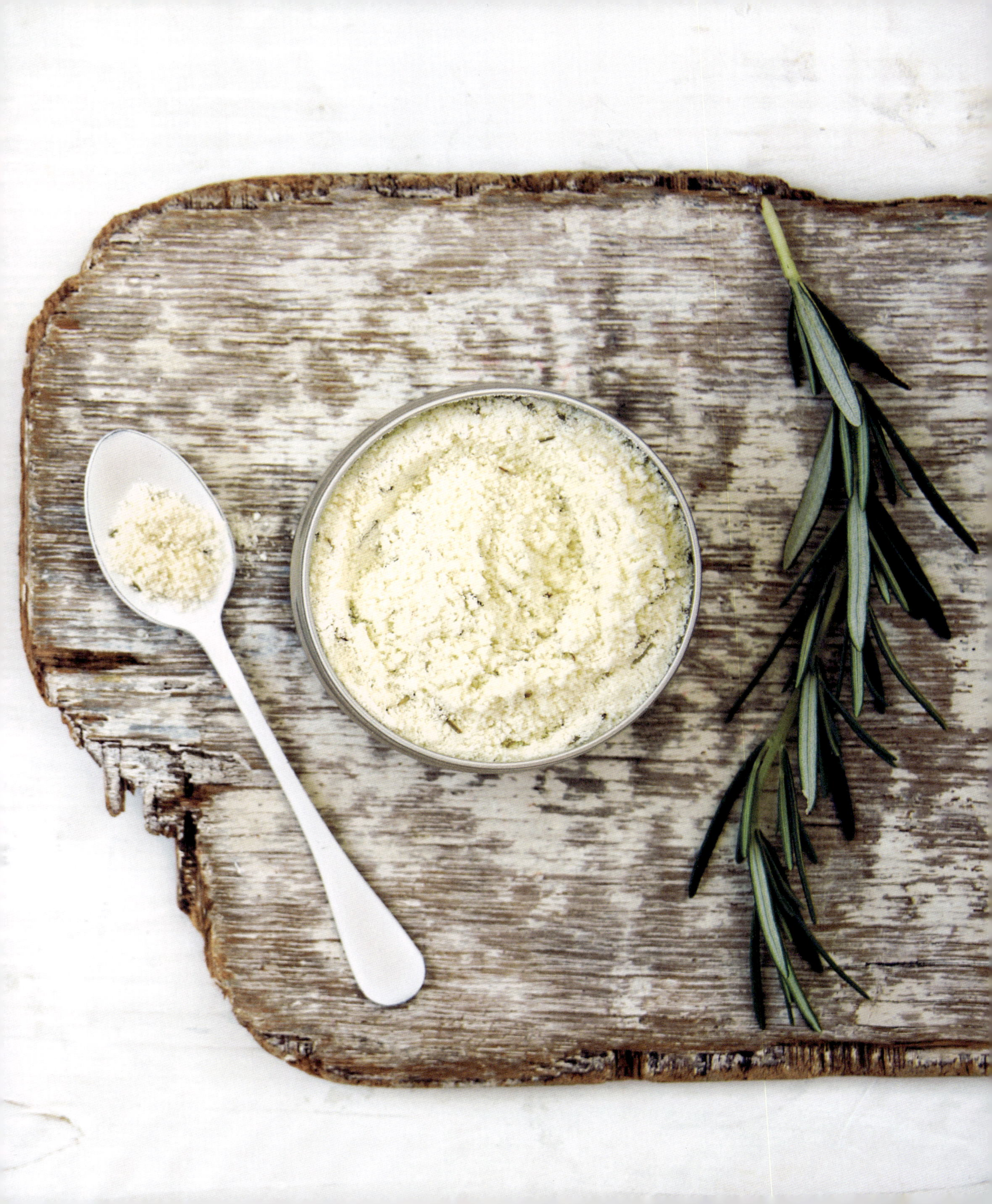

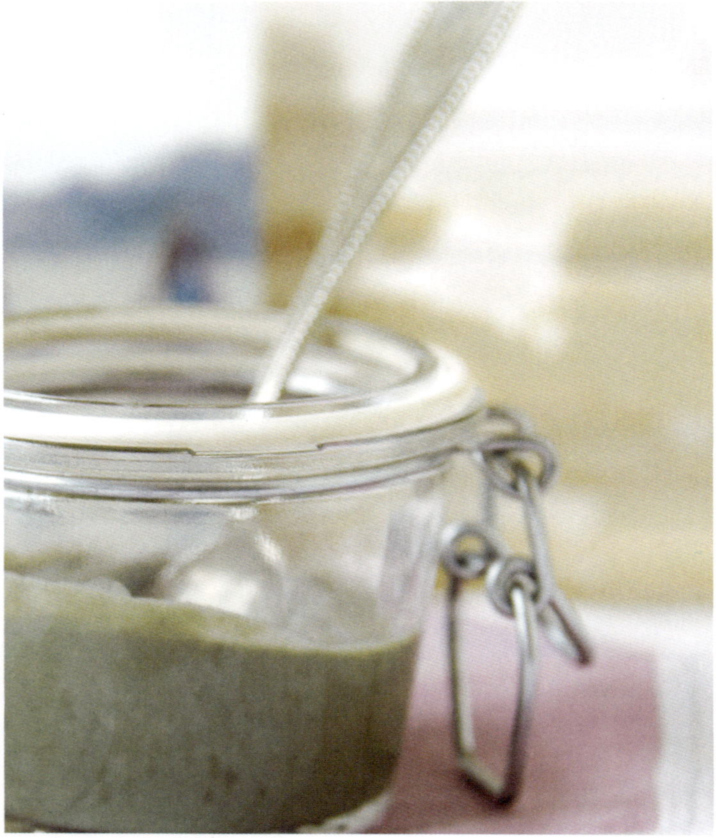
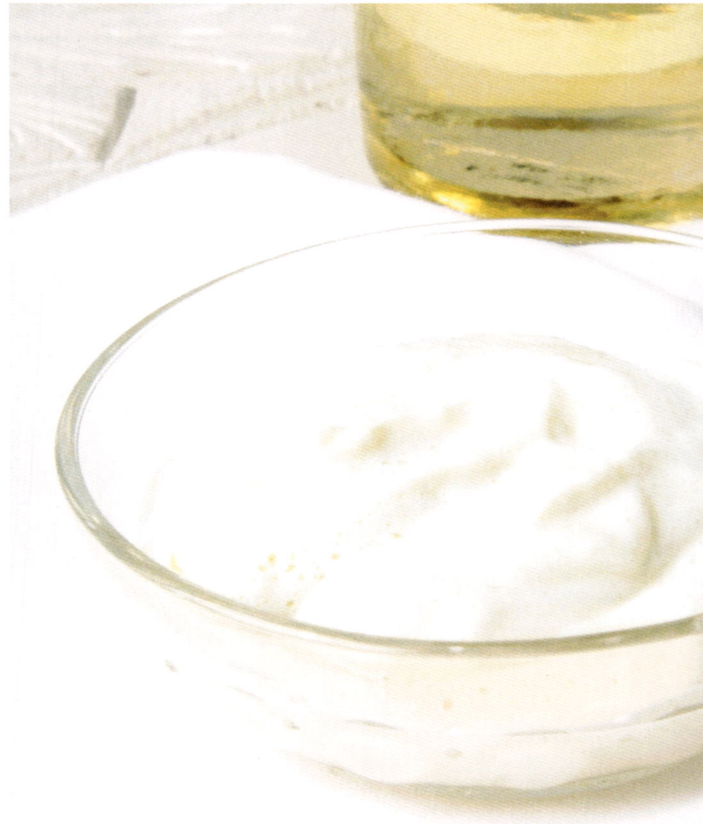
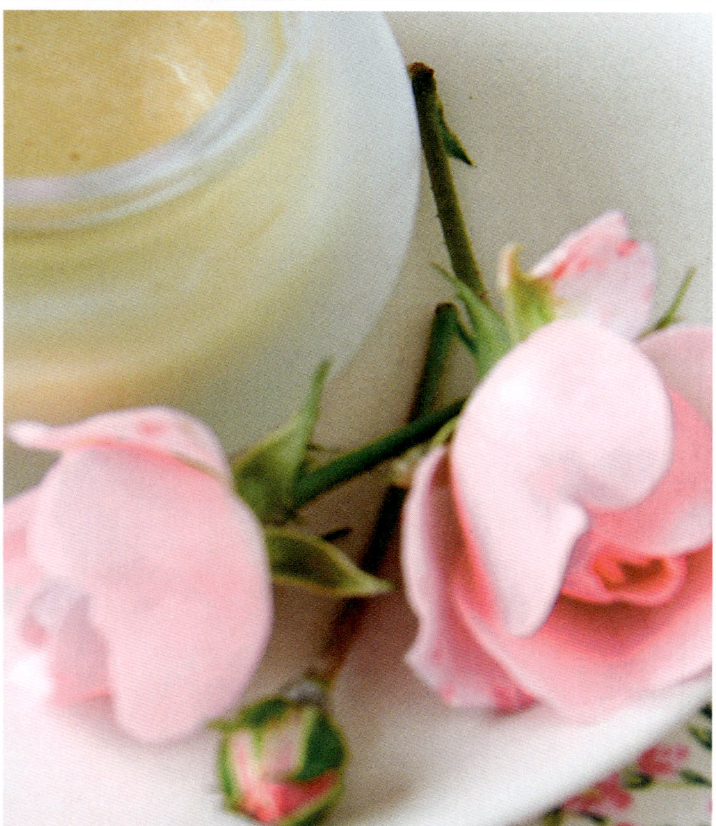
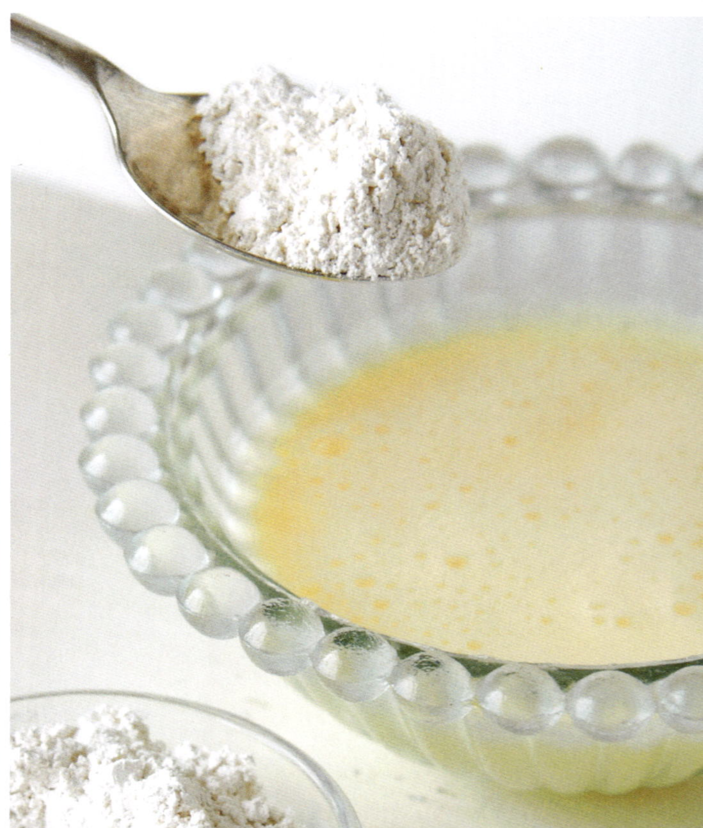

GESICHT

Gesichtsreinigungslotion mit Sucragel, Rose und Lavendel *(für normale Haut)*

Lotionen erfreuen sich großer Beliebtheit, einige können die Haut aber austrocknen. Die Herstellung individuell abgestimmter Produkte ist – egal für welchen Hauttyp – sehr einfach. Zudem kann man Wattepads verwenden, was das Auftragen viel angenehmer und umweltfreundlicher macht.

Für etwa 100 ml

ZUTATEN
26 ml (5 ¼ TL) Rosenwasser
40 ml (2 ¾ EL) Quellwasser
13 ml (2 ½ TL) Sucragel CF
20 ml (4 TL) fraktioniertes Kokosnussöl
5 Tropfen ätherisches Lavendelöl
40 Tropfen Grapefruitkernextrakt (GKE)

SPEZIALAUSRÜSTUNG
Thermometer

AUFBEWAHRUNG
Kühl und trocken ohne Sonneneinwirkung aufbewahren. 3 Monate haltbar.

ANWENDUNG
Zuerst gut schütteln, dann eine kleine Menge auf ein Wattepad geben und sanft auf dem Gesicht verreiben, um das Make-up zu entfernen. Abwaschen ist nicht nötig. Verwenden Sie zusätzlich einen Gesichtstoner (siehe Seite 60–65).

Alternativ die Lotion in die Haut einmassieren und danach alles mit einem feuchtwarmen Waschlappen entfernen.

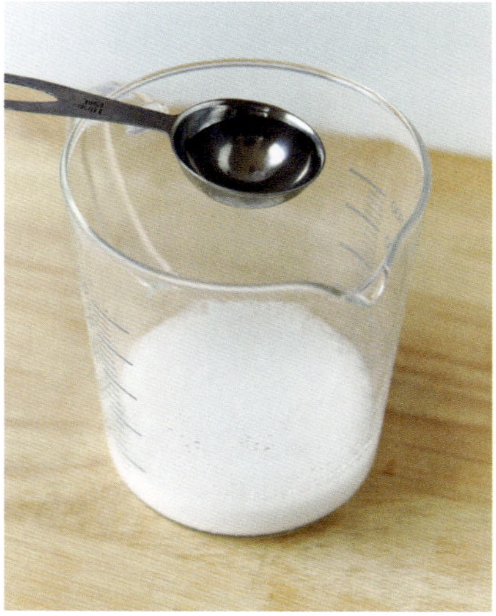

Step 1
Rosenwasser, Quellwasser, Sucragel und Kokosnussöl abmessen und in einen hitzebeständigen Becher geben. Diesen in einen Topf mit köchelndem Wasser stellen und auf 70–80 °C (Thermometer) erhitzen.

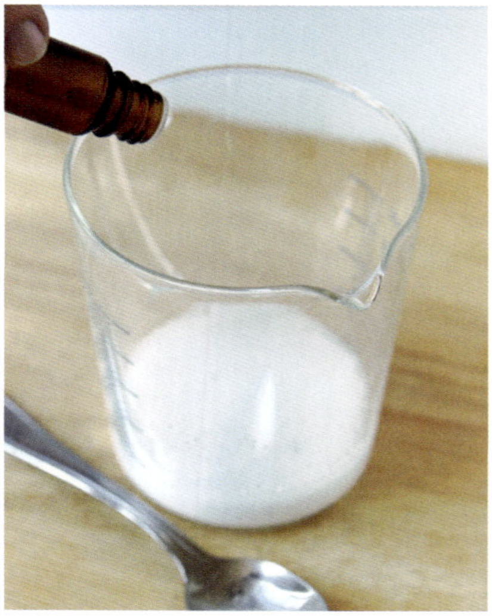

Step 2
Nach 30 Minuten den Becher aus dem Wasserbad nehmen und auf 30–40 °C abkühlen lassen. Dann Lavendelöl und Grapefruitkernextrakt dazugeben und alles mit einem Edelstahlteelöffel vermengen.

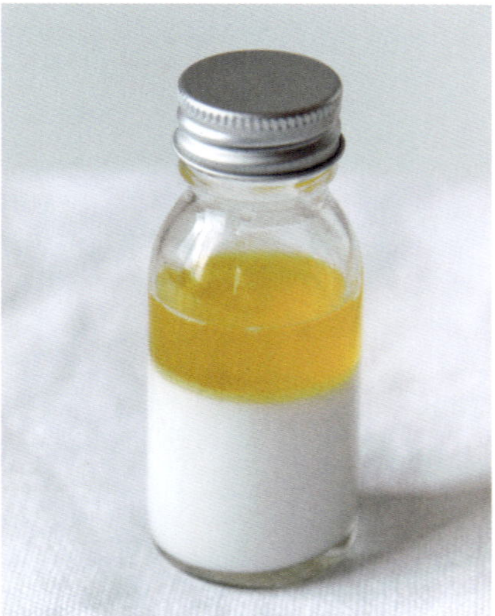

Step 3
Die Gesichtslotion in eine sterilisierte Flasche mit Drehverschluss füllen, dabei Datum und verwendete Zutaten darauf notieren. Die Inhaltsstoffe trennen sich leicht wieder, deshalb die Flasche vor Gebrauch gut schütteln.

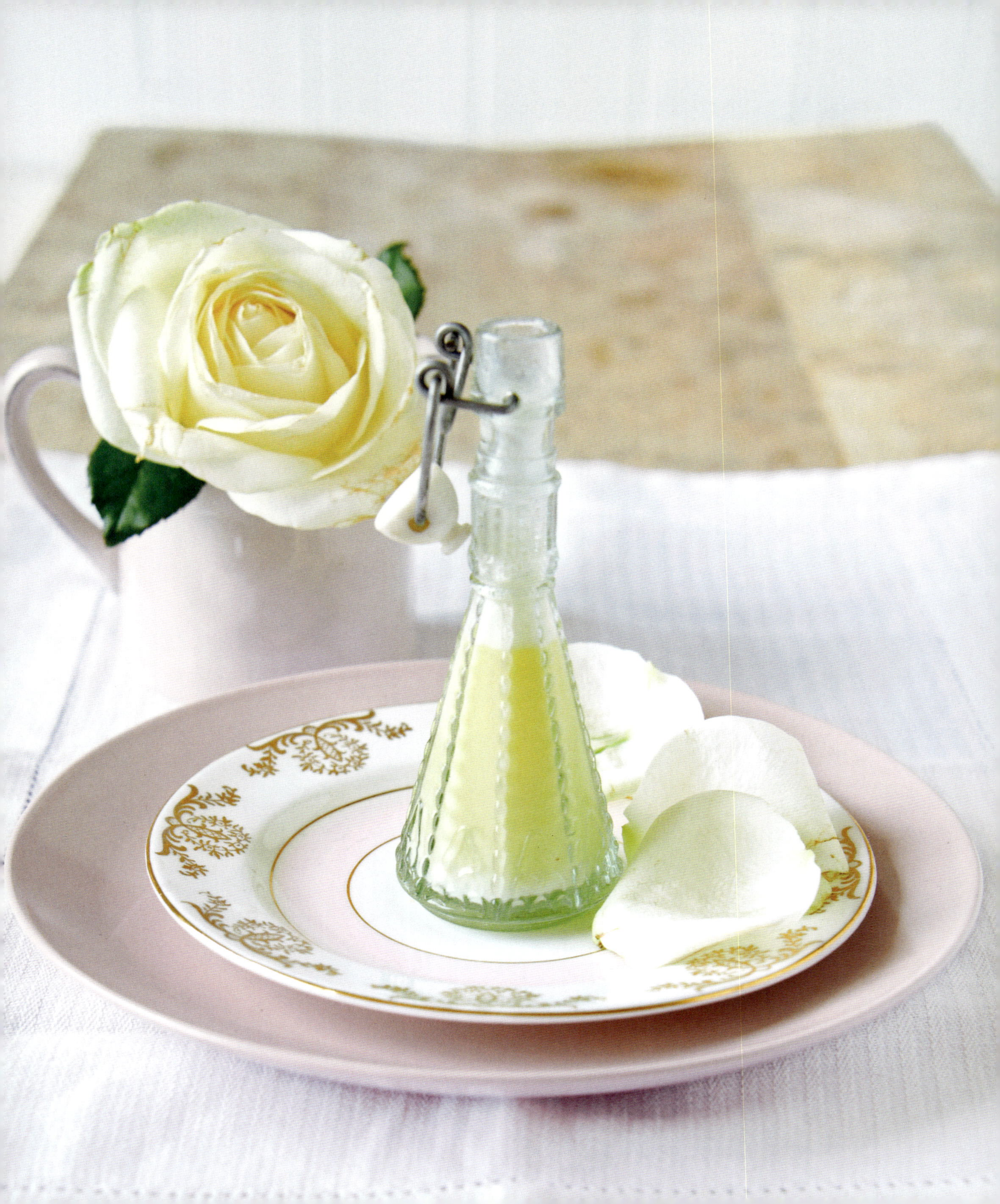

Variante: Gesichtslotion mit Sucragel und Kamille (für empfindliche Haut)

Hier eine Variante der Gesichtslotion, angepasst für empfindliche Haut, die oft sensibler auf Düfte und manche kosmetische Inhaltsstoffe reagiert. Ätherische Öle aus der Kamille eignen sich besonders gut für empfindliche Haut, da sie seit jeher zur Linderung von Entzündungen bei unruhiger Haut verwendet werden. Das ätherische Öl aus der Kamille wird meist verdünnt oder mit einem Trägeröl – wie Süßmandel- oder Jojoba-Öl – vermischt verkauft.

Für etwa 100 ml

ZUTATEN
66 ml (4 ½ EL) Rosenwasser
20 ml (4 TL) Reiskleieöl
13 ml (2 ½ TL) Sucragel CF
5 Tropfen verdünntes ätherisches Kamillenöl
20 Tropfen Grapefruitkernextrakt (GKE)

Alle Zutaten – außer das ätherische Öl – abmessen, in einen hitzebeständigen Becher geben und wie die Gesichtslotion für normale Haut (siehe Seite 50) zubereiten. Dann Kamillenöl und Grapefruitkernextrakt dazugeben. Alles gut verrühren, in eine sterilisierte Flasche gießen. Datum und Zutaten darauf notieren.

AUFBEWAHRUNG
Kühl und trocken ohne Sonneneinwirkung lagern.
3 Monate haltbar.

ANWENDUNG
Siehe Gesichtsreinigungslotion auf Seite 50.

Variante: Gesichtslotion mit Sucragel und Thymian (für Problemhaut)

Problemhaut tendiert wegen verstopfter Poren zu Pickelbildung, die Lösung des Problems besteht jedoch nicht im ausgiebigen Reinigen. Diese Variante der Gesichtslotion stellt eine einfache und wirkungsvolle Alternative dar. Sie enthält Grapefruit- und Thymianöl, die beide abschwellend und adstringierend wirken. Das Jojoba-Öl unterstützt die Feuchthaltung, das Orangenblütenwasser erfrischt und duftet einfach wundervoll.

Für etwa 100 ml

ZUTATEN
66 ml (4 ½ EL) Orangenblütenwasser
20 ml (4 TL) Jojoba-Öl
13 ml (2 ½ TL) Sucragel CF
2 Tropfen ätherisches Thymianöl
3 Tropfen ätherisches Grapefruitöl
40 Tropfen Grapefruitkernextrakt (GKE)

Alle Zutaten – außer die ätherischen Öle – abmessen, in einen hitzebeständigen Becher geben und wie die Gesichtslotion auf Seite 50 zubereiten. Dann ätherischen Öle und Grapefruitkernextrakt dazugeben. Alles verrühren und in eine sterilisierte Flasche gießen. Datum und Zutaten darauf notieren.

AUFBEWAHRUNG
Kühl und trocken ohne Sonneneinwirkung lagern.
3 Monate haltbar.

ANWENDUNG
Siehe Gesichtsreinigungslotion auf Seite 50.

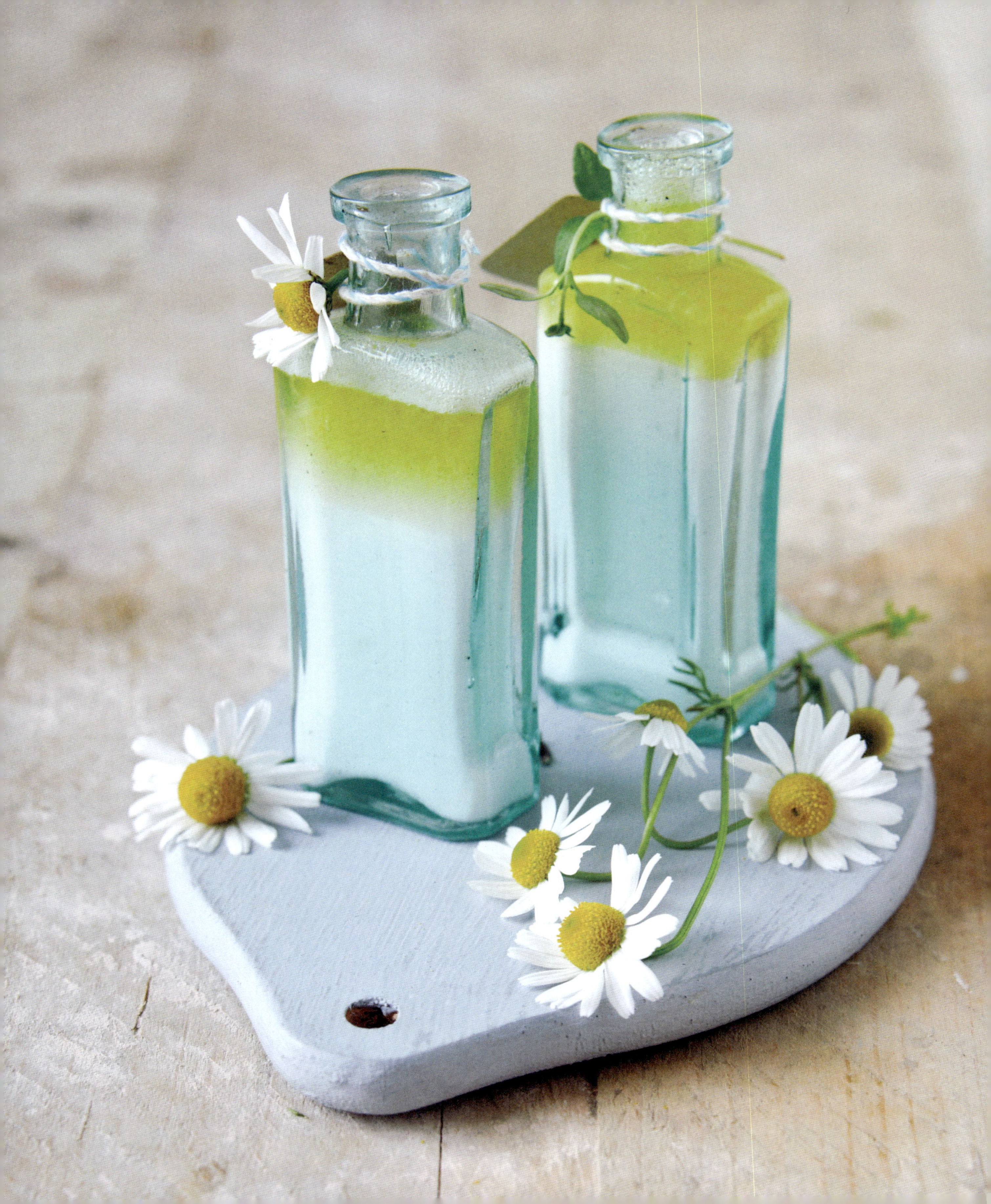

Sanftes japanisches Peelingpulver

Das Reinigungspulver wirkt wie ein sanftes Peeling. Dank der Mischung aus Reis- oder Haferkleie und Kaolin verfügt es über eine hautaufklärende Wirkung. Vitamin C wirkt antioxidativ und hilft, die Haut ebenmäßiger zu machen. Grüner Tee und Aspirin beruhigen die Haut, während Sucragel das leichte Entfernen ermöglicht. Dieses Rezept reicht für mehrere Wochen. Wer mag, mischt noch Blüten unter.

Für etwa 60 g

ZUTATEN

1 Aspirin-Brausetablette (300 mg)
1 Vitamin-C-Tablette (1000 mg; ersatzweise Pulver)
2 g (½ TL) grüner Tee (am besten lose)
28 g Kaolin (weiße Tonerde)
28 g Reis- oder Haferkleie
2 TL getrocknete Ringelblumenblüten (nach Belieben, Trocknen siehe Seite 20)
1 TL getrocknete Lavendelblüten (nach Belieben)
2 ml (½ TL) Sucragel CF
3 Tropfen ätherisches Lavendelöl

SPEZIALAUSRÜSTUNG

Kleiner Mörser
Backblech
Kaffeemühle

AUFBEWAHRUNG

Kühl und trocken ohne Sonneneinwirkung lagern.
3 Monate haltbar.

ANWENDUNG

1 TL Pulver auf der Handfläche mit warmem Wasser vermengen und auf der Haut verreiben, dabei die Augenpartie aussparen. Mit einem Lappen abwaschen.

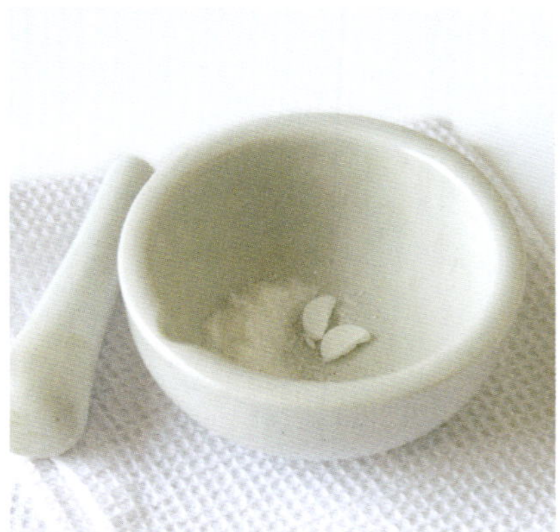

Step 1

Die Aspirin- und Vitamin-C-Tabletten im Mörser kräftig zerreiben. Dabei darauf achten, dass sich in der Masse keine groben Klumpen mehr befinden.

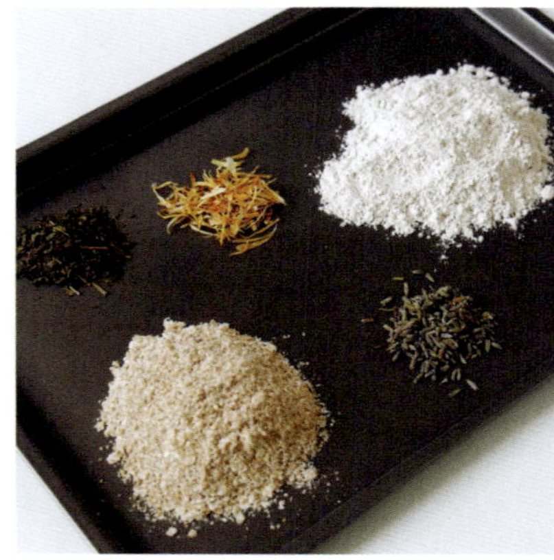

Step 2

Grüntee, Kaolin, Kleie und Blüten (nach Belieben) jeweils als Häufchen nebeneinander auf einem Backblech verteilen. Im auf 100 °C vorgeheizten Ofen 30 Minuten erhitzen.

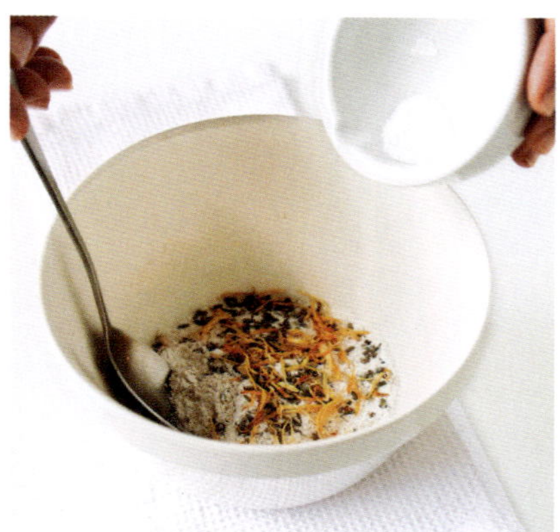

Step 3

Aus dem Ofen nehmen und abkühlen lassen. Die Zutaten aus dem Ofen mit Aspirin und Vitamin C in eine Schüssel geben. Alles kurz in einer Kaffeemühle zerkleinern.

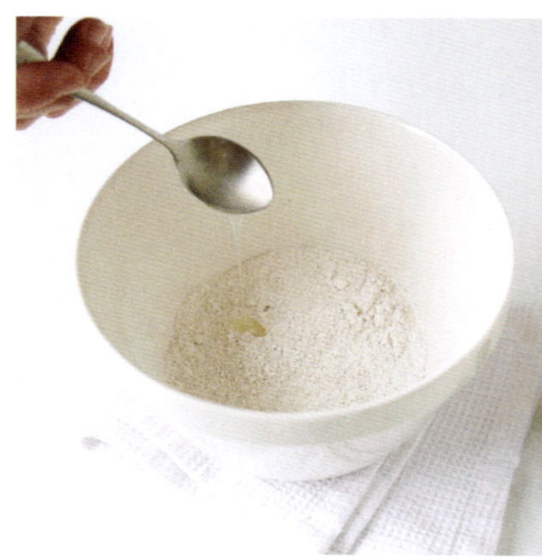

Step 4

Das Pulver wieder in die Schüssel geben, Sucragel und Lavendelöl hinzufügen und alles verrühren. In ein sterilisiertes Gefäß geben, Datum und verwendete Zutaten notieren.

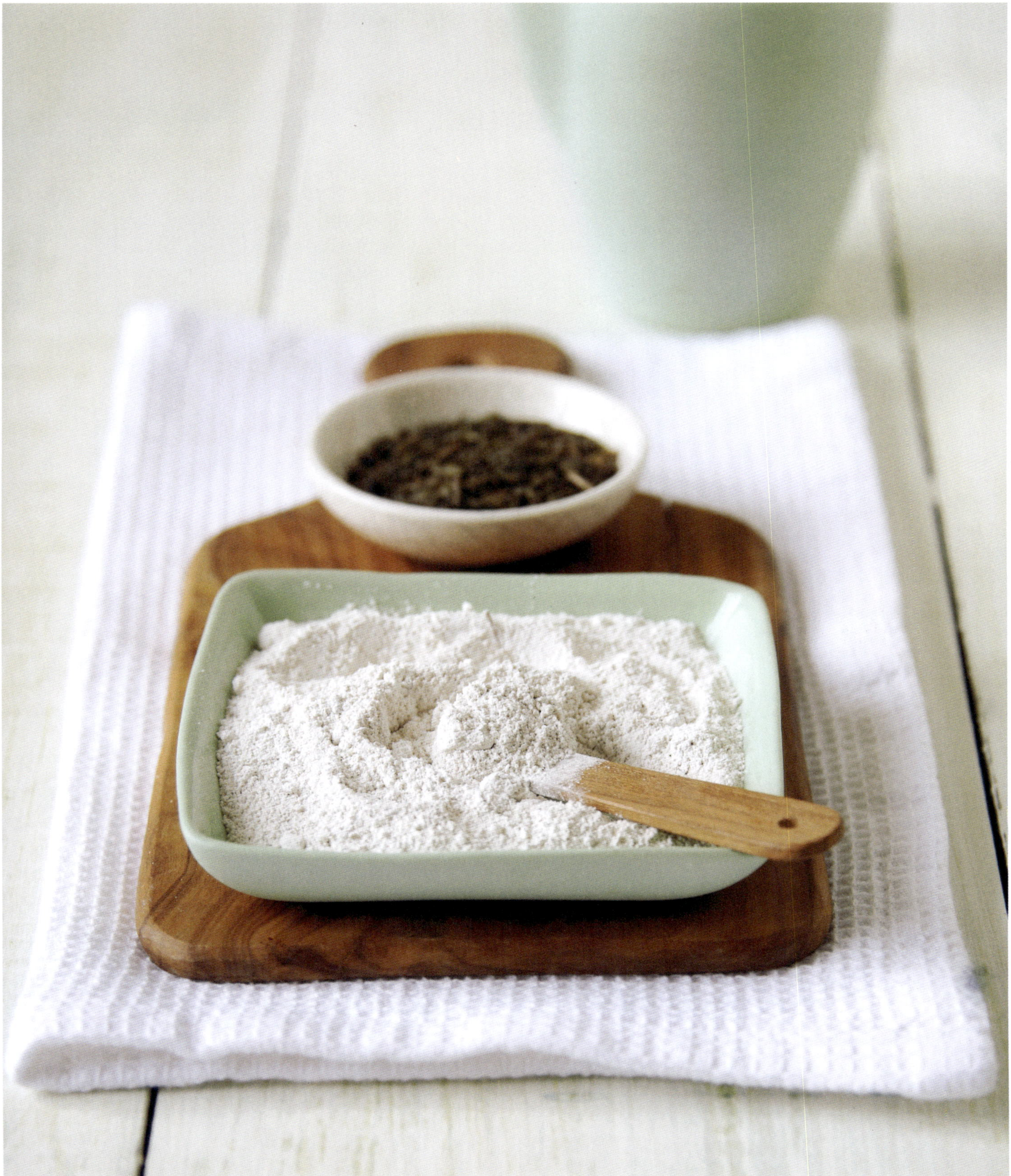

Augenreinigungsbalsam mit Nachtkerzen- und Kokosnussöl

Ein Augen-Make-up-Entferner sollte effektiv und sanft sein, damit die empfindliche Haut um die Augenpartie herum keinerlei Zerrung oder Reibung ausgesetzt wird. Dieser Reinigungsbalsam auf Ölbasis beseitigt sogar einige wasserfeste Arten von Augen-Make-up sanft, aber wirkungsvoll. Er enthält keine Duftstoffe und beruhigt die empfindlichen Augenpartien. Die Lösung enthält kein Wasser, deshalb wird auch kein Konservierungsmittel benötigt.

Für etwa 100 ml

ZUTATEN
- 16 g Emulgierwachs
- 81 ml (5 ½ EL) fraktioniertes Kokosnussöl
- 3 ml (½ TL) Nachtkerzenöl

SPEZIALAUSRÜSTUNG
Thermometer

AUFBEWAHRUNG
Kühl und trocken ohne Sonneneinwirkung. Bis zu 3 Monate haltbar.

ANWENDUNG
Eine kleine Menge auf ein feuchtes Wattepad tupfen oder verteilen und die Augenumgebung sanft abreiben, um das Make-up zu entfernen. Es muss nicht abgewaschen werden.

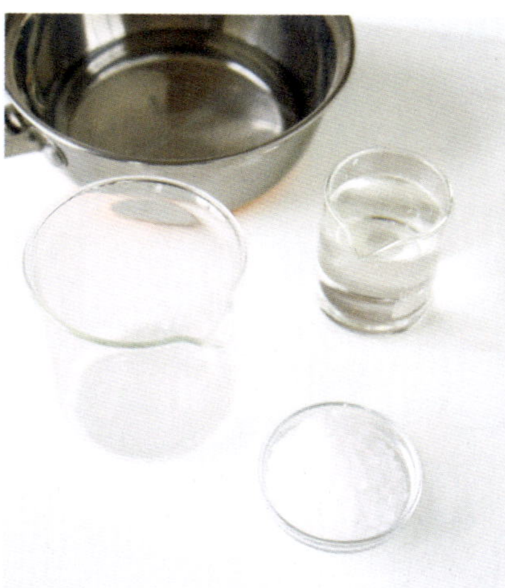

Step 1
Das Emulgierwachs, das die Form kleiner Wachsperlen hat, und das Kokosöl abmessen und in einen hitzebeständigen Becher geben. Das Gefäß in einen Topf mit köchelndem Wasser stellen.

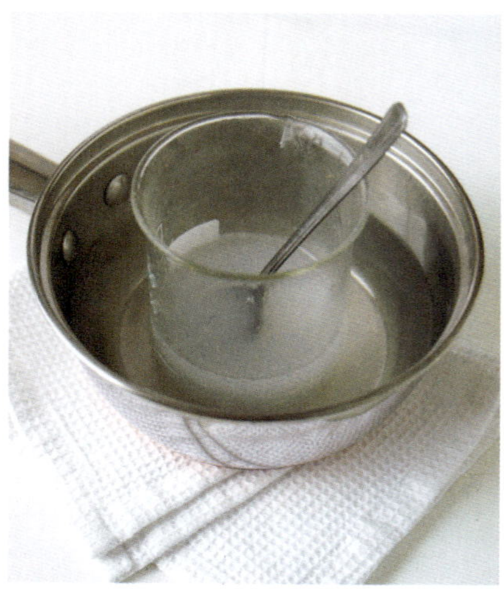

Step 2
Das Gefäß erhitzen, dabei mit einem Edelstahllöffel das Emulgierwachs unter das Öl rühren. Sobald alles aufgelöst ist, den Becher aus dem Wasserbad nehmen und auf 30–40 °C (Thermometer) abkühlen lassen.

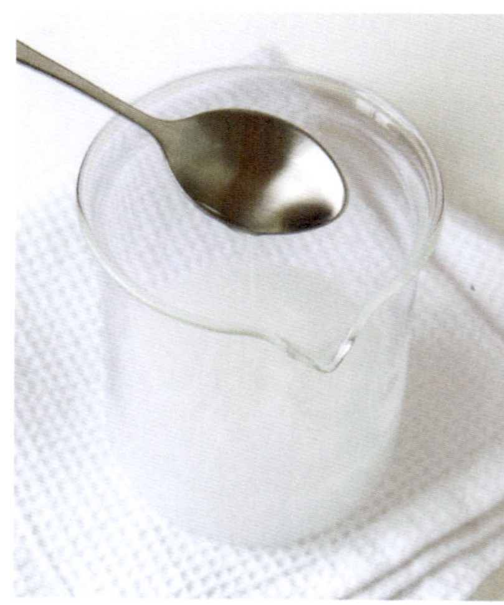

Step 3
Das Nachtkerzenöl hineintropfen und die Masse gut mischen. In ein sterilisiertes, luftdichtes Gefäß füllen (oder nach Wunsch in einen Pumpspender). Datum und verwendete Zutaten darauf notieren.

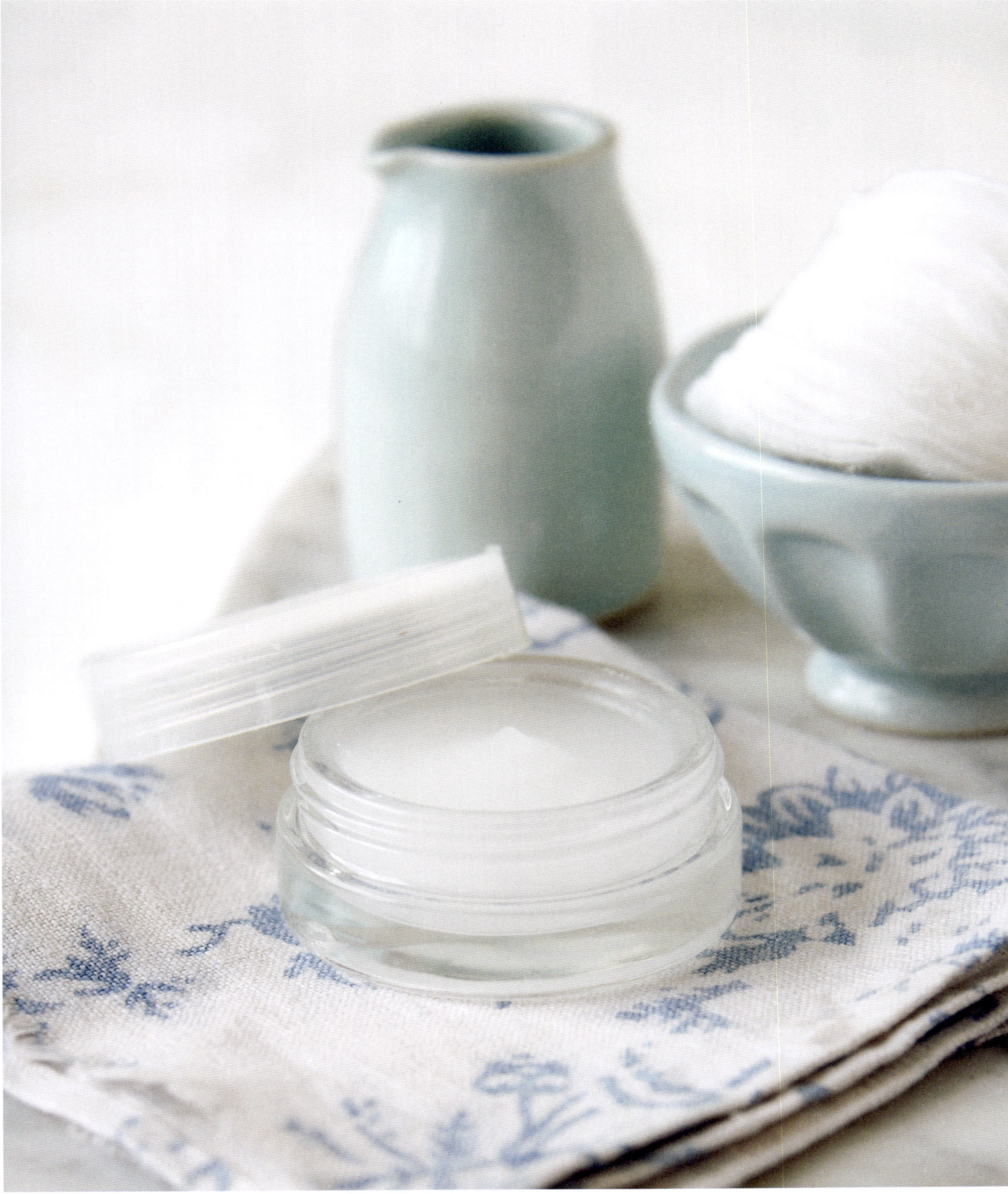

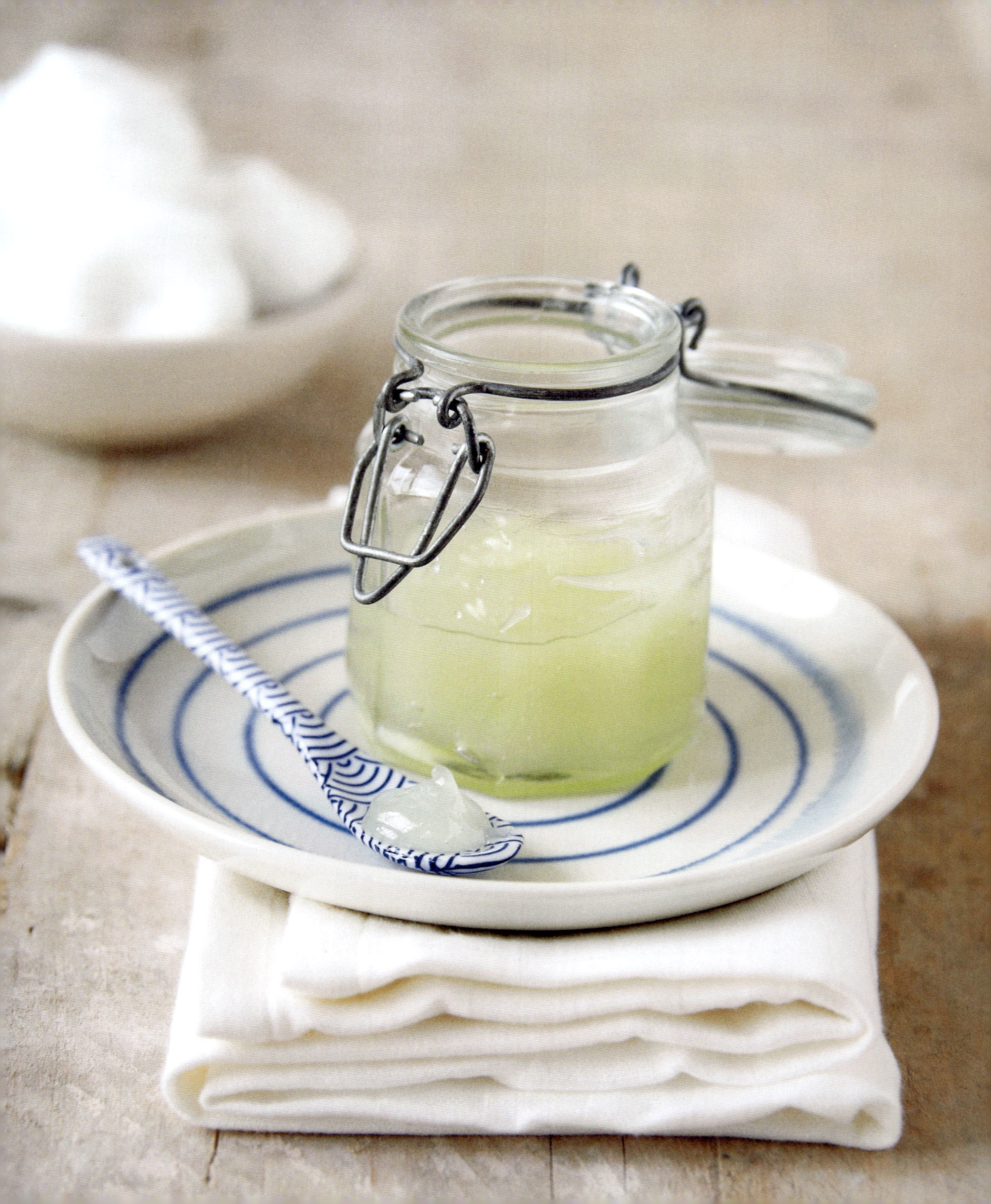

Make-up-Entfernungsgel für die Augen

Wir haben die Sucragel-Basis von Seite 43 abgewandelt und ihr einen Grüntee-Extrakt sowie nährende Öle beigemischt, die eine wohltuende Wirkung auf die empfindliche Augenpartie haben. Das Reinigungsgel enthält damit weder Wasser noch Duftstoffe und entfernt Augen-Make-up nachhaltig. Dank Glyzerin wird die Masse zu einem undurchsichtigen Gel, das Avocadoöl verleiht ihm einen hellgrünen Farbton.

Für etwa 60 ml

ZUTATEN
- 38 ml (2 ½ EL) Traubenkernöl
- 2 ml (½ TL) Hagebuttenöl
- 2 ml (½ TL) natives Avocadoöl
- 5 ml (1 TL) Nachtkerzenöl
- 10 ml (2 TL) Sucragel CF
- 2 ml (½ TL) Grüntee-Glyzerinextrakt (siehe Seite 37)
- 12 Tropfen Grapefruitkernextrakt (GKE)

SPEZIALAUSRÜSTUNG
Plastikpipette

AUFBEWAHRUNG
Kühl und trocken ohne Sonneneinwirkung. 3 Monate haltbar.

ANWENDUNG
Eine kleine Menge Gel auf ein feuchtes Wattepad tropfen und damit sanft um die Augenpartie reiben, um das Make-up zu entfernen. Dabei die Haut im Augenbereich nicht dehnen oder ziehen. Mit einem frischen Wattepad und warmem Wasser wieder abwaschen, um alle Rückstände zu entfernen.

Hinweis
Mit diesem Gel können auch Gesichts-Make-up und Lippenstift entfernt werden. Macht die Haut unglaublich zart!

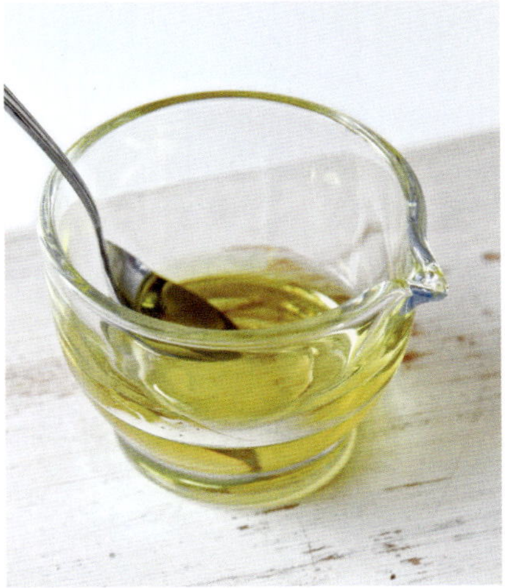

Step 1
Traubenkernöl, Hagebuttenöl, Avocadoöl und Nachtkerzenöl in einen Becher gießen und vorsichtig mit einem Edelstahlteelöffel vermengen.

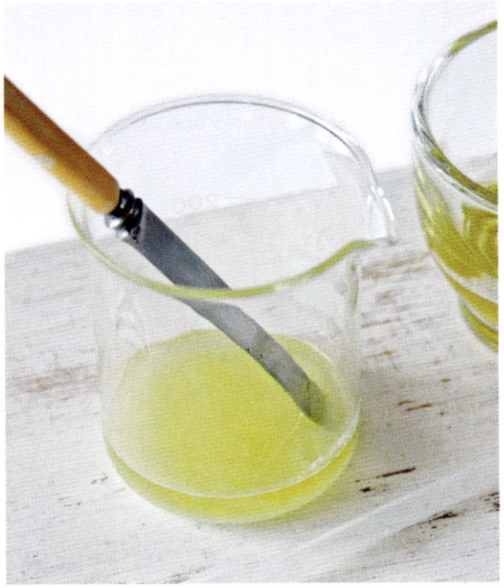

Step 2
Das Sucragel mit der Pipette abmessen und in einen zweiten Becher geben. Dann das Sucragel tropfenweise zur Ölmischung geben (wie auf Seite 43 beschrieben) und mit dem Messer unterrühren.

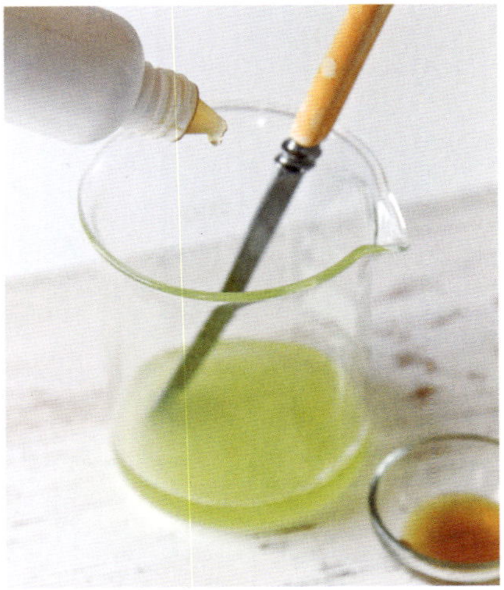

Step 3
Sobald ein Gel entstanden ist, Extrakt und GKE unterrühren. In eine sterilisierte Flasche mit Verschluss gießen, Datum und verwendete Zutaten darauf notieren.

Tropischer hautaufhellender Toner mit Kokoswasser, Papaya und Ylang-Ylang

In diesem exotisch klingenden Toner sind Wasser, Hamameliswasser und Glyzerin mit ätherischen Ölen vermischt. Von Früchten und Blumen tropischer Inseln inspiriert, enthält es zudem noch vitaminhaltige Papaya-Enzyme, die helfen, die Haut aufzuhellen, sowie feuchtigkeitsspendendes Kokoswasser.

Für etwa 100 ml

ZUTATEN
1 Tablette Papaya-Enzyme (60 mg)
4 ml (¾ TL) Glyzerin
10 ml (2 TL) Hamameliswasser
40 ml (2 ¾ EL) Orangenblütenwasser
20 ml (4 TL) Kokosnusswasser
25 ml (5 TL) Quellwasser
5 Tropfen ätherisches Ylang-Ylang-Öl
40 Tropfen Grapefruitkernextrakt (GKE)

SPEZIALAUSRÜSTUNG
Kleiner Mörser
Thermometer
Kaffeefilter und Trichter
Sprühflasche mit Verschluss

AUFBEWAHRUNG
Kühl und trocken ohne Sonneneinwirkung bis zu 3 Monate haltbar.

ANWENDUNG
Vor dem Auftragen der Feuchtigkeitscreme den Toner sanft auf die gründlich gereinigte Haut sprühen.

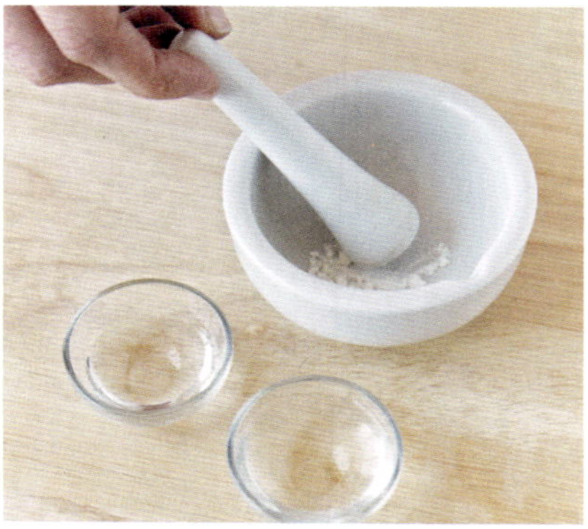

Step 1
Die Papaya-Enzym-Tablette im Mörser zerreiben. Glyzerin dazugeben und gründlich vermengen. Das Hamameliswasser hineingießen und alles gut verrühren.

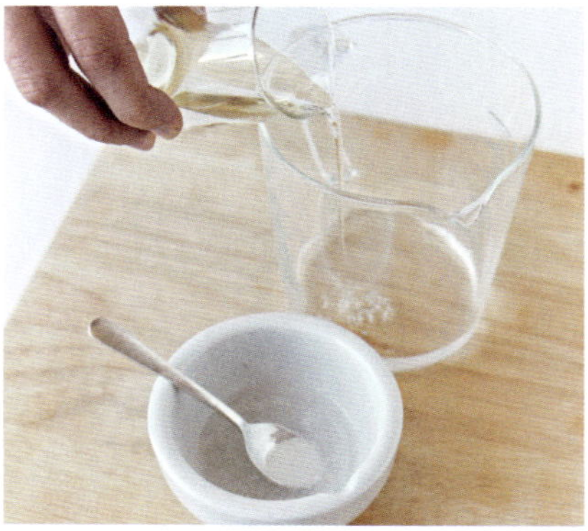

Step 2
Orangenblüten-, Kokos- und Quellwasser in einen hitzebeständigen Becher gießen und die Masse aus Step 1 hinzufügen. In einem Topf mit köchelndem Wasser auf 70–80 °C (Thermometer) erhitzen.

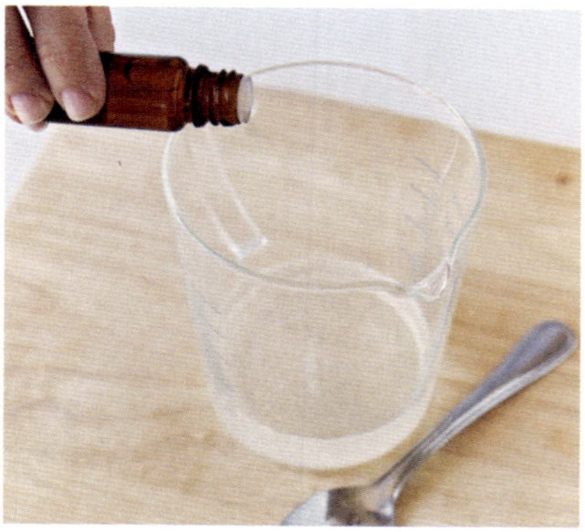

Step 3
Nach 30 Minuten den Becher aus dem Wasserbad nehmen und auf 30–40 °C abkühlen lassen. Ylang-Ylang-Öl und Grapefruitkernextrakt hineingießen und gut unterrühren.

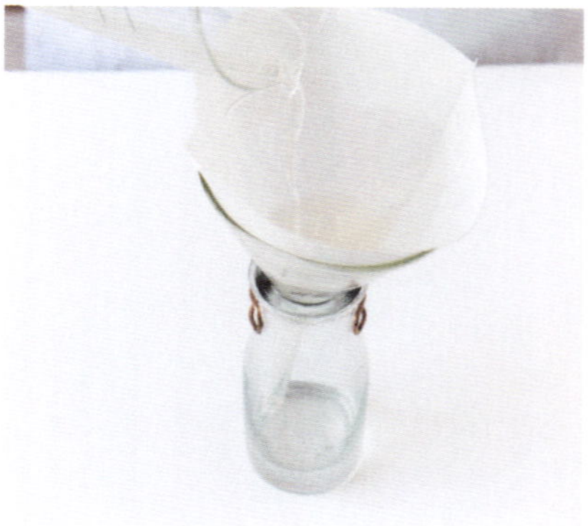

Step 4
Alles durch den Kaffeefilter gießen, um feste Bestandteile zu entfernen. Toner in eine sterilisierte Flasche mit Sprühverschluss gießen. Datum und verwendete Zutaten notieren.

WARUM TONER VERWENDEN?

Zwischen dem Reinigen und dem Auftragen einer Hautcreme übernimmt der Toner eine wichtige Funktion. Er hat eine adstringierende Wirkung und stellt den pH-Wert der Haut wieder her. Ein Sprühtoner wirkt besonders erfrischend, achten Sie jedoch darauf, dass nichts in die Augen gerät.

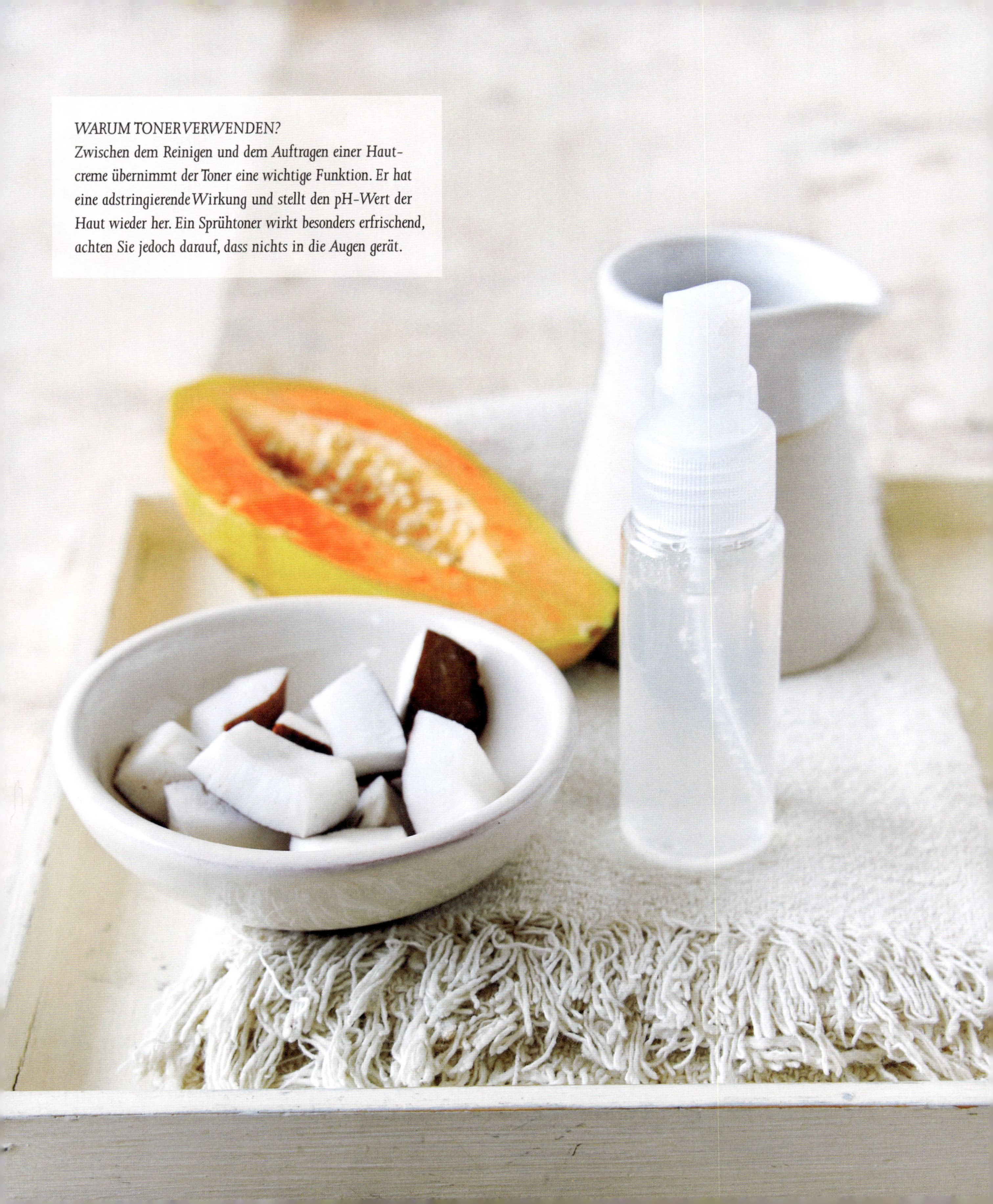

Variante:
Toner mit Wacholder und Thymian (für Problemhaut)

Dieser erfrischende, klärende Toner kann Problemhaut wieder ins Gleichgewicht bringen. Thymian- und Wacholderöl werden zur Behandlung von fettiger Haut und Akne eingesetzt. Hamameliswasser adstringiert und sorgt für reine Poren. Für dieses Rezept wäre ein Thymian-Glyzerinextrakt sinnvoll, alternativ geht es auch nur mit Glyzerin.

Für etwa 100 ml

ZUTATEN
90 ml (6 EL) Quellwasser
10 ml (2 TL) Hamameliswasser
3 ml (½ TL) Thymian-Glyzerinextrakt (siehe Seite 37) oder reines Glyzerin
3 Tropfen ätherisches Wacholderöl
2 Tropfen ätherisches Thymianöl
20 Tropfen Grapefruitkernextrakt (GKE)

Quellwasser, Hamameliswasser und Extrakt (oder Glyzerin) abmessen und in einen hitzebeständigen Becher gießen. Den Becher in einen Topf mit köchelndem Wasser stellen und auf 70–80 °C (Thermometer) erhitzen. Nach 30 Minuten aus dem Wasserbad nehmen und auf 30–40 °C abkühlen lassen. Beide Öle und GKE hinzufügen, den Toner in eine sterilisierte Sprühflasche gießen und gut schütteln. Datum und verwendete Zutaten darauf notieren.

AUFBEWAHRUNG
Kühl und trocken ohne Sonneneinwirkung lagern.
3 Monate haltbar.

ANWENDUNG
Vor dem Auftragen der Feuchtigkeitscreme eine kleine Menge Toner auf die gereinigte Haut sprühen.

Variante:
Erfrischend-prickelnder Toner mit Minze

Diese fruchtige Variante des Toners – eine Kombination aus Spearmint- und Pfefferminzöl, Hamameliswasser, feuchtigkeitsspendendem Glyzerin und Mineralwasser – erfrischt und belebt die Haut. An einem heißen Tag direkt auf die müde Haut gesprüht, wirkt der Toner sofort belebend. Das Mineralwasser sorgt für Frische und natürliche Lebendigkeit.

Für etwa 100 ml

ZUTATEN
90 ml (6 EL) Mineralwasser
10 ml (2 TL) Hamameliswasser
3 ml (½ EL) Glyzerin
3 Tropfen ätherisches Spearmint-Öl
3 Tropfen ätherisches Pfefferminzöl
20 Tropfen Grapefruitkernextrakt (GKE)

Wasser, Hamameliswasser und Glyzerin abmessen und in einen hitzebeständigen Becher gießen und wie im Nebenrezept erhitzen. Zuletzt die ätherischen Öle und GKE hineingeben, danach alles in eine sterilisierte Sprühflasche gießen und so lange schütteln, bis alles vermengt ist. Datum und verwendete Zutaten darauf notieren.

AUFBEWAHRUNG
Kühl und trocken ohne Sonneneinwirkung lagern.
3 Monate haltbar.

ANWENDUNG
Vor dem Auftragen einer Feuchtigkeitscreme eine kleine Menge Toner auf die gereinigte Haut sprühen. Kann zur Erfrischung und Belebung auch tagsüber verwendet und sogar auf das Make-up gesprüht werden.

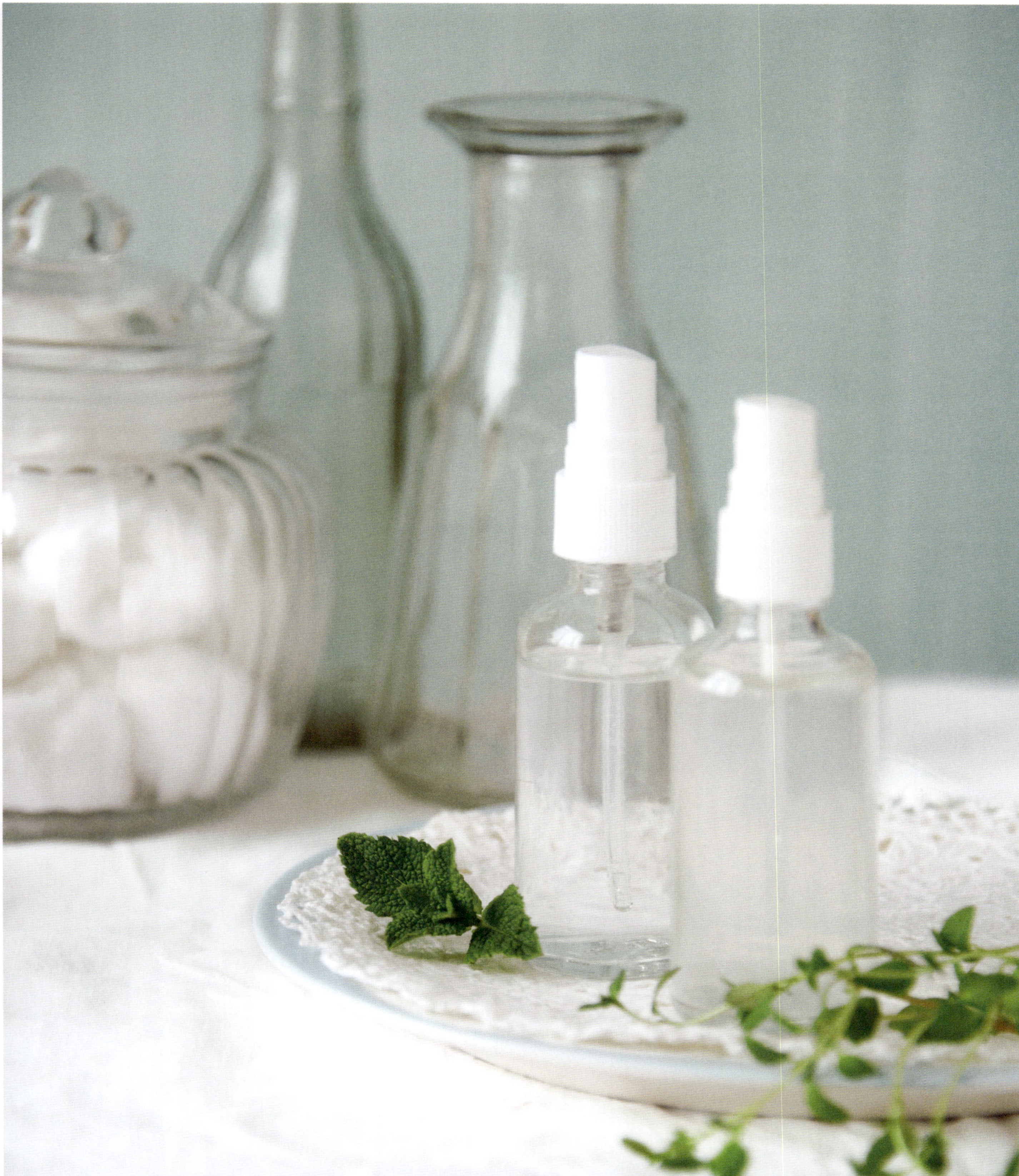

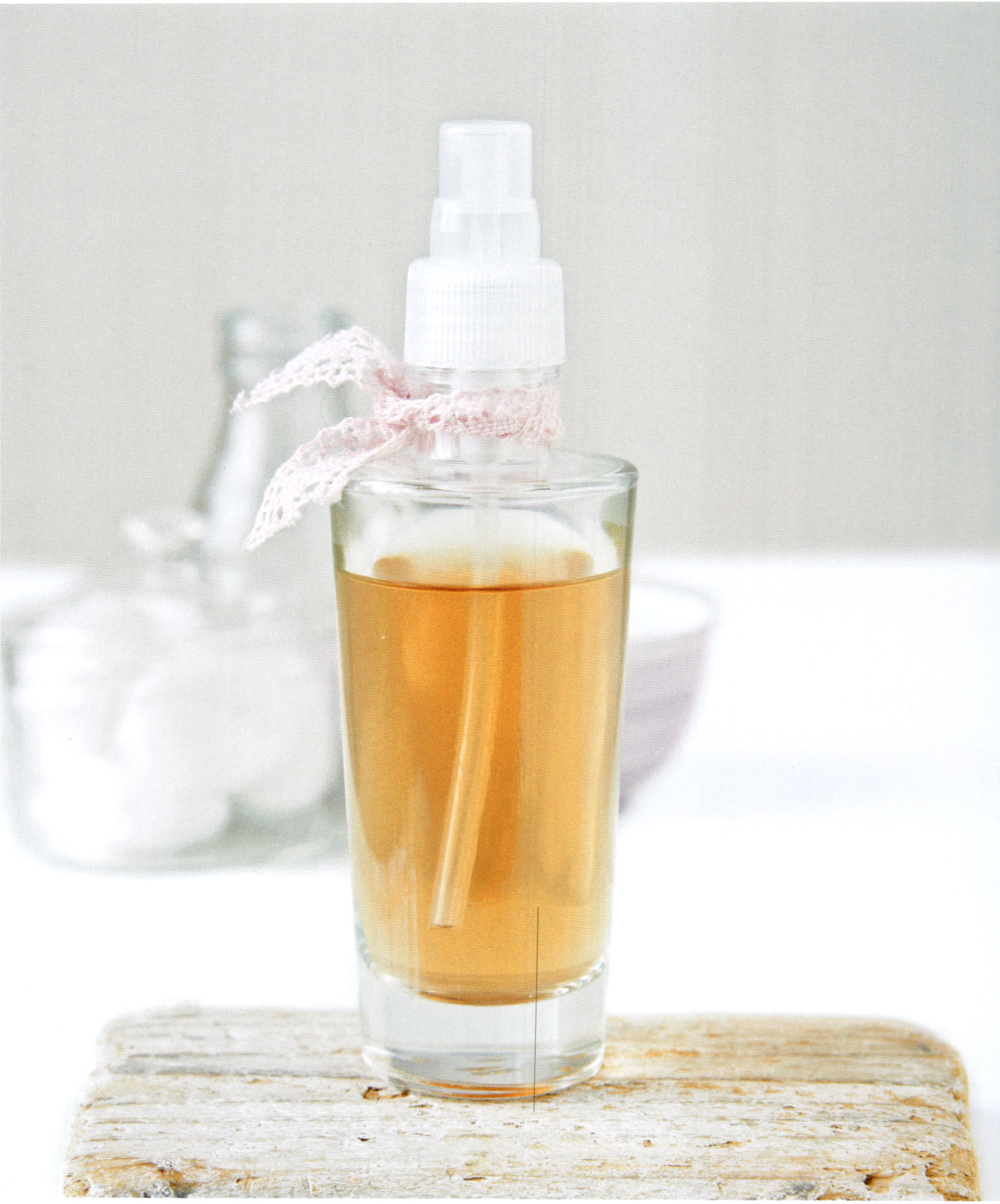

Antioxidativer Toner mit Acai-Beeren und Tragant

Think pink! Mit diesem feuchtigkeitsspendenden Toner sehen Sie bald »rosa«. Er enthält viele Vitamine aus Acai-Beeren und Tragant beziehungsweise Astragalus. Letzteres ist ein bekanntes TCM-Heilmittel bei Allergien. Orangenblütenwasser verleiht dem Toner einen leichten Duft und macht ihn wunderbar erfrischend.

Für etwa 100 ml

ZUTATEN
12 ml (2 ½ TL) Acai-Beerensaft
1 Tragant-Kapsel (470 mg)
10 ml (2 TL) Hamameliswasser
77 ml (5 ¼ EL) Orangenblütenwasser
40 Tropfen Grapefruitkernextrakt (GKE)

SPEZIALAUSRÜSTUNG
Thermometer
Kaffeefilter und Trichter
Sprühflasche mit Verschluss

AUFBEWAHRUNG
Kühl und trocken ohne Sonneneinwirkung lagern.
3 Monate haltbar.

ZUR ANWENDUNG
Vor dem Auftragen einer Feuchtigkeitscreme den Toner vorsichtig auf die gereinigte Haut sprühen, um die Haut zu befeuchten. Durch den belebenden Zitrusduft besonders für die morgendliche Hautpflege geeignet.

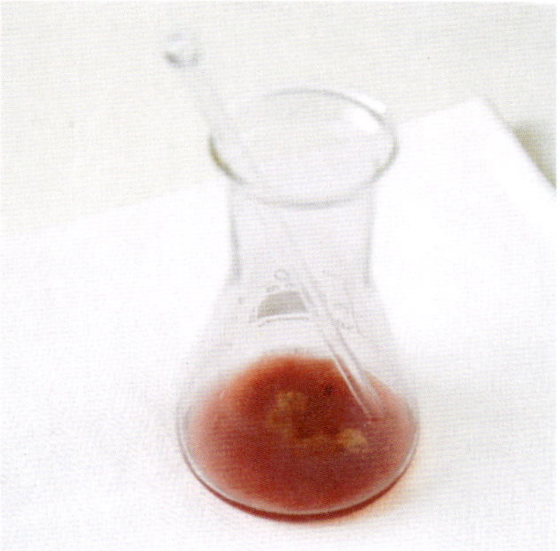

Step 1
Den Acai-Beerensaft in einem hitzebeständigen Becher abmessen. Die Tragant-Kapsel aufbrechen und den Inhalt vorsichtig unter den Beerensaft mischen. So lange verrühren, bis alles vermengt ist.

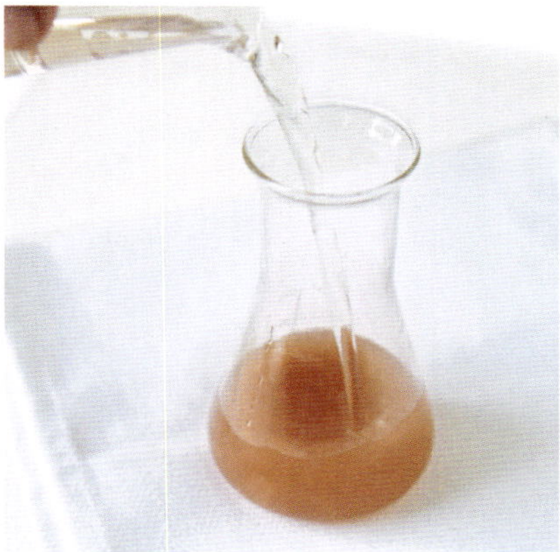

Step 2
Hamameliswasser und Orangenblütenwasser dazugießen. Den Becher in einen Topf mit köchelndem Wasser stellen und auf 70–80 °C (Thermometer) erhitzen. Nach 30 Minuten aus dem Wasserbad nehmen.

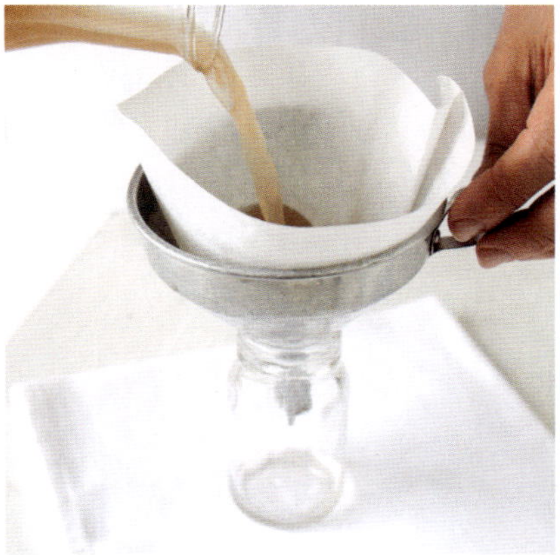

Step 3
Alles auf 35–40 °C abkühlen lassen, GKE gut unterrühren. Vollständig abkühlen lassen, durch den Kaffeefilter gießen und den Toner eine sterilisierte Sprühflasche füllen.

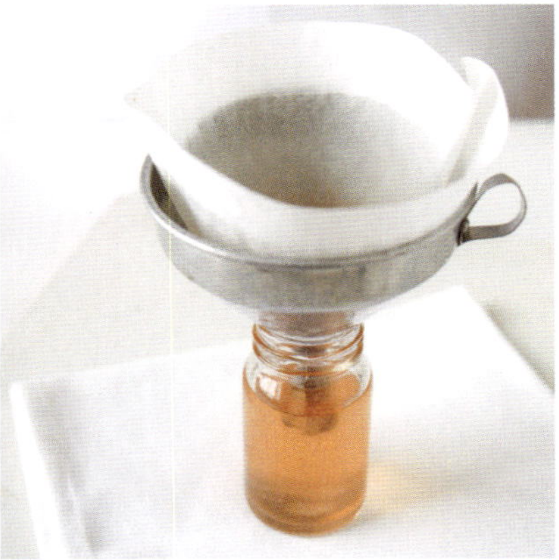

Step 4
Der fertige Toner sollte eine hellrosa Farbe aufweisen und nach dem Abfiltern des Tragants klar sein. Datum und verwendete Zutaten auf der Sprühflasche notieren.

Frische leichte Gesichtscreme mit Sheabutter

Diese Creme ist einfach zuzubereiten und für alle Hauttypen geeignet – der Hit in unserer Rezeptsammlung. Sie wurde in unseren Hautpflegekursen schon unzählige Male hergestellt. Einige der Öle sind hitzeempfindlich und sollten deshalb erst nach dem Abkühlen hinzugefügt werden. Das geht schneller, wenn Sie die Masse in eine mit eiskaltem Wasser gefüllte Schüssel stellen.

Für etwa 100 ml

ZUTATEN

Phase 1

3 ml (½ TL) Glyzerin
70 ml (4 ¾ EL) Orangenblütenwasser
10 ml (2 TL) Süßmandelöl
7 g (1 ½ TL) Olivem ® 1000
5 g (1 ½ TL) Sheabutter
3 ml (½ TL) verdünntes Vitamin-E-Öl

Phase 2

2 ml (1 ½ TL) Nachtkerzenöl
5 Tropfen verdünntes ätherisches Neroli-Öl
20 Tropfen Grapefruitkernextrakt (GKE)

SPEZIALAUSRÜSTUNG

Thermometer
Stabmixer oder Milchaufschäumer

AUFBEWAHRUNG

Kühl und trocken ohne Sonneneinwirkung lagern. 3 Monate haltbar.

ANWENDUNG

Morgens oder abends auf die gereinigte Haut auftragen. Diese Creme ist so leicht, dass sie unter dem Make-up verwendet werden kann.

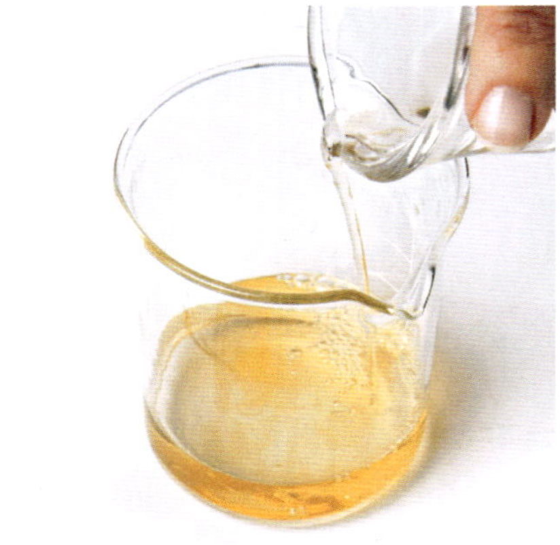

Step 1
Glyzerin, Orangenblütenwasser, Süßmandelöl, Olivem ® 1000, Sheabutter und Vitamin-E-Öl in einen hitzebeständigen Becher geben.

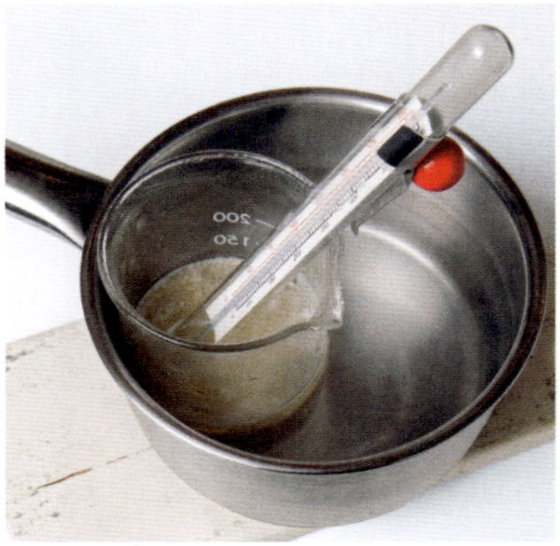

Step 2
Den Becher in einen Topf mit köchelndem Wasser stellen und auf 70–80 °C (Thermometer) erhitzen, bis Olivem ® 1000 und Sheabutter vollständig geschmolzen sind.

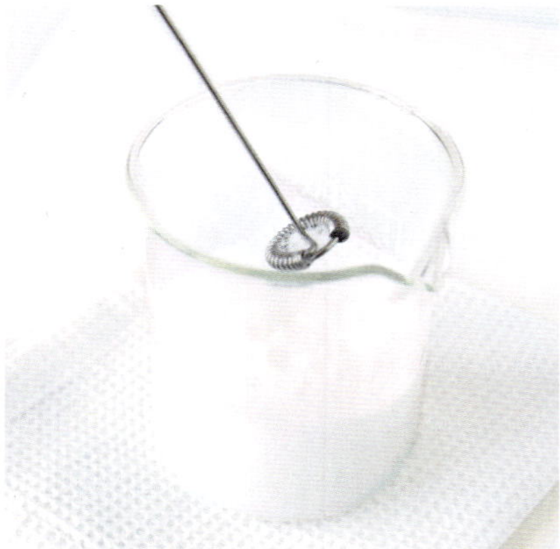

Step 3
Nach 30 Minuten den Becher aus dem Wasserbad nehmen. Die Mischung mit dem Stabmixer oder Milchaufschäumer gründlich verquirlen.

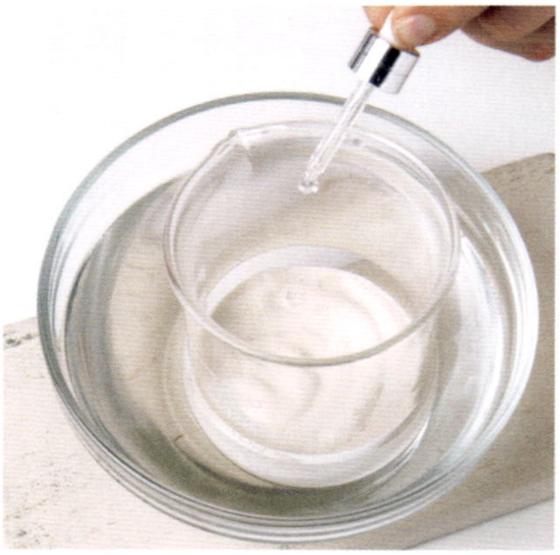

Step 4
Im Eiswasserbad auf 40 °C abkühlen lassen. Nachtkerzen- und Neroli-Öl sowie GKE dazugeben und unterrühren. In ein sterilisiertes Gefäß geben, wie üblich beschriften.

Variante:
Sheabutter-Nachtcreme

Für alle, die eine stark pflegende Nachtcreme suchen. Das Jasminöl verleiht ihr ein luxuriöses Flair, während Emulgator und Bienenwachs sie zu einem ausgesprochen natürlichen Rezept machen.

Für etwa 100 ml

ZUTATEN
5 ml (1 TL) Glyzerin
60 ml (4 EL) Rosenwasser
10 ml (2 TL) Traubenkernöl
10 g Sheabutter
10 g Organic SelfEmuls SCA (von der Firma ESP)
4 g (¾ TL) weißes Bienenwachs
6 Tropfen verdünntes ätherisches Jasminöl
20 Tropfen Grapefruitkernextrakt (GKE)

Alle Zutaten – außer Jasminöl und GKE – abmessen und in einen hitzebeständigen Becher geben. Fortfahren wie im Rezept auf der linken Seite beschrieben. Nachdem die Masse auf 40 °C abgekühlt ist, Jasminöl und Konservierungsmittel dazugeben. Alles gut verrühren und in ein sterilisiertes, luftdicht schließendes Döschen abfüllen. Datum und verwendete Zutaten darauf notieren.

AUFBEWAHRUNG
Kühl und trocken ohne Sonneneinwirkung lagern.
3 Monate haltbar.

ANWENDUNG
Abends auf die gereinigte Haut auftragen. Da die Creme langsam einzieht, kann sie auch mit leichten, nach oben gerichteten Bewegungen als Massagelotion verwendet werden. Auch wenn sie fast die Textur einer Lotion besitzt, schützt die Creme die Haut und ist im Winter ideal.

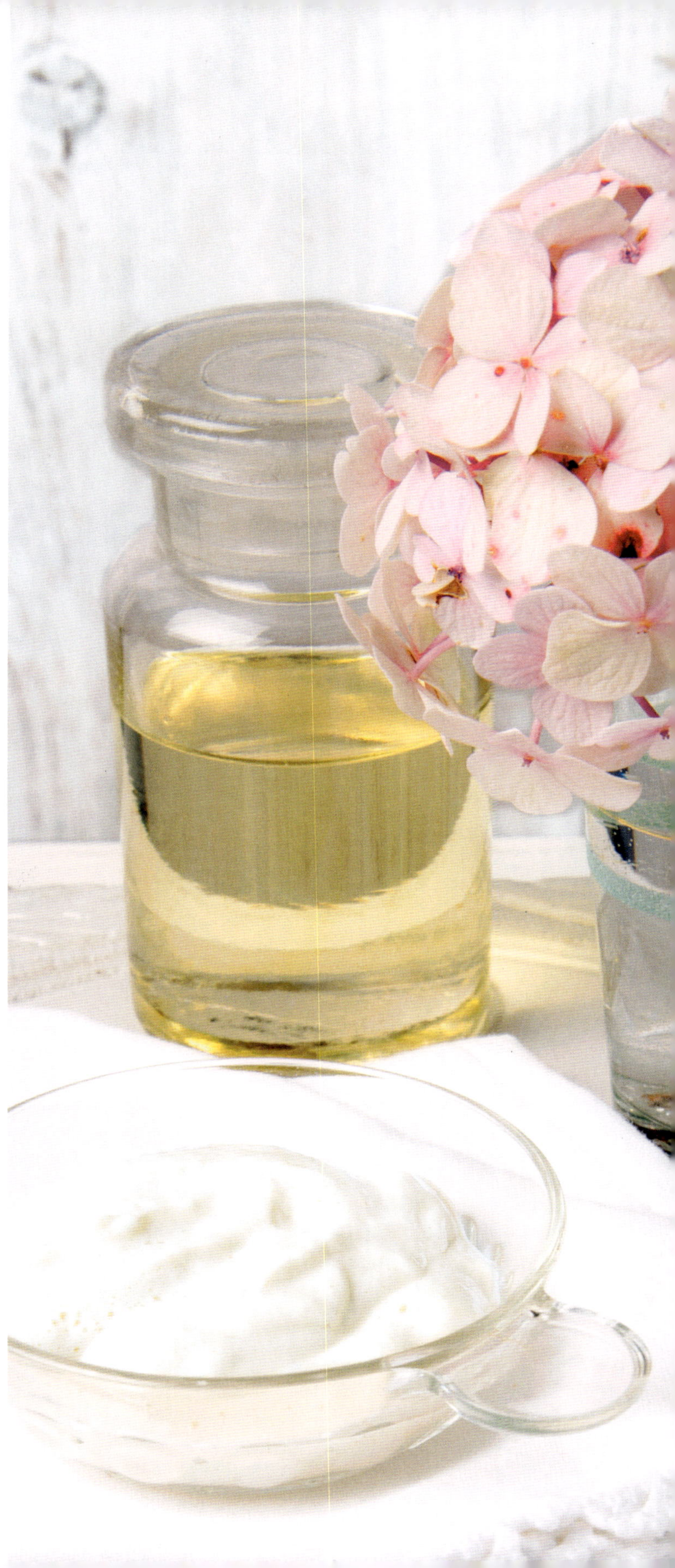

Nährendes Gesichtsöl

Für etwa 50 ml

ZUTATEN
20 ml (4 TL) Reiskleieöl
10 ml (2 TL) verdünntes Vitamin-E-Öl
7 ml (1 ½ TL) Arganöl
13 ml (2 ½ TL) Hagebuttenöl
2 Tropfen ätherisches Geranienöl

SPEZIALAUSRÜSTUNG
Glasflasche mit Tropfverschluss

AUFBEWAHRUNG
Kühl und trocken ohne Sonneneinwirkung lagern. 6 Monate haltbar.

ANWENDUNG
Mit kreisenden Bewegungen eine kleine Menge Öl mit den Fingern in die gereinigte Haut einmassieren (siehe unten). Abends auftragen.

GESICHTSMASSAGE MIT ÖL
Die Massage hilft der Haut bei der Aufnahme des Gesichtsöls und entspannt sie. Einfach etwas Öl auf die Handinnenfläche geben und sanft auf dem Gesicht verteilen. Vom Kinn aus mit den Fingerspitzen in kleinen, kreisenden Bewegungen massieren. Dabei seitlich von Mund und Nase entlang der Wangenknochen nach außen zu den Schläfen hin massieren. Beidseits der Augenpartie und um die Augenbrauen herum sanften, aber steten Druck ausüben, um Verspannungen zu lösen. Zuletzt das Öl mit den Handballen über die Stirn zum Haaransatz hin verstreichen.

Gesichtsöle erfreuen sich großer Beliebtheit und diese wunderbar leichte Version lässt sich besonders einfach herstellen. Sie eignet sich für normale bis trockene Haut und ist ein fantastischer Schutz für müde Winterhaut. Das Öl wird erstaunlich schnell von der Haut aufgenommen. Man trägt es am besten vor dem Zubettgehen auf. Ansonsten kann man es auch als leichtes Massageöl zur Gesichtsentspannung verwenden. Vitamin-E-Öl reduziert Narben und ist normalerweise verdünnt mit einem Trägeröl wie Süßmandelöl erhältlich.

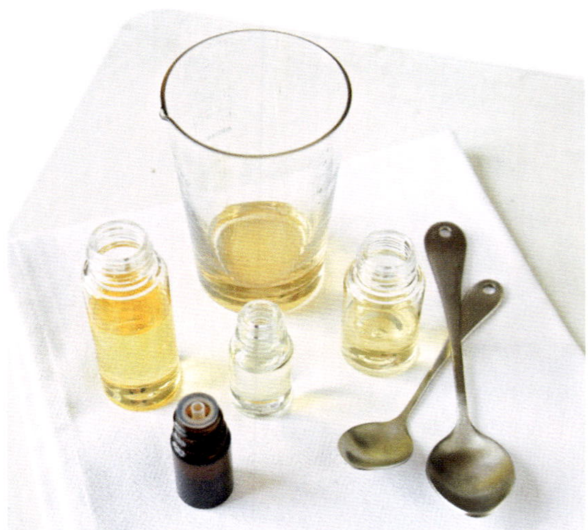

Step 1

Dieses Rezept dauert nur wenige Minuten – insbesondere wenn man dazu Messlöffel verwendet, mit denen man die Zutaten ganz leicht abmessen kann. Überprüfen Sie vor der Zubereitung, ob die Öle ranzig riechen, da sonst beim fertigen Produkt ein unangenehm »verdorbener« Geruch entstehen kann. Alle Zutaten abmessen und in ein Glas geben.

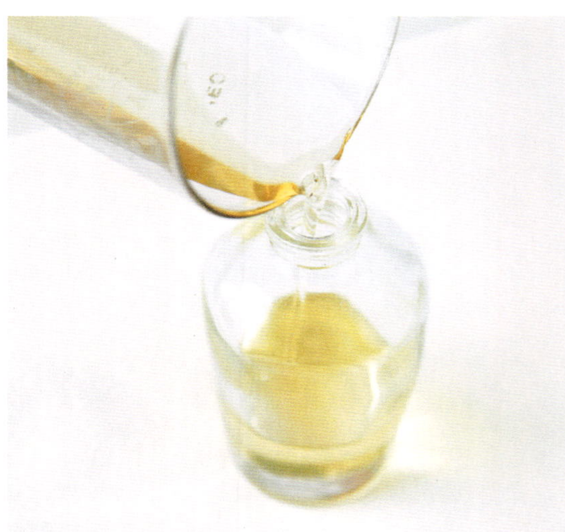

Step 2

Die Öle mit einem Edelstahlteelöffel umrühren und danach in eine sterilisierte, luftdichte Glasflasche gießen. Idealerweise ist sie mit einem Tropfverschluss versehen, mit dem sich die Anzahl der Tropfen gut dosieren lässt. Datum und verwendete Zutaten darauf notieren.

Variante:
Anti-Aging-Gesichtsöl

Hier verwenden wir Tragant und Coenzym Q10 – und verpassen Ihrer Haut damit eine gute Portion aufbauender Antioxidantien.

Ergibt etwa 50 ml

ZUTATEN
1 Coenzym-Q10-Tablette (30 mg)
1 Tragant-Kapsel (470 mg)
20 ml (4 TL) Reiskleieöl
10 ml (2 TL) verdünntes Vitamin-E-Öl
5 ml (1 TL) raffiniertes Avocadoöl
15 Tropfen Hagebuttenöl
1 Tropfen ätherisches Weihrauchöl
2 Tropfen verdünntes ätherisches Jasminöl
1 Kapsel Nachtkerzenöl (500 mg)

Coenzym-Q10-Tablette im Mörser fein zerreiben und den Inhalt der Tragant-Kapsel dazugeben. Die Mischung zum Reiskleieöl geben und alles in ein Glaskännchen gießen. Zugedeckt über Nacht ziehen lassen. Am nächsten Tag das Öl durch einen Kaffeefilter passieren, den Extrakt auffangen und die restlichen Zutaten unterrühren. Das Öl in eine sterilisierte Glasflasche gießen, Datum und verwendete Zutaten darauf notieren.

AUFBEWAHRUNG
Kühl und trocken ohne Sonneneinwirkung lagern.
6 Monate haltbar.

ANWENDUNG
Wenig Öl mit den Fingerspitzen in kreisenden Bewegungen in die saubere Haut massieren (siehe linke Seite).

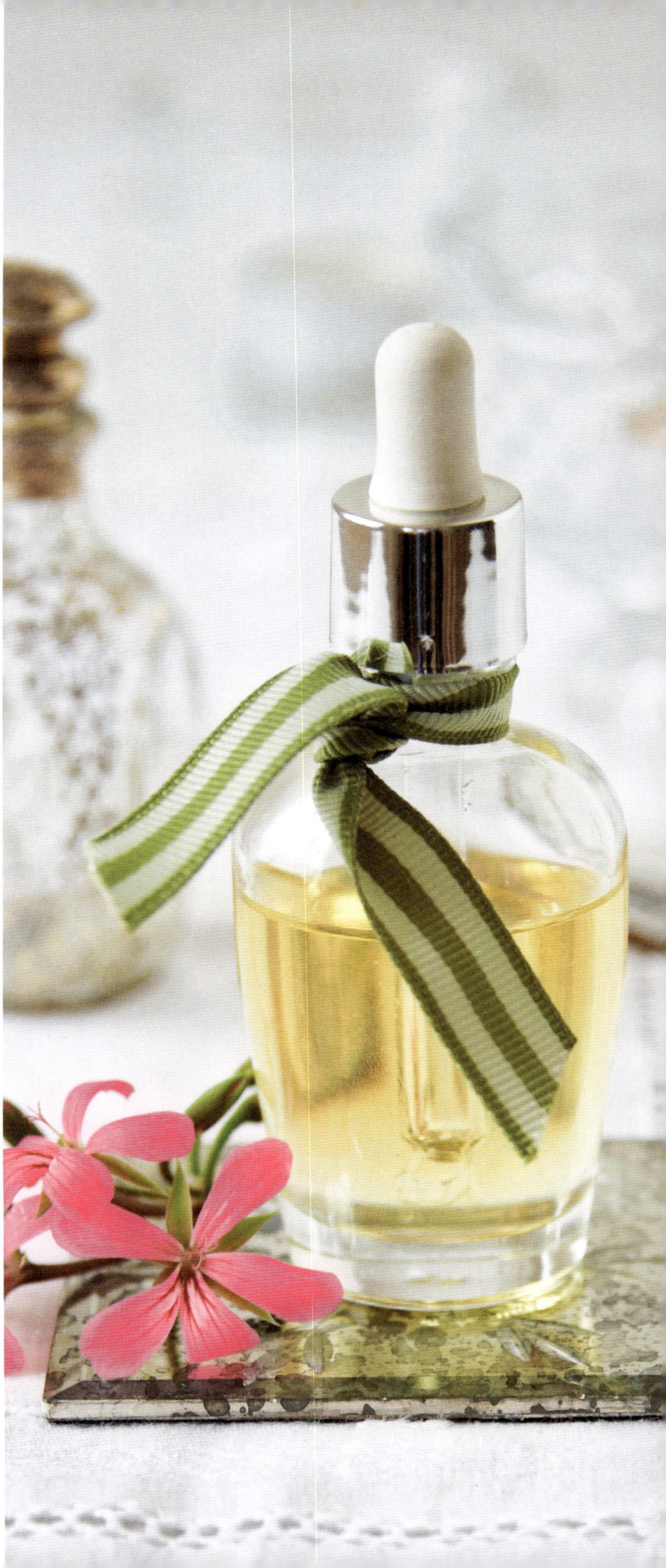

Gesichtslotion mit Thymian und Grapefruit

(für Problemhaut)

Die leichte Lotion hält fettige und zu Pickeln neigende Haut feucht. Thymian wirkt antibakteriell und -septisch. Salbei bekämpft ebenfalls Bakterien, man kann statt des Salbei-Glyzerinextrakts aber auch nur Glyzerin verwenden (siehe Seite 37). Ätherisches Grapefruitöl macht die Lotion angenehm frisch.

Für etwa 100 ml

ZUTATEN
- 3 ml (½ TL) Salbei-Glyzerinextrakt (siehe Seite 37) oder reines Glyzerin
- 10 ml (2 TL) Quellwasser
- 60 ml (4 EL) Orangenblütenwasser
- 5 g (1 TL) Olivem ® 1000
- 15 ml (3 TL) Reiskleieöl
- 6 g (1 ¼ TL) Sheabutter
- 5 Tropfen ätherisches Thymianöl
- 5 Tropfen ätherisches Grapefruitöl
- 20 Tropfen Grapefruitkernextrakt (GKE)

SPEZIALAUSRÜSTUNG
- Thermometer
- Stabmixer oder Milchaufschäumer

AUFBEWAHRUNG
Kühl und trocken ohne Sonneneinwirkung lagern. 3 Monate haltbar.

ANWENDUNG
Die Lotion morgens oder abends auf die gereinigte Haut auftragen. Tagsüber wirkt der Duft besonders belebend. Wegen der Kombination des Olivem ® 1000 mit der feuchtigkeitsspendenden Sheabutter und dem Reiskernöl ist die Lotion so leicht, dass sie unter dem Make-up aufgetragen werden kann. Warten Sie damit allerdings, bis die Lotion vollständig eingezogen ist.

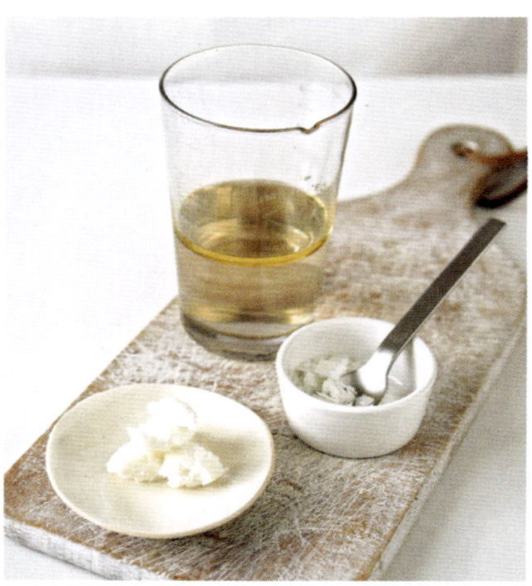

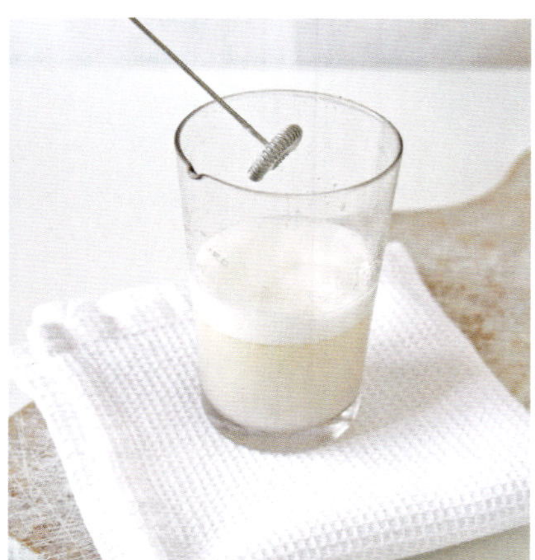

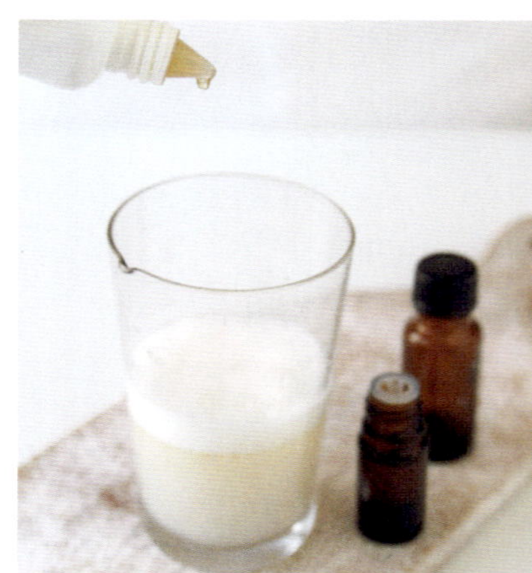

Step 1
Alle Zutaten – außer die ätherischen Öle und Grapefruitkernextrakt – abwiegen und in einen hitzebeständigen Becher geben. Diesen in einen Topf mit köchelndem Wasser stellen und auf 70 °C (Thermometer) erhitzen.

Step 2
Nach 30 Minuten den Becher aus dem Wasserbad nehmen und den Inhalt etwas abkühlen lassen. Dann alles mit dem Stabmixer oder Milchaufschäumer gründlich verquirlen.

Step 3
Alles abschäumen und auf 40 °C abkühlen lassen. Ätherische Öle und Grapefruitkernextrakt hineingeben. In eine sterilisierte Flasche mit Verschluss gießen. Datum und verwendete Zutaten darauf notieren.

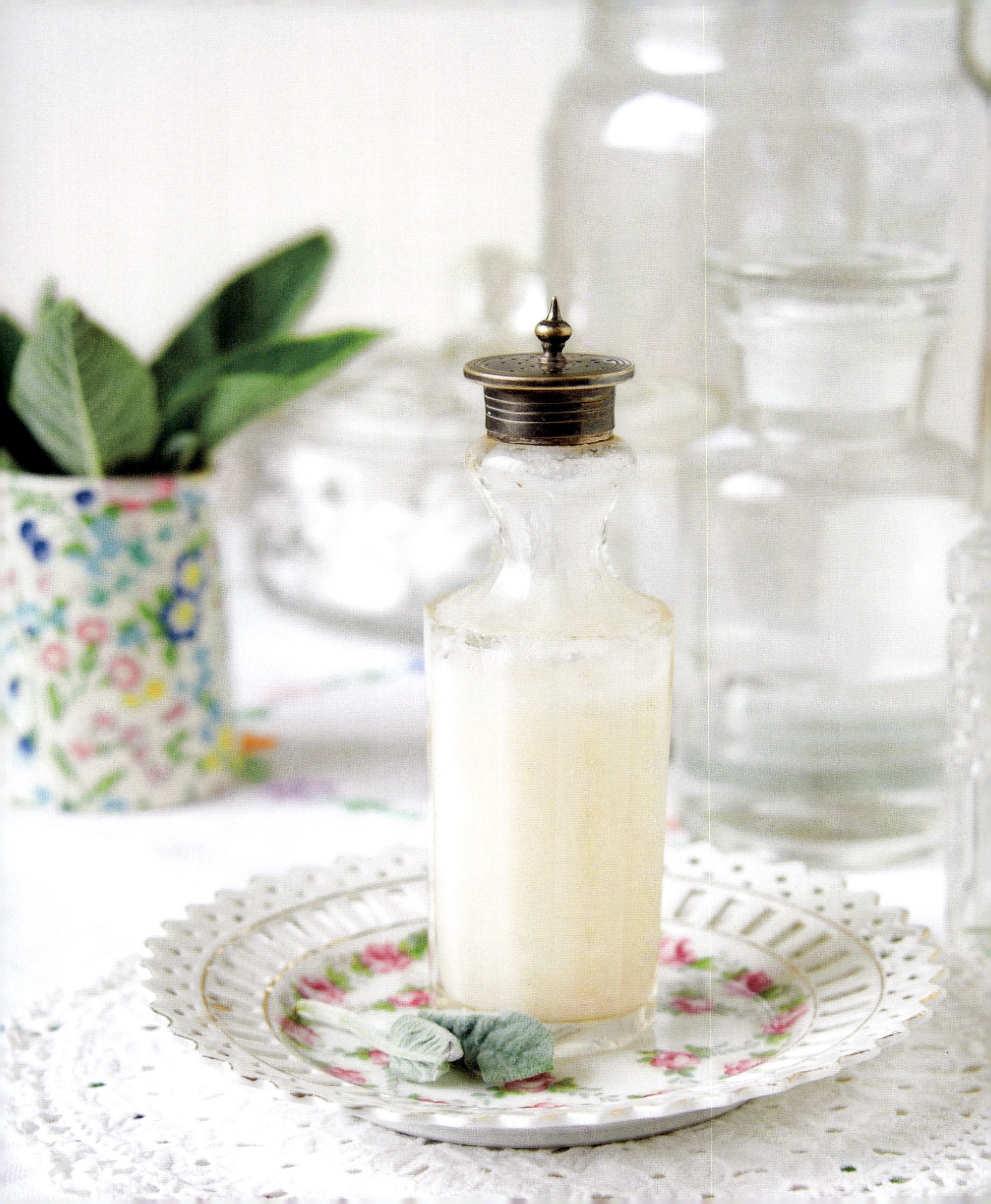

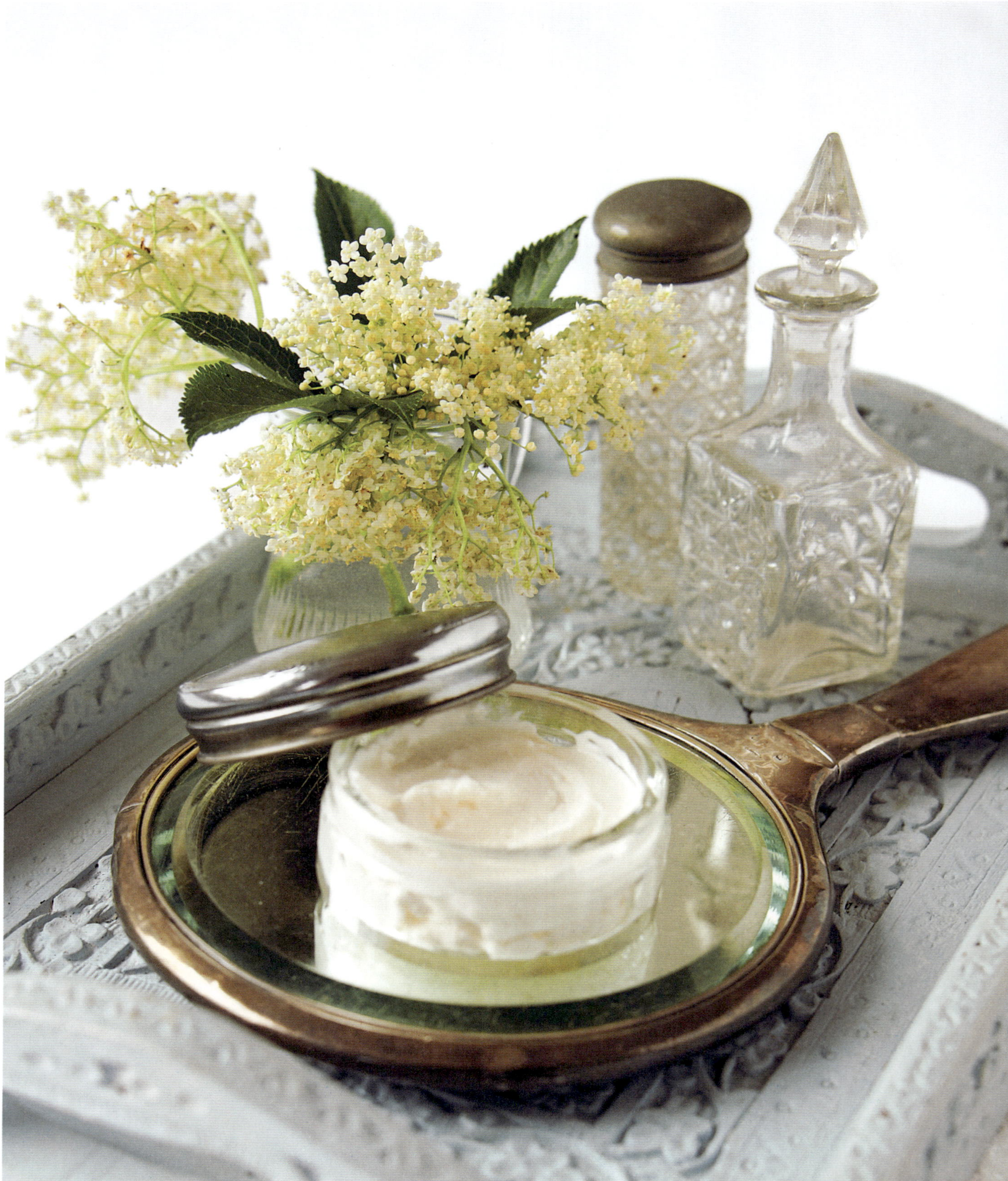

Nachtcreme gegen Pigmentstörungen

Diese schützende Creme enthält einen Holunderblüten-Glyzerinextrakt. Holunderblüten finden seit Langem als Hautaufhellungsmittel Einsatz. Sie können statt des Holunders auch einen Süßholzextrakt verwenden. Wegen ihrer luxuriösen und reichhaltigen Beschaffenheit diese Pflegecreme am besten abends auftragen.

Für etwa 100 ml

ZUTATEN

Phase 1

52 ml (3 ½ EL) Rosenwasser
5 ml (1 TL) Holunder- oder Süßholz-Glyzerinextrakt
14 ml (2 ¾ TL) Reiskleieöl
10 g Sheabutter
7 g (1 ½ TL) Emulgierwachs

Phase 2

10 ml (2 TL) Hagebuttenöl
5 Tropfen verdünntes ätherisches Jasminöl
5 Tropfen ätherisches Weihrauchöl
40 Tropfen Grapefruitkernextrakt (GKE)

SPEZIALAUSRÜSTUNG

Glasstab (nach Belieben)
Thermometer
Stabmixer oder Milchaufschäumer

AUFBEWAHRUNG

Kühl und trocken ohne Sonneneinwirkung lagern. 3 Monate haltbar.

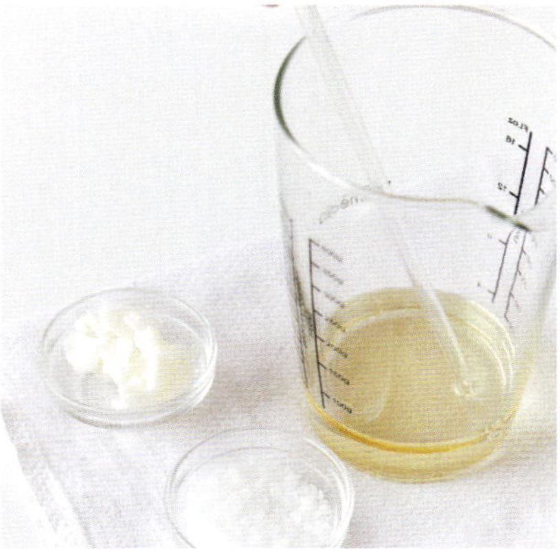

Step 1

Die Zutaten für Phase 1 abmessen und in einen hitzebeständigen Becher geben. Mit einem Glasstab oder einem Edelstahllöffel vermengen (Extrakt siehe Seite 37).

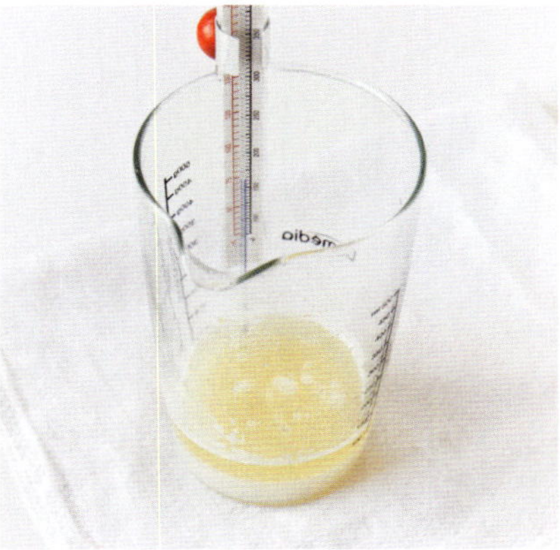

Step 2

Den Becher in einen Topf mit köchelndem Wasser stellen und auf 70 °C (Thermometer) erhitzen. Nach 30 Minuten wieder aus dem Wasserbad nehmen.

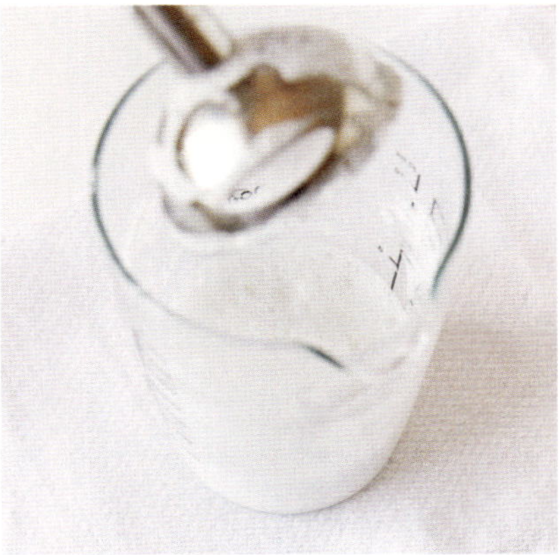

Step 3

Alles mit dem Stabmixer oder Milchaufschäumer verquirlen. Auf etwa 40 °C abkühlen, aber nicht fest werden lassen. Alle Zutaten aus Phase 2 dazugeben, gründlich vermengen.

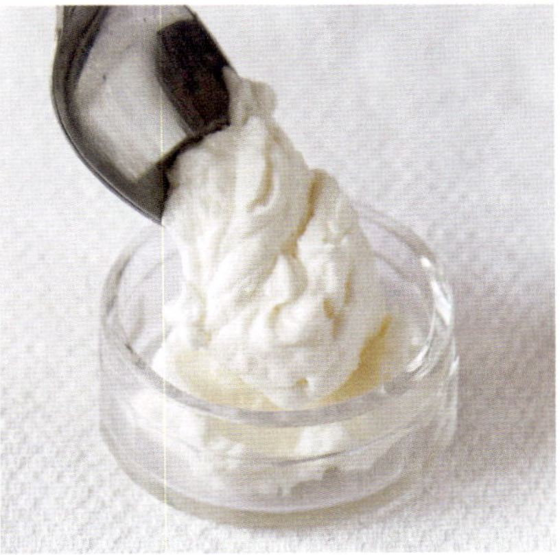

Step 4

Die Creme mit einem Löffel in ein sterilisiertes Döschen geben. Sobald sie kalt ist, mit dem Deckel verschließen. Datum und verwendete Zutaten darauf notieren.

ANWENDUNG

Abends eine dünne Schicht Nachtcreme sanft auf die gereinigte Haut auftragen.

Intensive Anti-Aging-Nachtcreme mit Tragant und fünferlei Ölen

Für etwa 100 ml

ZUTATEN

Phase 1

1 Resveratrol-Kapsel (50 mg)
4 ml (½ TL) Nachtkerzenöl

Phase 2

50 ml (3 ½ EL) Rosenwasser
1 Tragant-Kapsel (470 mg)

Phase 3

5 ml (1 TL) Kamille-Glyzerinextrakt (siehe Seite 37)
12 g Organic SafeEmuls SCA (von der Firma ESP)
2 g (½ TL) weißes Bienenwachs
10 ml (2 TL) Sheabutter
3 ml (½ TL) raffiniertes Avocadoöl
3 ml (½ TL) Weizenkeimöl

Phase 4

4 ml (¾ TL) Hagebuttenöl
20 Tropfen ätherisches Geranienöl
20 Tropfen Grapefruitkernextrakt (GKE)

SPEZIALAUSRÜSTUNG

Schere
Thermometer
Stabmixer oder Milchaufschäumer

AUFBEWAHRUNG

Kühl und trocken ohne Sonneneinwirkung lagern. 3 Monate haltbar.

ANWENDUNG

Abends dünn auf die gereinigte Haut geben.

Diese Creme ist äußerst reich an Anti-Aging-Ölen und Vitalstoffen und damit eine Wunderwaffe zu jeder Jahreszeit, insbesondere im Winter. Mit den vielen Zutaten und Arbeitsschritten dauert die Herstellung zwar länger als die der meisten Rezepte, aber die Mühe lohnt sich!

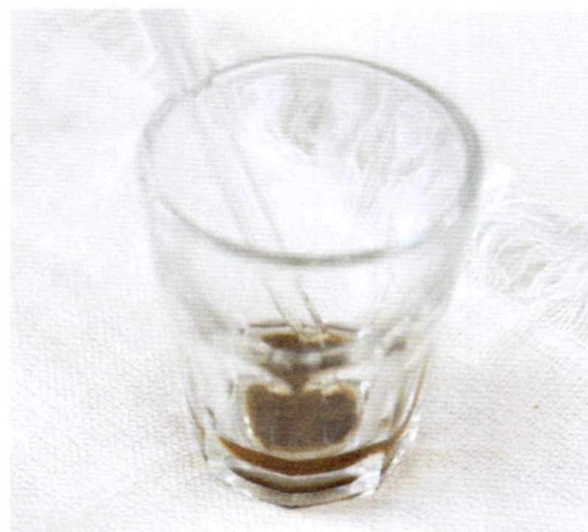

Step 1

Resveratrol-Kapsel mit einer scharfen Schere aufschneiden und den Inhalt in ein Glas drücken. Das Nachtkerzenöl dazugeben und alles vermengen.

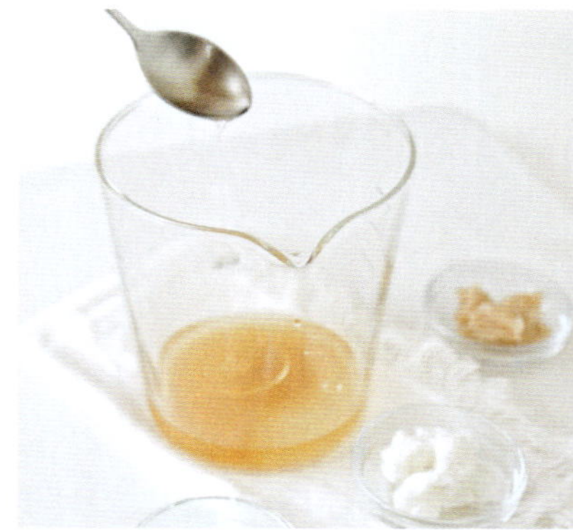

Step 2

Rosenwasser in einen hitzebeständigen Becher geben, den Inhalt der Tragant-Kapsel unterrühren. Zutaten für Phase 3 dazugeben, Becher in einen Topf mit köchelndem Wasser stellen.

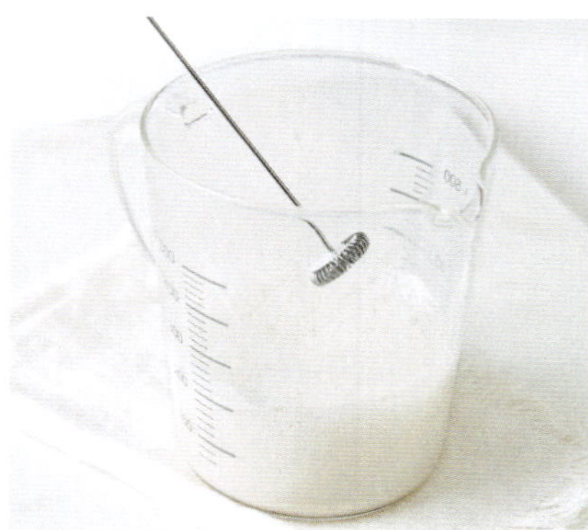

Step 3

Die Masse auf 70–80 °C (Thermometer) erhitzen, nach 30 Minuten aus dem Wasserbad nehmen. Alles gut verquirlen. Abschäumen und auf 40 °C abkühlen lassen.

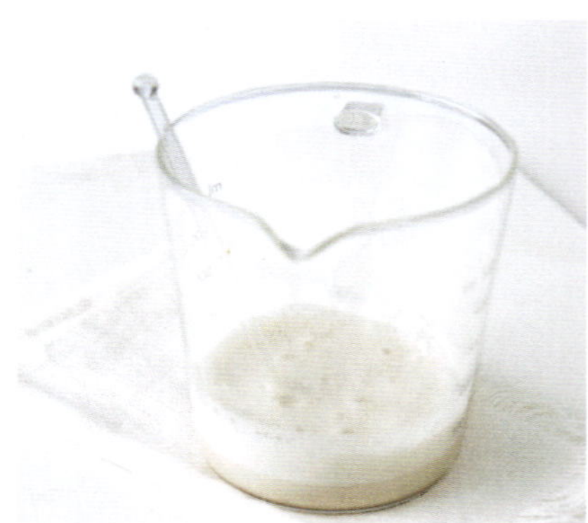

Step 4

Nachtkerzenölmischung aus Phase 1 und Hagebuttenöl hineingeben, zuletzt Geranienöl und GKE unterrühren. In ein sterilisiertes Döschen geben. Wie üblich beschriften.

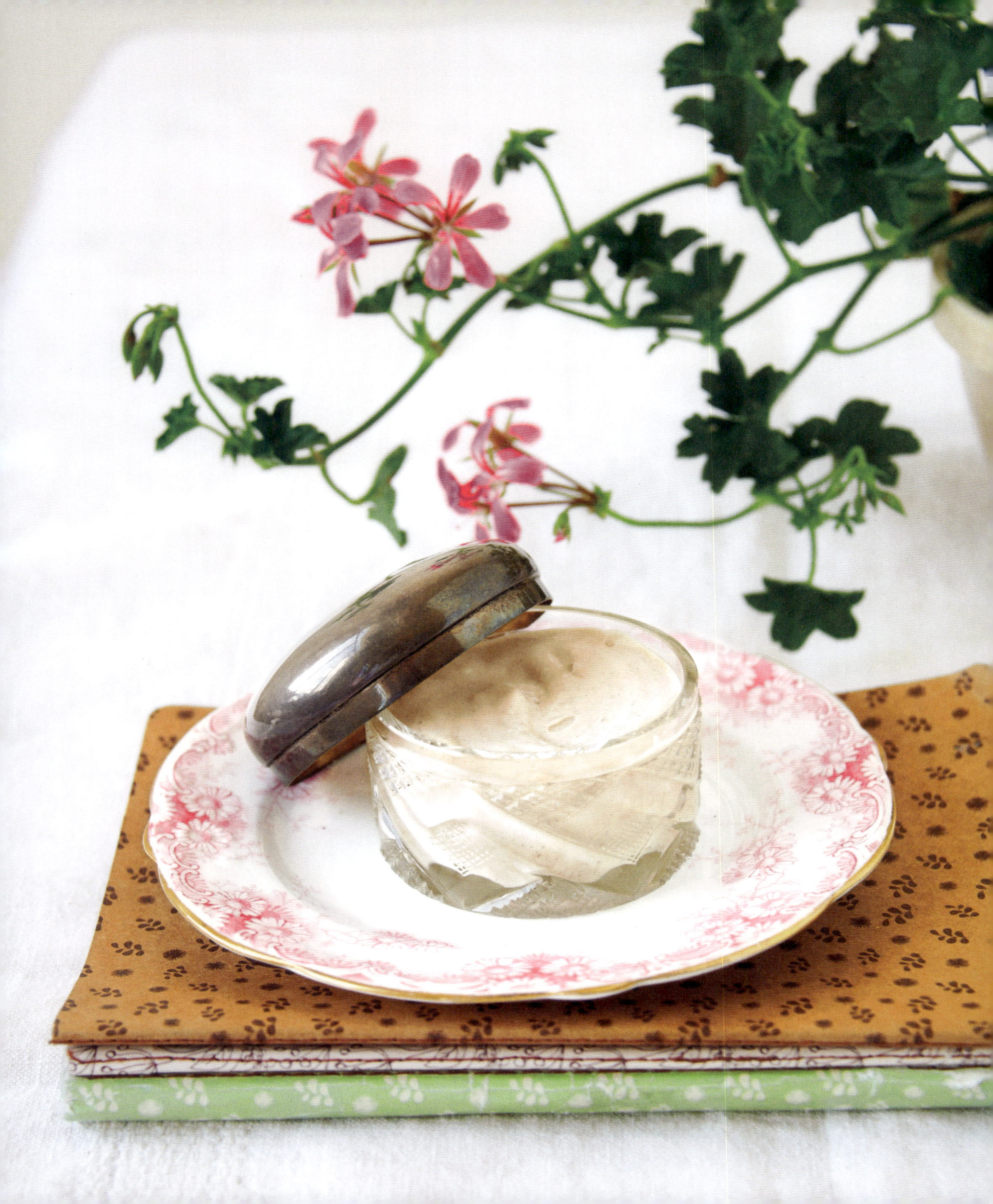

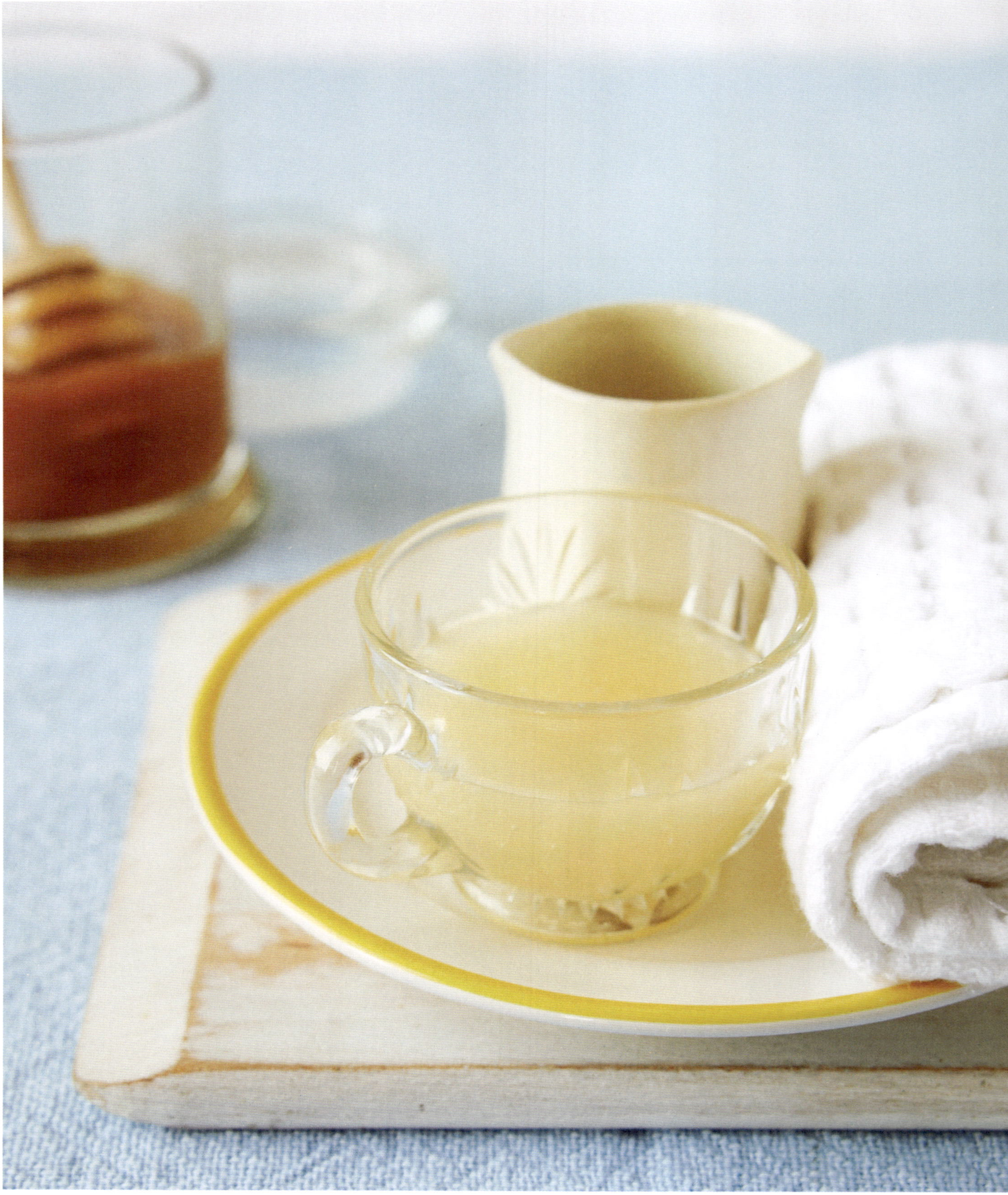

Sanftes Gesichtspeeling mit Vitamin C, Manuka-Honig und Papaya

Gesichtspeelings müssen nicht grob und rau sein – dieses hier besitzt eine mild abschälende Wirkung. Es enthält feuchtigkeitsspendenden Manuka-Honig sowie Vitamin C und Papaya-Enzyme, die tote Hautschuppen entfernen und den Teint gleichmäßig machen. In die Sucragel-Basis kommt hier Honig, was dem Produkt einen hellbeigen Farbton verleiht, der im Lauf der Zeit jedoch auch von selbst nachdunkelt.

Für etwa 50 g

ZUTATEN

Phase 1

2 g (½ TL) Manuka-Honig
45 ml (3 EL) Sucragel CF Basis

Phase 2

2 Tabletten Papaya-Enzyme (à 60 mg)
1 g Vitamin-C-Pulver
2 Tropfen ätherisches Neroli-Öl

SPEZIALAUSRÜSTUNG

kleine hitzebeständige Schale
Mörser

AUFBEWAHRUNG

Kühl und trocken ohne direkte Sonneneinwirkung aufbewahren. 3 Monate haltbar.

ANWENDUNG

Eine kleine Menge Peeling auf die feuchte Haut auftragen, dabei die Augen aussparen. Sanft einmassieren. Mit warmem Wasser abwaschen.

Tipp

Lässt sich auch als Maske anwenden. Wenig davon auf der feuchten Haut verteilen, die Augen aussparen. 5 Minuten einwirken lassen, mit einem warmen Lappen entfernen.

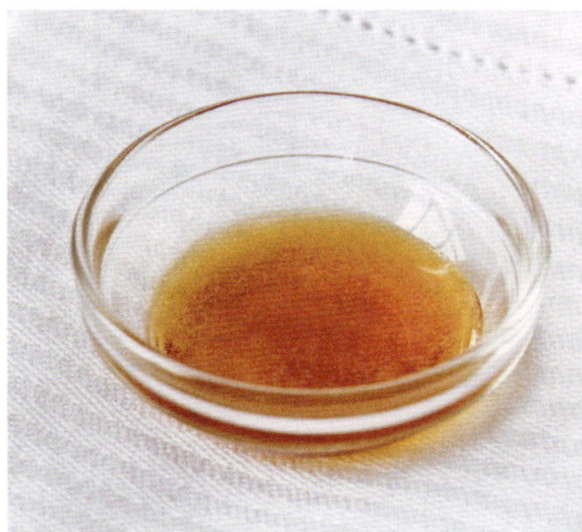

Step 1

Den Honig sehr vorsichtig in einer kleinen hitzebeständigen Schüssel zerlassen. Nicht kochen! Alternativ alles in den kalten Ofen stellen und einige Minuten aufheizen.

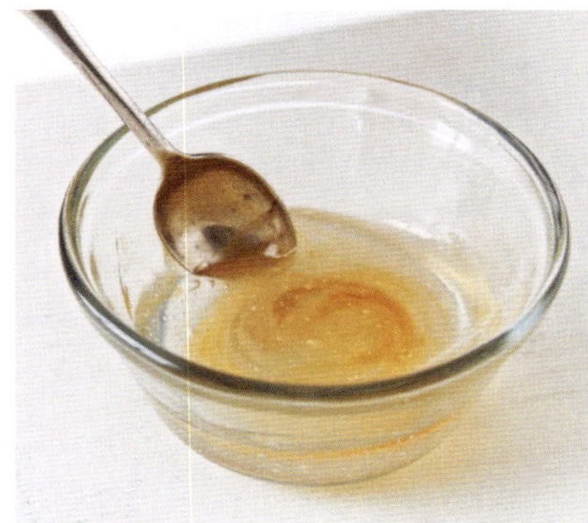

Step 2

Die Sucragel-Basis in eine kleine Schüssel geben (siehe Seite 43). Mit langsam rührenden Bewegungen den flüssigen Honig al mählich unter das Gel ziehen.

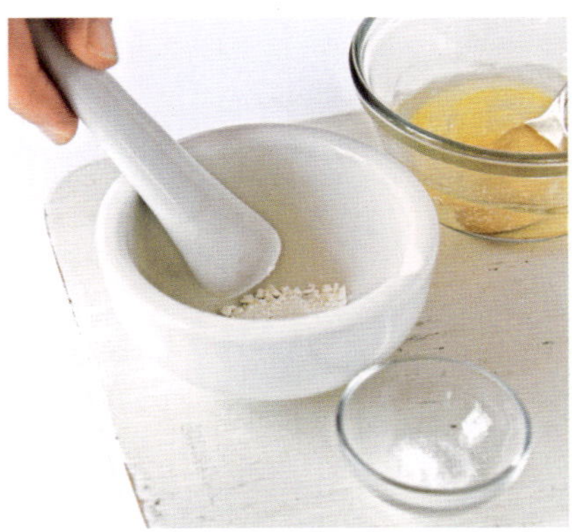

Step 3

Die Papaya-Enzym-Tabletten im Mörser fein zerreiben, das Vitamin-C-Pulver hinzufügen. Die Pulvermischung zum Gel geben und gut unterrühren.

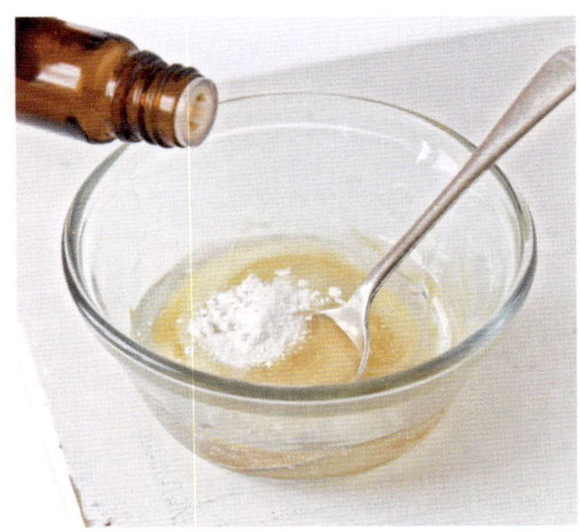

Step 4

Neroli-Öl dazugeben, alles so lange verrühren, bis keine Klümpchen mehr vorhanden sind. Mit einem Löffel in ein sterilisiertes, luftdicht schließendes Gefäß geben. Beschriften.

Gesichtsmaske mit Tonerde und Kamillentee *(Für trockene, reife Haut)*

Diese tonerdehaltige Maske dient der Belebung trockener oder reifer Haut. Organic SafeEmuls SCA (von der Firma ESP) und Emulgierwachs eignen sich hervorragend zur Herstellung von Öl-in-Wasser-Cremes und -Lotionen. SafeEmuls liefert darüber hinaus natürliche und wohlriechende Inhaltsstoffe mit.

Für etwa 70 g

ZUTATEN
- 10 g Kaolin (weiße Tonerde) oder grüne Tonerde
- 35 ml (2 ¼ EL) Kamillentee (40 ml bzw. 2 ¾ EL, falls Emulgierwachs verwendet)
- 10 g Organic SafeEmuls SCA (von der Firma ESP) oder 5 g (1 TL) Emulgierwachs
- 10 ml (2 TL) Olivenöl
- 4 ml (¾ TL) Glyzerin
- 5 Tropfen verdünntes ätherisches Kamillenöl
- 10 Tropfen Grapefruitkernextrakt (GKE)

SPEZIALAUSRÜSTUNG
- Kleine hitzebeständige Schale
- Kleine Teekanne
- Trichter
- Thermometer

AUFBEWAHRUNG
Kühl und trocken ohne Sonneneinwirkung lagern. 3 Monate haltbar.

ANWENDUNG
Die Maske auf der sauberen Haut verteilen, dabei die Augenpartie aussparen. 5–10 Minuten einwirken lassen, dann abwaschen.

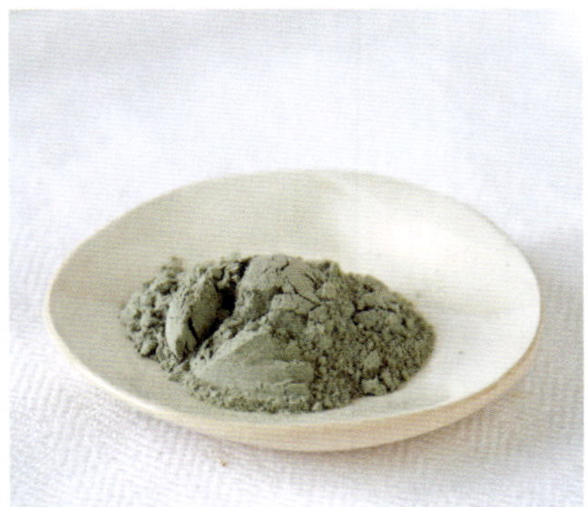

Step 1
Die Tonerde in die hitzebeständige Schale geben und zum Sterilisieren 30 Minuten in den auf 100–120 °C vorgeheizten Ofen stellen.

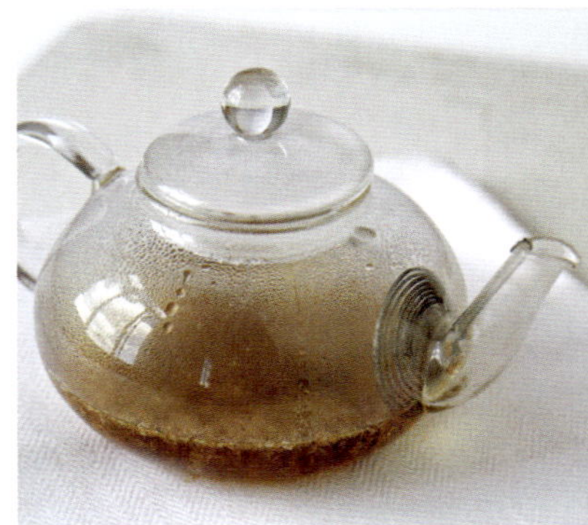

Step 2
Kamillentee nach Packungsanweisung zubereiten und mindestens 10 Minuten in der Kanne ziehen lassen. Fertigen Tee durch ein Sieb gießen, beiseitestellen.

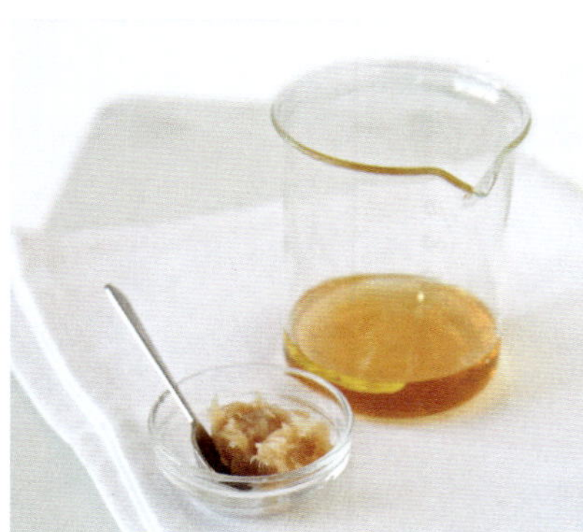

Step 3
SafeEmuls oder Emulgierwachs, Olivenöl und Glyzerin in einem hitzebeständigen Becher mit dem Tee mischen. Becher in einen Topf mit köchelndem Wasser stellen und auf 70–80 °C (Thermometer) erhitzen.

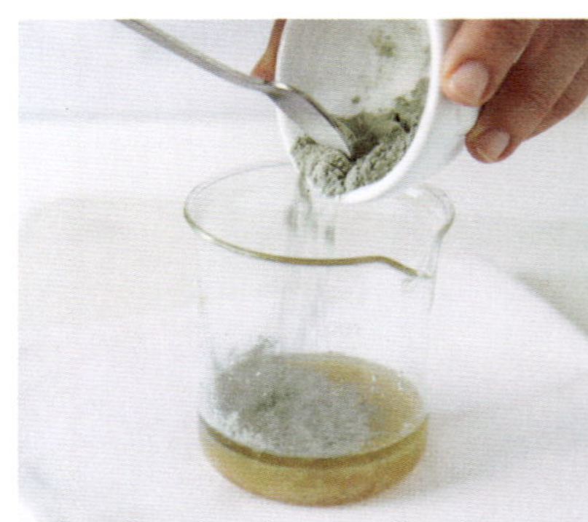

Step 4
Nach 30 Minuten aus dem Wasserbad nehmen, auf 40–50 °C abkühlen lassen. Dann Tonerde, Kamillenöl und Grapefruitkenextrakt unterrühren. In ein sterilisiertes, luftdicht schließendes Gefäß geben. Beschriften.

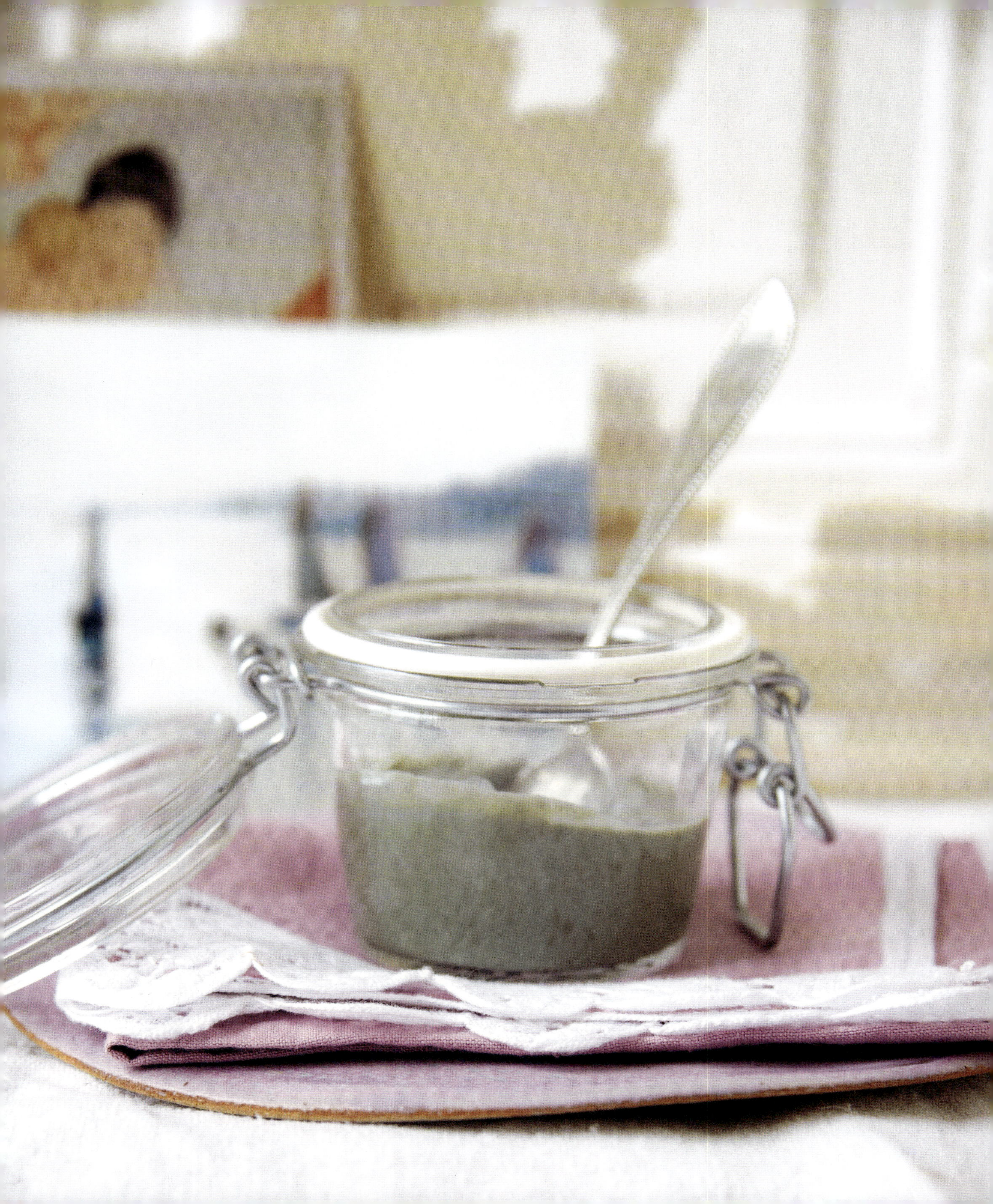

Schnelle Tonerdenmaske mit Ananas-Joghurt-Smoothie

Haben Sie keine Hemmungen und plündern Sie für diese frische Gesichtsmaske Ihren Kühlschrank! Mit seiner festen Konsistenz passt griechischer Joghurt besonders gut in die Maske. Er hilft, Poren zu schließen und kleine Fältchen zu mindern. Die Ananas ist wegen des enthaltenen Enzyms Bromelain eine ausgezeichnete hautklärende und peelende Zutat (Vorsicht bei empfindlicher Haut!).

Für etwa 100 g

ZUTATEN

5 Ananasscheiben (à ca. 2,5 cm Dicke)
2 EL griechischer Joghurt (10 % Fett)
2 EL Aloe-vera-Saft
Kaolin (weiße Tonerde), Menge nach Belieben*

**Alternativ Kaolin durch Kokosmehl ersetzen, oder bei trockenerer Haut durch Hafermehl.*

SPEZIALAUSRÜSTUNG

Messer
Hackbrett
Küchenmixer
Spatel

AUFBEWAHRUNG

Nach der Zubereitung am besten sofort anwenden. Im Kühlschrank bis zu 3 Tage haltbar.

ANWENDUNG

Die Maske duftet köstlich nach Ananas, trotzdem bitte nicht trinken! Einfach auf die gereinigte Haut auftragen, dabei die Augenpartie aussparen und nur kurz einwirken lassen. Sobald die Haut spannt oder sich gereizt anfühlt, die Maske sofort entfernen. 3–5 Minuten reichen meist bei trockenen bis fettigen Hauttypen. Mit viel warmem Wasser abwaschen und die Haut trockentupfen. Reste können im Kühlschrank aufbewahrt werden, aber innerhalb weniger Tage verbrauchen.

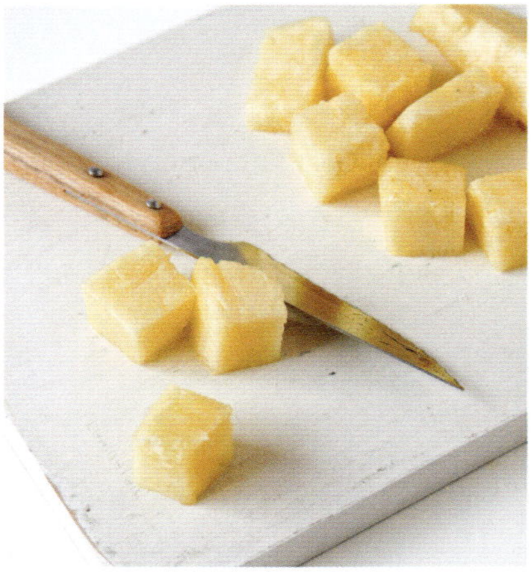

Step 1

Die Ananas schälen und in 2,5 cm große Stücke schneiden, wobei es nicht auf die genaue Größe ankommt. Alle holzigen Bestandteile herausschneiden.

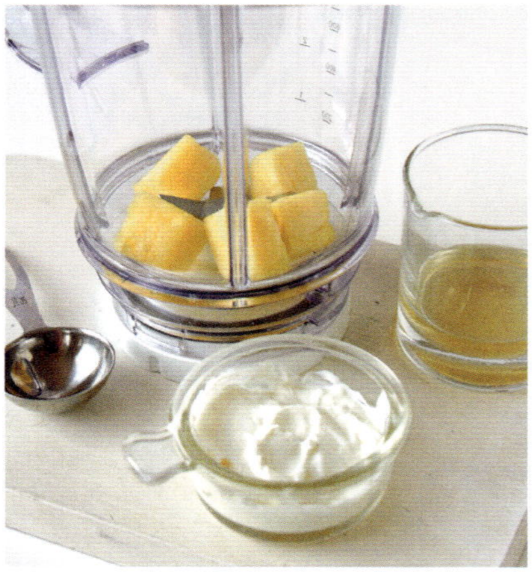

Step 2

Ananasstücke, Joghurt und Aloe-vera-Saft in den Küchenmixer geben und alles glatt pürieren. Die Masse mit einem Spatel in eine kleine Schüssel geben.

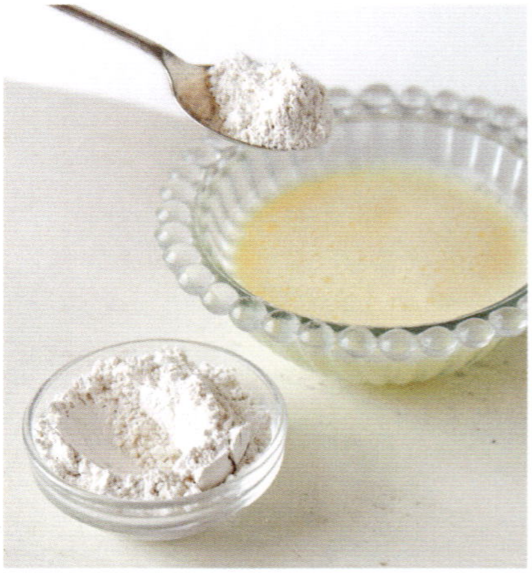

Step 3

So viel Kaolin dazugeben, dass eine glatte, halbfeste Masse entsteht, dabei mit einem Edelstahlteelöffel umrühren. Die hellgelbe Maske erinnert an einen Smoothie.

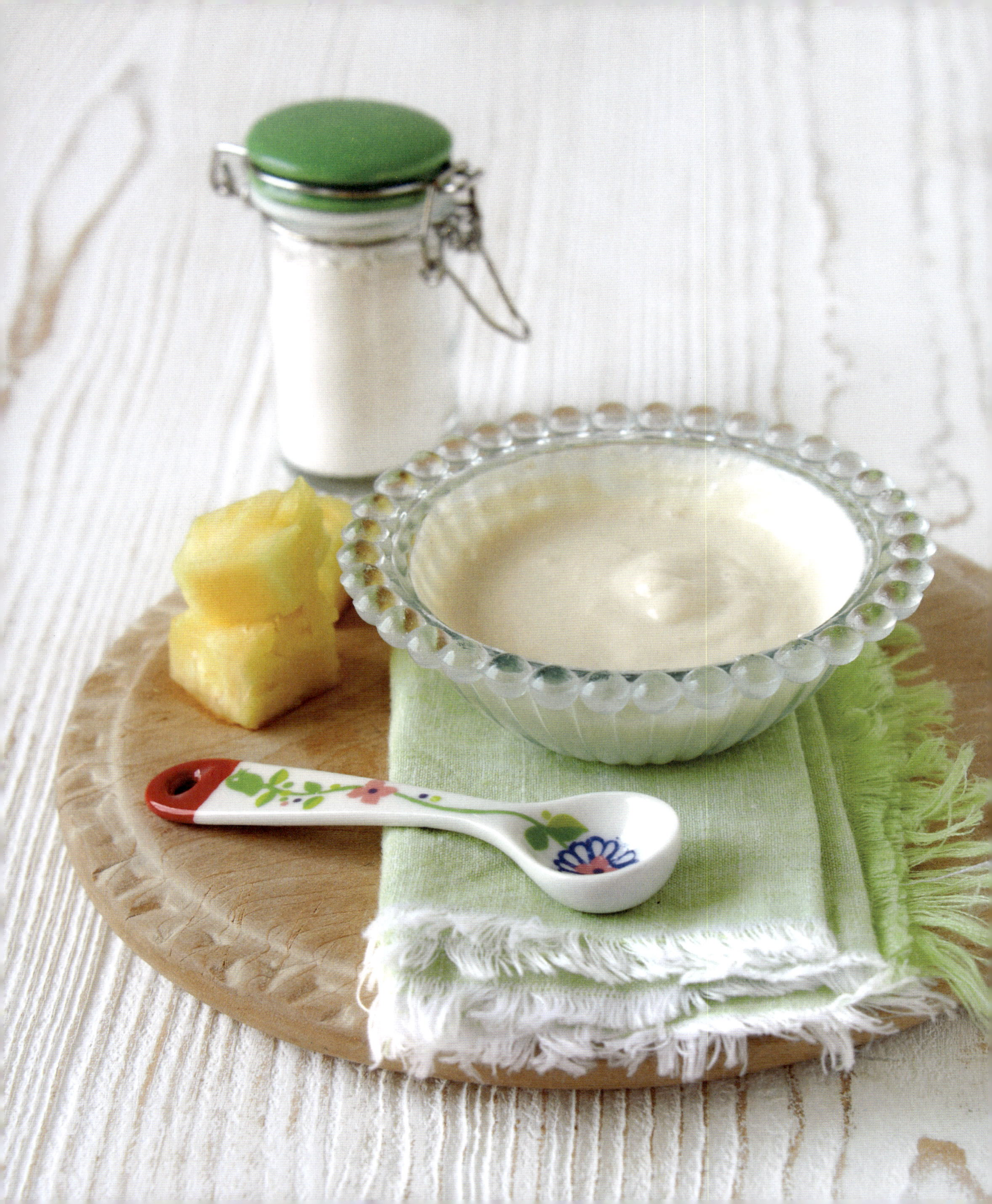

Variante:
Schnelle Anti-Aging-Maske mit Joghurt, Gurke und Holunder

Gurke, Zitrone und Holunder werden schon seit Jahrhunderten in der Kosmetik als natürliche Bleichmittel eingesetzt. Falls Sie keinen Holunder bekommen, können Sie das Rezept auch ohne ihn zubereiten.

Für etwa 100 g

ZUTATEN
5 Gurkenscheiben (à ca. 2,5 cm Dicke)
1 frische Holunderblütenrispe oder 1 EL getrocknete Holunderblüten (nach Belieben)
2 EL griechischer Joghurt (10 % Fett)
2 EL Aloe-vera-Saft
2 Tropfen ätherisches Zitronenöl

Gurkenstücke und Holunder (nach Belieben) sehr fein hacken. Mit Joghurt, Aloe-vera-Saft und Zitronenöl in eine kleine Schüssel geben. Die Gurke mit einer Gabel zerdrücken, damit der Saft austritt. Bei Verwendung getrockneten Holunders die Masse 10–15 Minuten stehen lassen, damit die Blüten im Joghurt etwas weich werden. Nach Belieben alles im Küchenmixer einige Sekunden pürieren, falls eine feinere Konsistenz gewünscht ist.

AUFBEWAHRUNG
Nach der Zubereitung sofort anwenden.
Im Kühlschrank bis zu 3 Tage haltbar.

ANWENDUNG
Die Maske sofort auf die saubere Haut auftragen, dabei die Augenpartie aussparen. 10 Minuten einwirken lassen, bis die Maske fest geworden ist. Mit viel warmem Wasser abwaschen und die Haut trockentupfen. Reste der Maske können im Kühlschrank aufbewahrt werden, sollten jedoch innerhalb weniger Tage verbraucht werden.

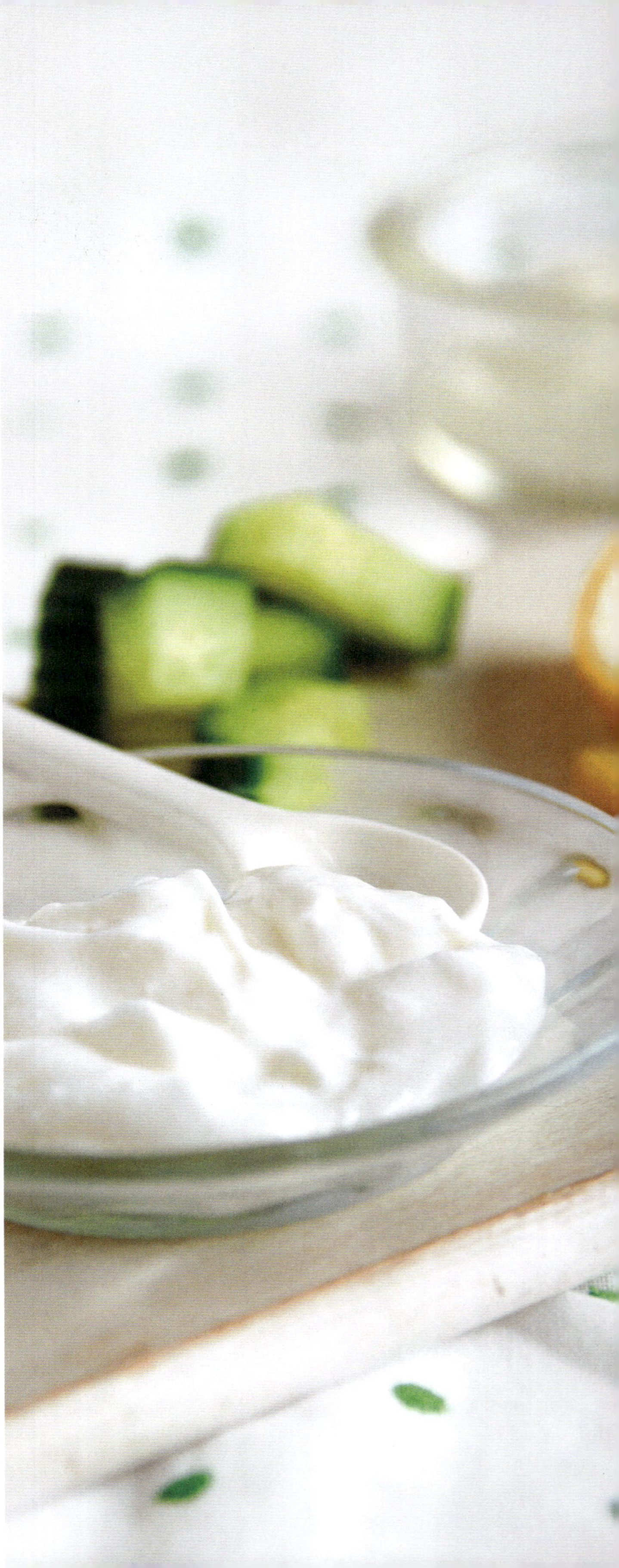

Kühlende Gelmaske mit Grünalgen und Gotu Kola

Normalerweise denkt man bei Gelatine an Desserts, aber für diese kosmetische Anwendung ist Blattgelatine ebenfalls sehr gut geeignet. Sie können verschiedene Zutaten unter das Basisrezept mischen (siehe Step 8). Die Masse kommt zum Schluss in den Kühlschrank – dadurch entsteht eine kühlende und belebende Maske, die zudem noch die Haut strafft. Gotu Kola besitzt entzündungshemmende und der Hautalterung entgegenwirkende Eigenschaften. Die aus Chlorella-Algen gewonnene Grünalge vermag Hautrötungen zu lindern.

Für etwa 250 g

ZUTATEN

1 Gotu-Kola-Tablette (250 mg)
1 Grünalgentablette (500 mg)
250 ml Aloe-vera-Saft
1–2 Blatt Gelatine (für ca. 250 ml Flüssigkeit, Herstellerangaben beachten)
10 Tropfen verdünntes ätherisches Kamillenöl

SPEZIALAUSRÜSTUNG

kleiner Mörser
tiefer Teller mit Wasser (zum Einweichen der Gelatine)
Stabmixer oder Milchaufschäumer (nach Belieben)

AUFBEWAHRUNG

Nach der Zubereitung sofort anwenden. Im Kühlschrank bis zu 3 Tage haltbar.

ANWENDUNG

Direkt nach der Herstellung auf die gereinigte Haut aufbringen, dabei die Augenpartie aussparen. Etwa 10 Minuten einwirken lassen, bis die Maske fest geworden ist. Bei einer Gelmaske spürt man den kühlenden und straffenden Effekt besonders stark. Mit viel warmem Wasser entfernen und die Haut trockentupfen. Reste im Kühlschrank aufbewahren und innerhalb weniger Tage aufbrauchen.

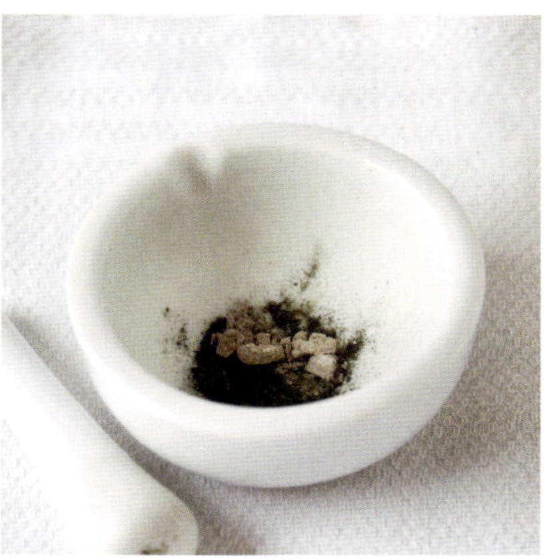

Step 1

Die Gotu-Kola- und die Grünalgentablette im Mörser fein zerreiben. Dabei so viel Klümpchen wie möglich zermahlen, um ein möglichst feines Pulver zu erhalten.

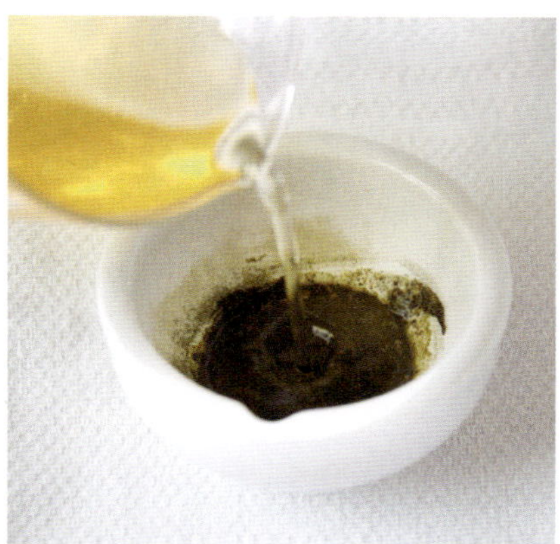

Step 2

Den Aloe-vera-Saft in einem Becher abmessen, etwas davon in den Mörser dazugeben und alles mit einem Edelstahlteelöffel zu einer festen Paste verrühren.

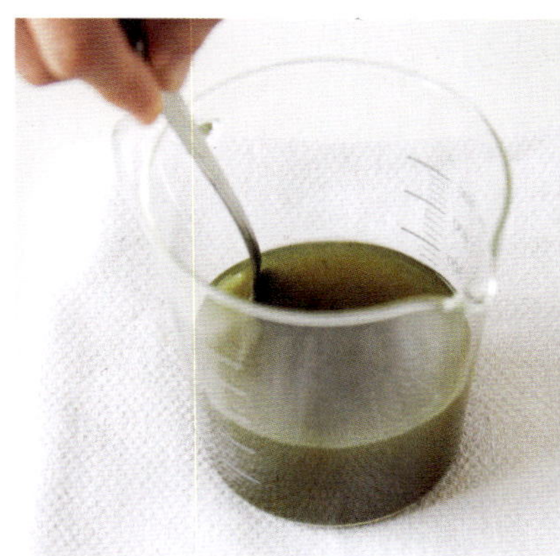

Step 3

Die Mischung aus dem Mörser zum restlichen Aloe-vera-Saft gießen und alles so lange rühren, bis es gründlich vermengt ist.

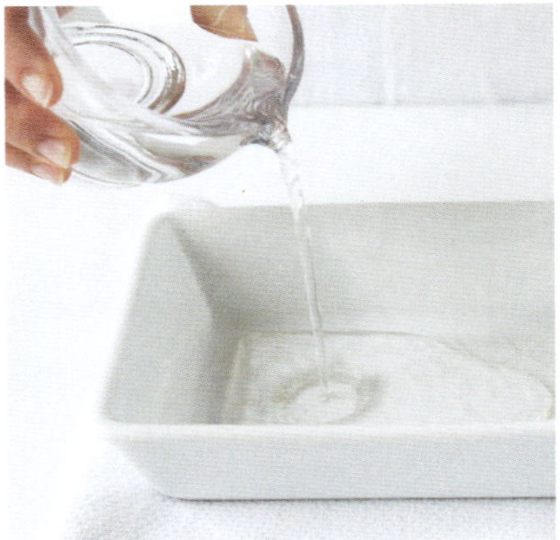

Step 4

Gelatine in einen tiefen Teller legen (1 Blatt für ein weiches Gel, 2 Blatt für eine festere Konsistenz) und mit Wasser vollständig bedecken. 5 Minuten einweichen lassen (Herstellerangaben beachten!).

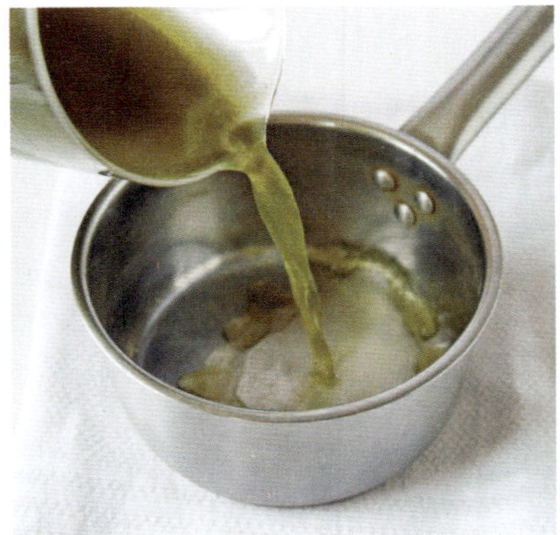

Step 5

Die Aloe-vera-Mischung von Step 3 in einen Edelstahltopf geben und vorsichtig erhitzen, die Flüssigkeit darf dabei nicht kochen. Den Topf wieder vom Herd nehmen.

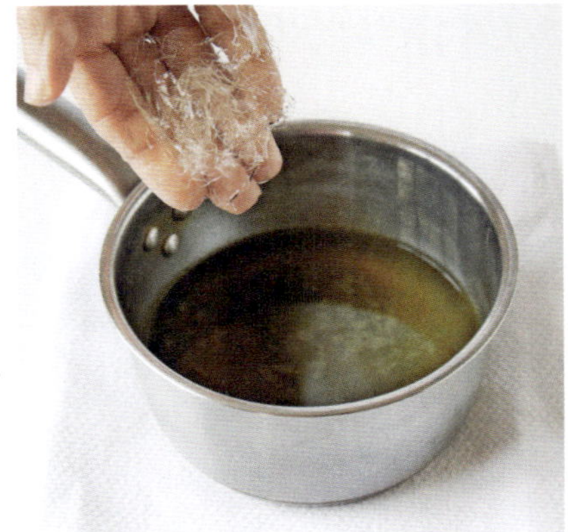

Step 6

Die Gelatine ausdrücken und in der erhitzten Flüssigkeit im Topf unter Rühren auflösen. Danach die Flüssigkeit aus dem Topf in ein Gefäß gießen.

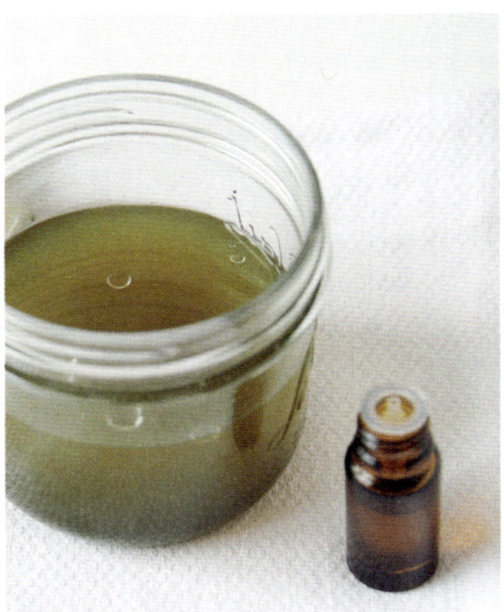

Step 7

Alles abkühlen lassen, danach das Kamillenöl hineintropfen. Die Masse umrühren und etwa 1 Stunde zugedeckt im Kühlschrank fest werden lassen.

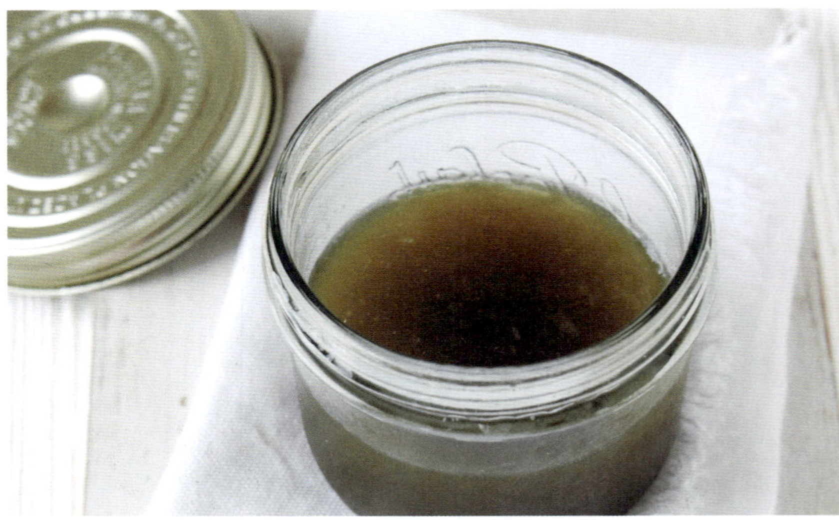

Step 8

Das kalte Gel aus dem Kühlschrank nehmen und nochmals verrühren, damit sich die Algen nicht am Boden absetzen. Die Maske entweder als klares grünes Gel verwenden. Oder einer Gesichtslotion oder Creme beimischen, wodurch eine feuchtigkeitsspendende Mousse-Maske entsteht – hierfür wäre ein Rezept wie die frische leichte Gesichtscreme mit Sheabutter (siehe Seite 66) oder die Gesichtslotion mit Thymian und Grapefruit (siehe Seite 70) ideal. Einfach 3 TL Gesichtscreme oder Lotion mit 50 ml (3 ½ EL) Gel mischen und mit dem Stabmixer oder Milchaufschäumer gründlich verquirlen.

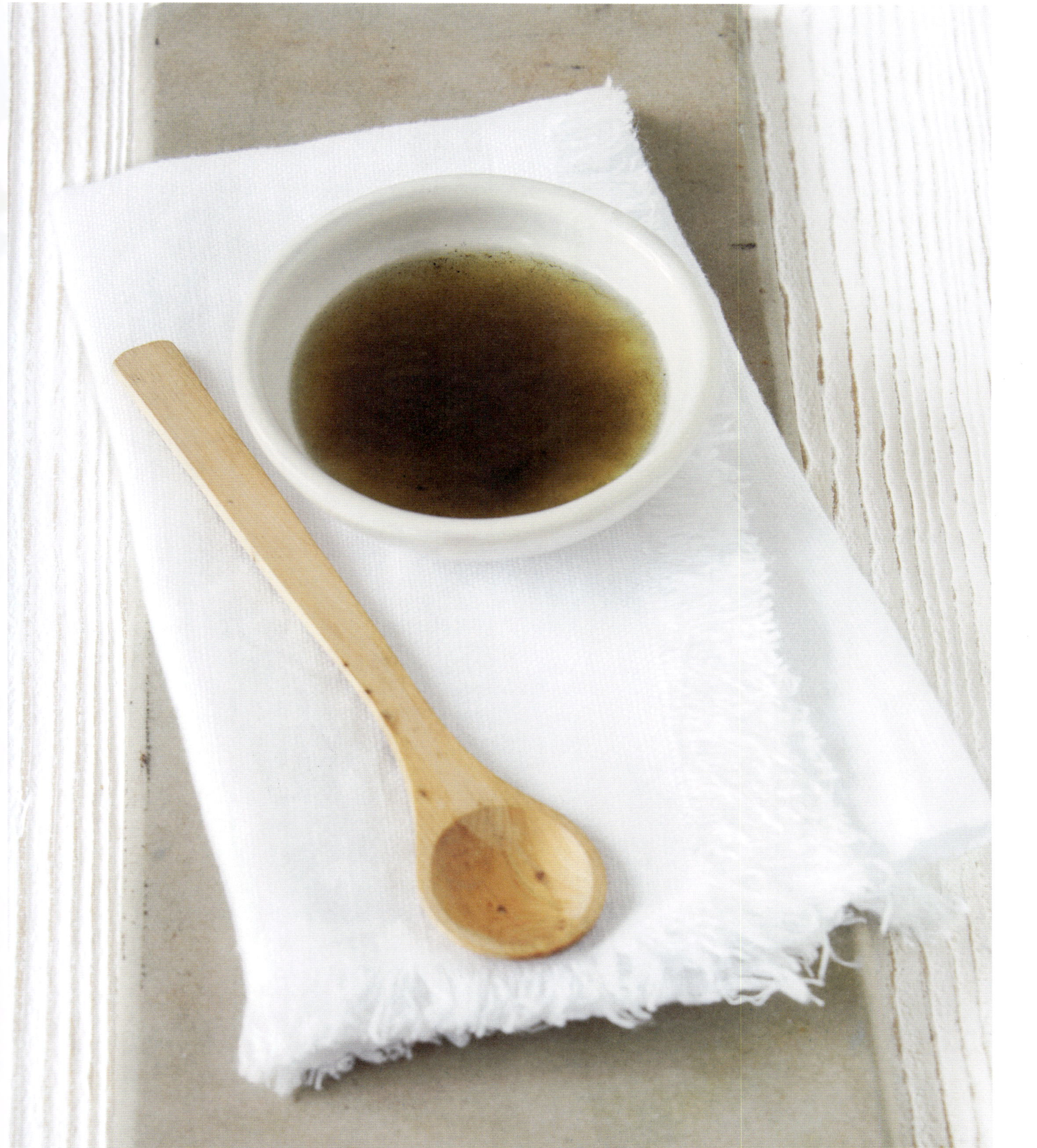

Augencreme mit Hagebutte, Nachtkerzenöl und Rosenwurz

Diese schnell einziehende Augencreme ist vollgepackt mit hochwirksamen Zutaten aus der Natur – einschließlich der Rosenwurz (Rhodiola), die die Haut vor schädlichen Umwelteinflüssen schützen und die Fältchenbildung verringern kann. Übrigens ergibt die in diesem Rezept angegebene Menge zwei kleine Becher oder Flaschen.

Für etwa 90 ml

ZUTATEN

Phase 1

¼ TL Xanthan
½ TL Schafgarben-Glyzerinextrakt (siehe Seite 37) oder reines Glyzerin
1 Rhodolia-Kapsel (250 mg)
1 Ginseng-Kapsel (250 mg)

Phase 2

65 ml (4 ½ EL) Aloe-vera-Saft
15 ml (3 TL) Rosenwasser
3 g Olivem® 1000
2 ml (½ TL) Nachtkerzenöl
2 ml (½ TL) Hagebuttenöl
20 Tropfen Grapefruitkernextrakt (GKE)

SPEZIALAUSRÜSTUNG

Thermometer
Stabmixer oder Milchaufschäumer

AUFBEWAHRUNG

Kühl und trocken ohne Sonneneinwirkung lagern. 3 Monate haltbar.

ANWENDUNG

Morgens oder abends wenig Creme mit dem Ringfinger sanft auf die angefeuchtete Haut um die Augen tupfen.

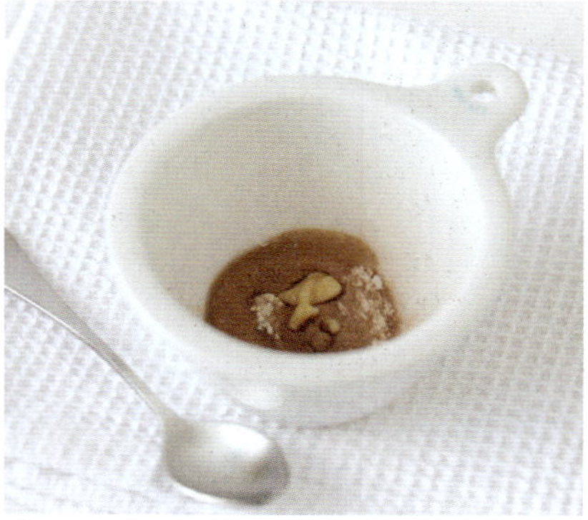

Step 1

Die Zutaten der Phase 1 in einen kleinen Becher geben und vorsichtig vermengen. Dabei möglichst alle Klumpen aus dem Xanthan entfernen und die Zutaten aus den beiden Kapseln verrühren.

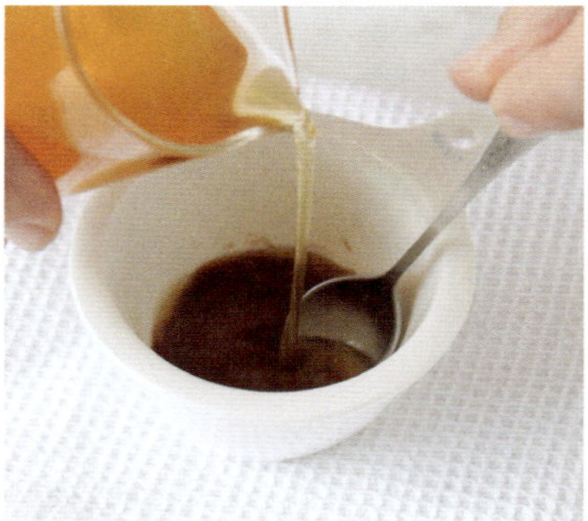

Step 2

Aloe-vera-Saft und Rosenwasser in einen hitzebeständigen Becher geben. Diese Flüssigkeit langsam zu den Zutaten aus Step 1 geben. Alles gut vermengen, dann zurück in den hitzebeständigen Becher füllen.

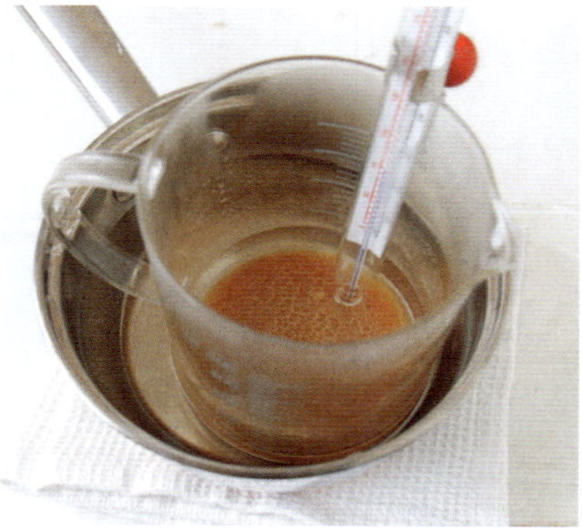

Step 3

Olivem® 1000 und beide Öle hinzufügen. Gefäß in einen Topf mit köchelndem Wasser stellen, auf 70–80 °C (Thermometer) erhitzen. Nach 30 Minuten herausnehmen.

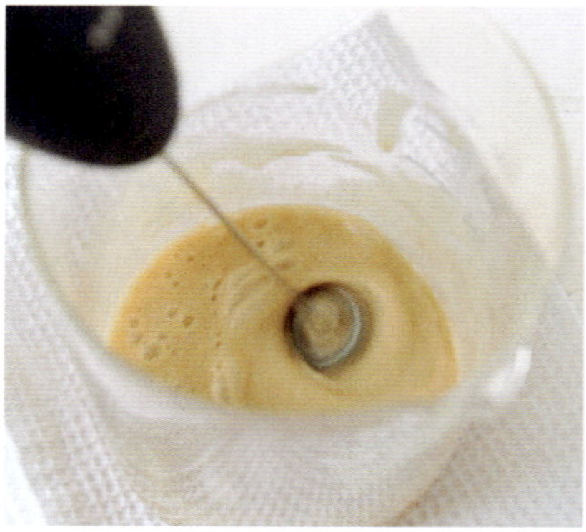

Step 4

Alles gut verrühren, dann abschäumen und auf 50 °C abkühlen lassen. GKE hineingeben, Creme in einen sterilisierten Behälter geben. Wie üblich beschriften.

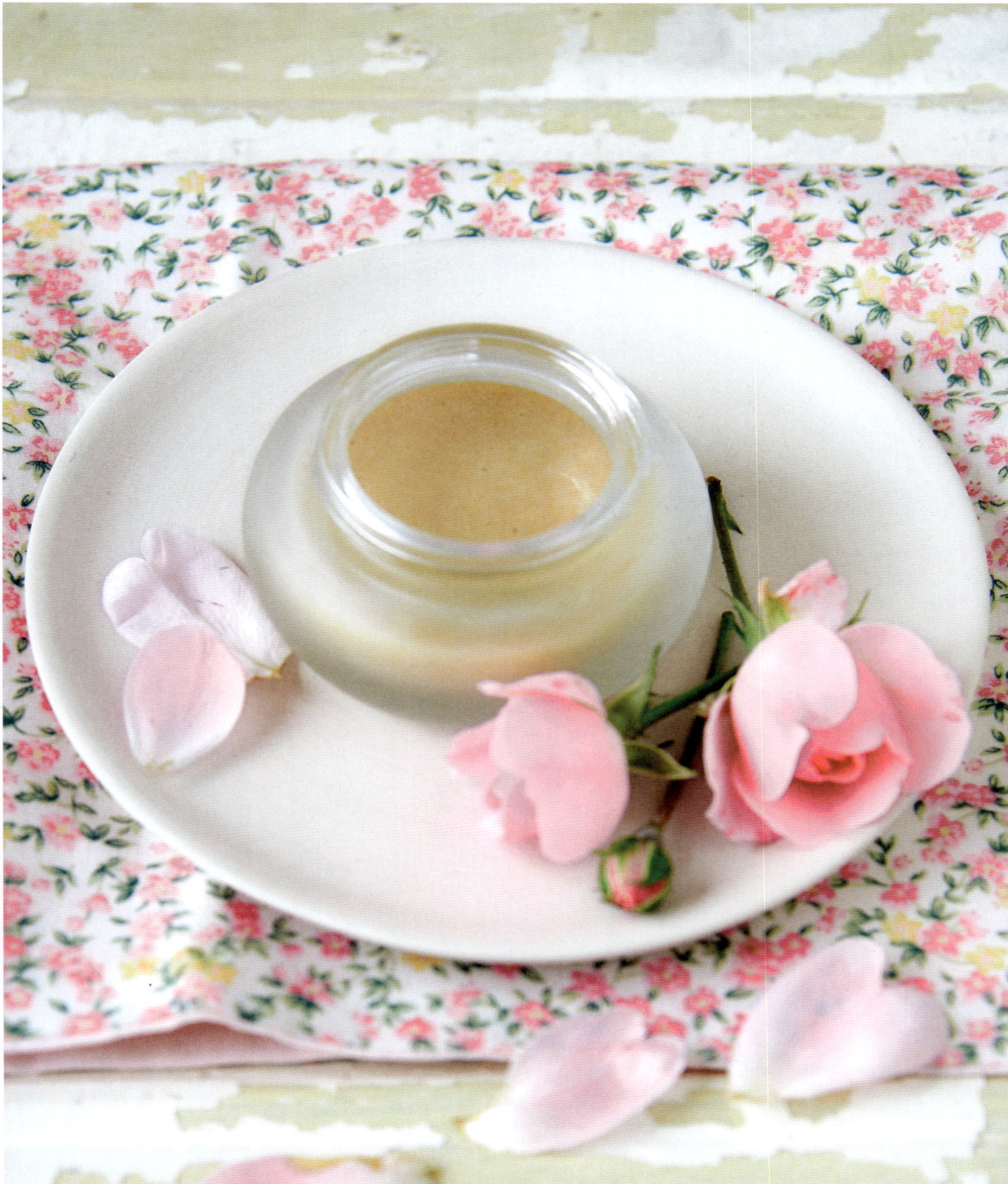

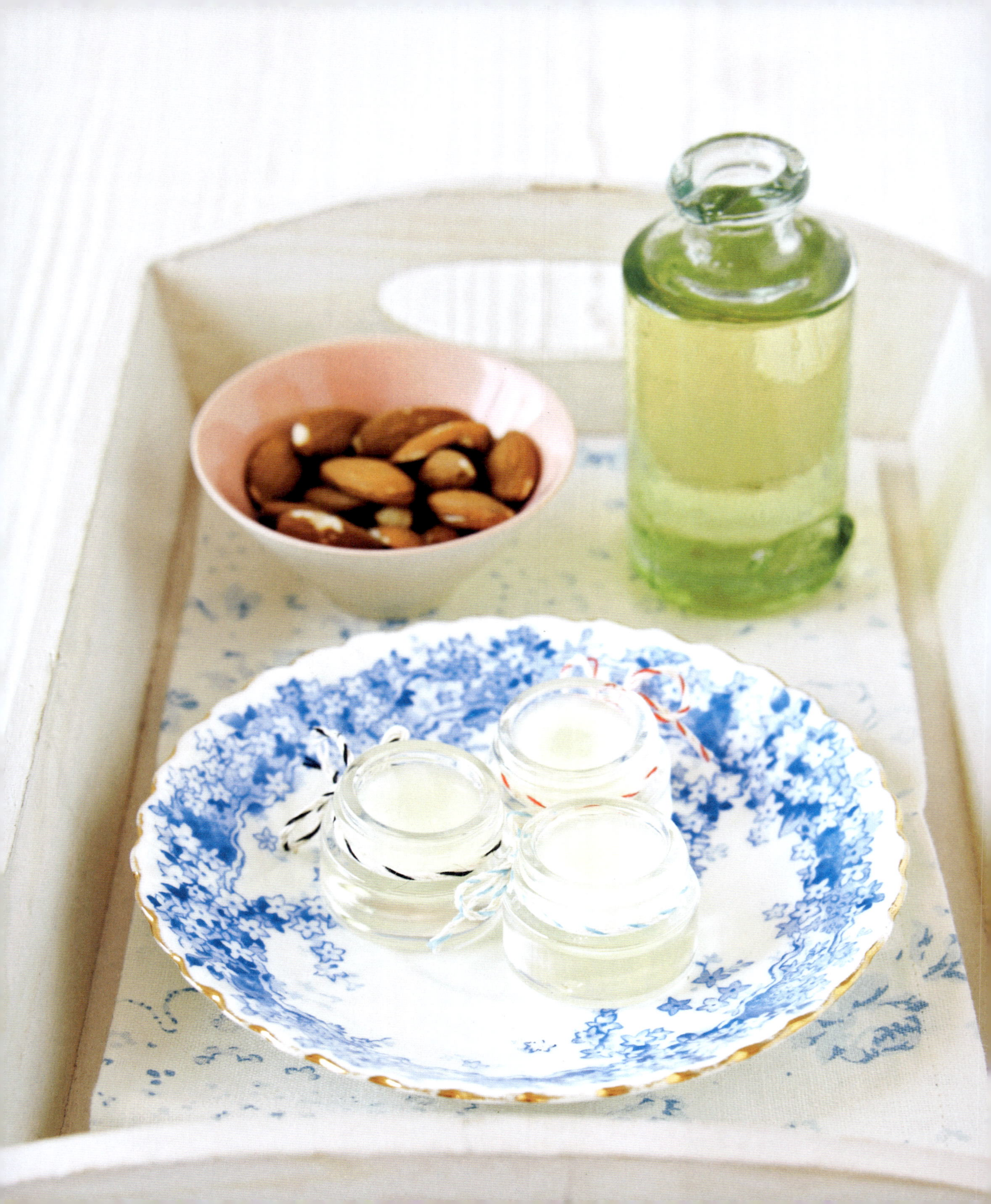

Dreierlei Lippenbalsam

Ein Lippenbalsam ist unverzichtbar, daher sind schnelle und einfache Rezepte super für den Lieblingsgeschmack oder ein neues Aroma. Wir schlagen drei Versionen vor: süß (aber nicht unangenehm!) mit Banoffee, verführerisch mit Kokosnuss und Mandel und kühlend mit Spearmint und Sheabutter. Die Basis aus Süßmandelöl und Bienenwachs bildet bei allen drei einen feuchtigkeitsspendenden lippenpflegenden Balsam. Das Rezept reicht für mindestens zwei kleine Tiegel – für die beste Freundin oder einfach für Ihren Vorrat.

ZUTATEN

Banoffee-Balsam

Für etwa 18 g

8 ml (1 ½ TL) Weizenkeimöl
8 ml (1 ½ TL) Süßmandelöl
2 g (1 ½ TL) weißes Bienenwachs
2 Tropfen Bananenaroma*
2 Tropfen Karamellaroma*

Kokos-Mandel-Balsam

Für etwa 17 g

8 ml (1 ½ TL) unraffiniertes Kokosnussöl
8 ml (1 ½ TL) Süßmandelöl
1 g weißes Bienenwachs
10 Tropfen Mandelaroma*

Kühlender Lippenbalsam

Für etwa 17 g

10 ml (2 TL) Süßmandelöl
1 g (¼ TL) weißes Bienenwachs
6 g (1 ¼ TL) Sheabutter
4 Tropfen ätherisches Spearmint-Öl

SPEZIALAUSRÜSTUNG

Nicht notwendig

**Lebensmittelaromen variieren in der Stärke, daher gelten die angegebenen Mengen als Richtwert. Beginnen Sie mit ein paar Tropfen und erhöhen bei Bedarf die Menge.*

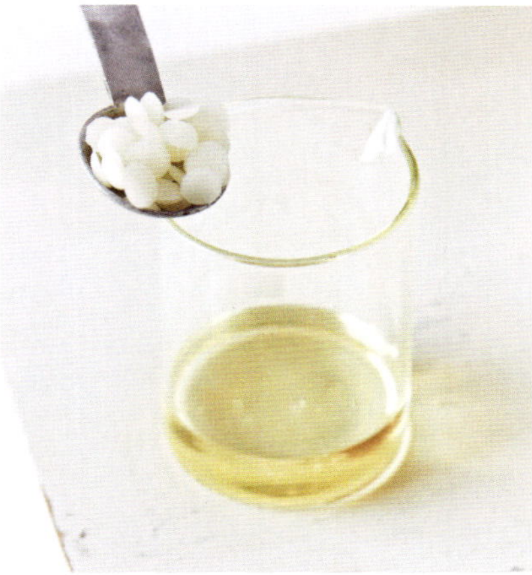

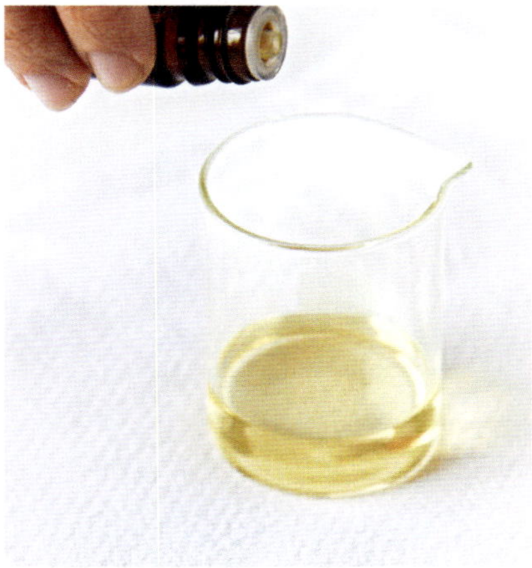

Step 1

Jeweils alle Zutaten – außer Aromen beziehungsweise Spearmint-Öl – in einen hitzebeständigen Becher geben. Diesen in einen Topf mit köchelndem Wasser stellen und erhitzen, bis das Wachs geschmolzen ist.

Step 2

Den Becher aus dem Wasserbad nehmen, sobald die Zutaten vollständig geschmolzen sind. Die Masse etwas abkühlen lassen, dann Aromen beziehungsweise Spearmint-Öl hineingeben und gut verrühren.

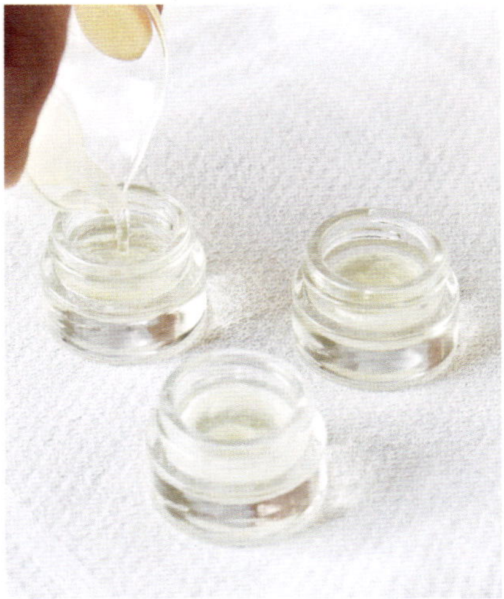

Step 3

Solange die Masse noch heiß und flüssig ist, in ein sterilisiertes Gefäß, luftdichtverschließbare Döschen oder Behälter gießen. Nach dem Abkühlen Datum und verwendete Zutaten darauf notieren.

ANWENDUNG

Je nach Bedarf eine kleine Menge Balsam auf die Lippen tupfen.

AUFBEWAHRUNG

Kühl und trocken ohne Sonneneinwirkung lagern. 6 Monate haltbar.

Lippen- und Wangen-Rouge

Dieser Balsam mit einem Hauch von Farbe ist eine Variante des Lippenbalsams (siehe Seite 89) und fast genauso einfach herzustellen. 4 bis 5 Tropfen natürliche Lebensmittelfarbe reichen, um einen Hauch Rot auf Lippen oder Wangen zu zaubern. Eine größere Menge erzeugt einen kräftigeren Ton, auf der Haut sieht er aber transparenter und feiner als im Döschen aus. Die genaue Dosierung ist eine Sache von »Try & Error« – vor allem wenn der Farbton noch fettlöslich sein muss. Die natürlichen Lebensmittelfarben auf der Basis von Rote Bete oder Paprika ergeben hier wunderbare Pink- und Koralltöne. Dieses Projekt eignet sich auch hervorragend dazu, Teenager an die Produktion eigener Kosmetik heranzuführen.

Für etwa 18 g

ZUTATEN
- 15 ml (3 TL) Süßmandelöl
- 1 g (¼ TL) Sheabutter
- 2 g (½ TL) weißes Bienenwachs
- 4–5 Tropfen fettlösliche natürliche Lebensmittelfarbe (nach Belieben)

SPEZIALAUSRÜSTUNG
Glasstab (nach Belieben)

AUFBEWAHRUNG
Kühl und trocken ohne Sonneneinwirkung lagern. 6 Monate haltbar.

ANWENDUNG
Auf die Lippen auftragen. Oder mit den Fingerspitzen mit kreisenden Bewegungen zuerst wenig auf die Wangenknochen auftragen (auf die muskulösen Partien, die beim Lächeln hervortreten). Nach und nach mehr Farbe auftragen, bis ein schöner, rosiger Farbton erreicht ist. Achtung: Es ist einfacher, mehr aufzutragen, als es hinterher zu entfernen!

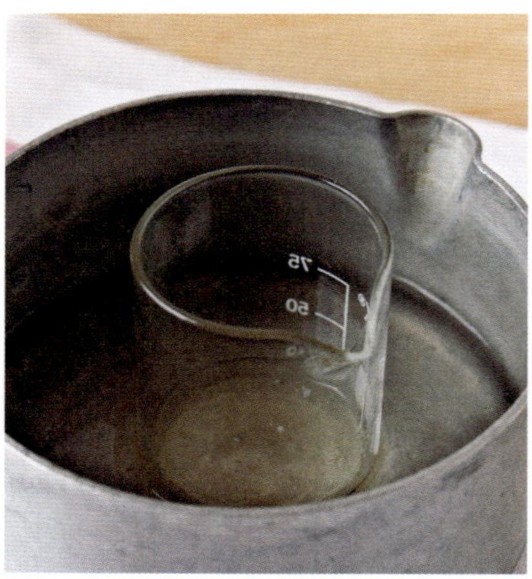

Step 1
Mandelöl, Sheabutter und Bienenwachs in einen hitzebeständigen Becher geben. Den Becher in einen Topf mit köchelndem Wasser stellen und erhitzen, bis das Bienenwachs vollständig geschmolzen ist.

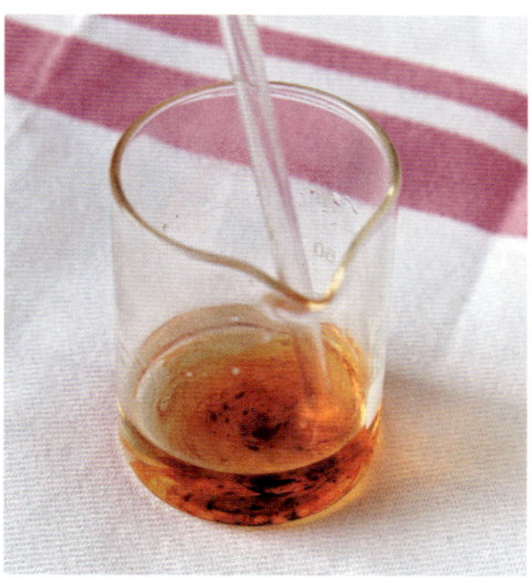

Step 2
Sobald die Zutaten vollständig geschmolzen sind, den Becher aus dem Wasserbad nehmen. Die Masse etwas abkühlen lassen, dann die Lebensmittelfarbe tropfenweise bis zum gewünschten Farbton hinzufügen.

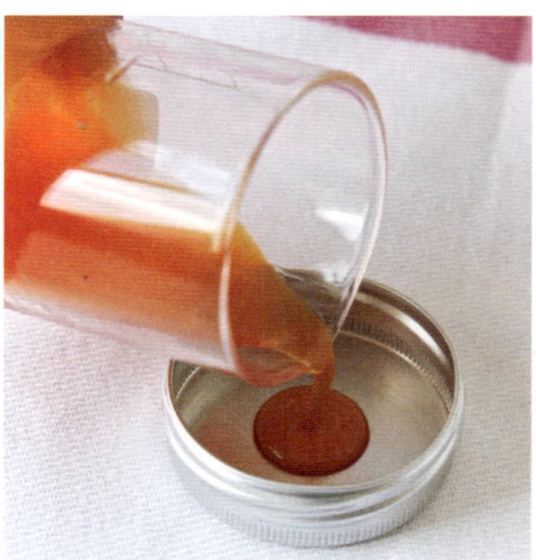

Step 3
Solange die Masse noch heiß und flüssig ist, in ein kleines, sterilisiertes und luftdicht verschließbares Gefäß geben. Die Oberfläche sollte glatt und gleichmäßig aussehen. Abgekühlt wie üblich beschriften.

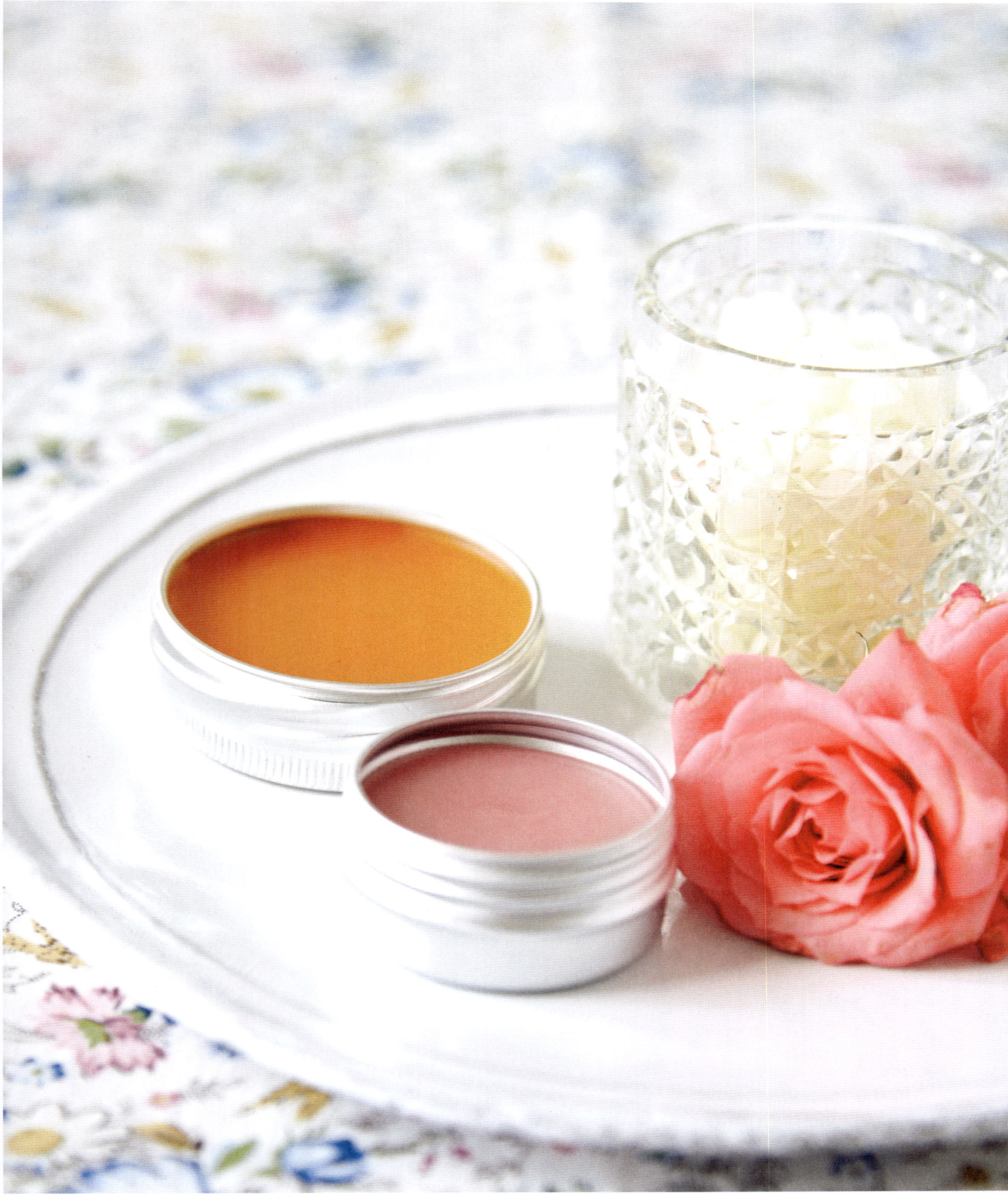

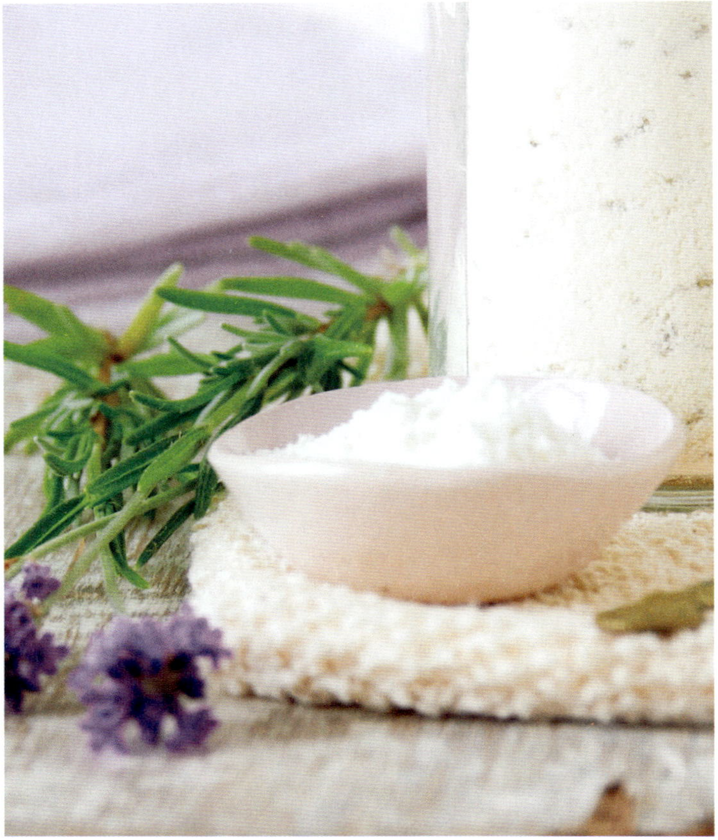
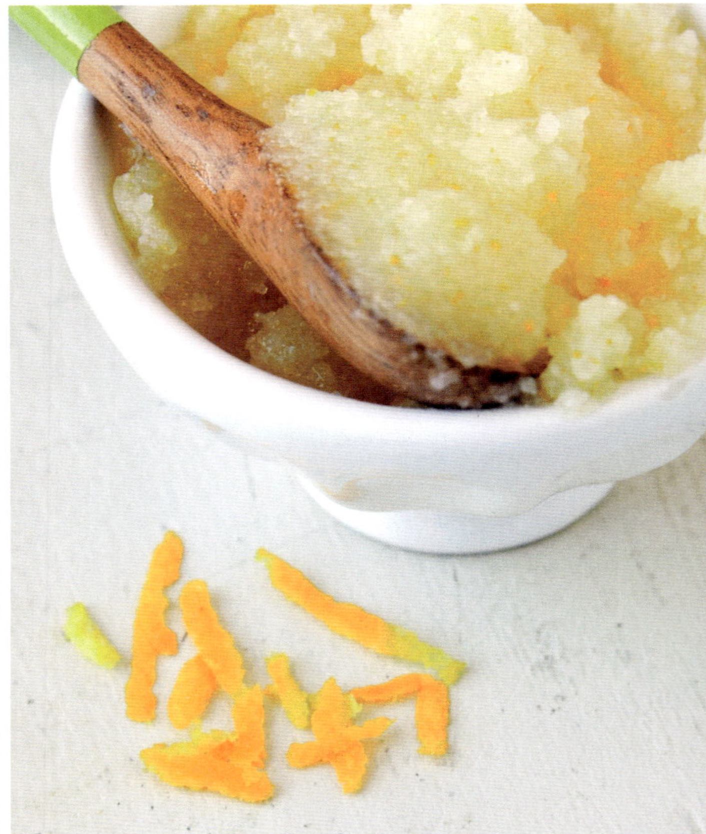
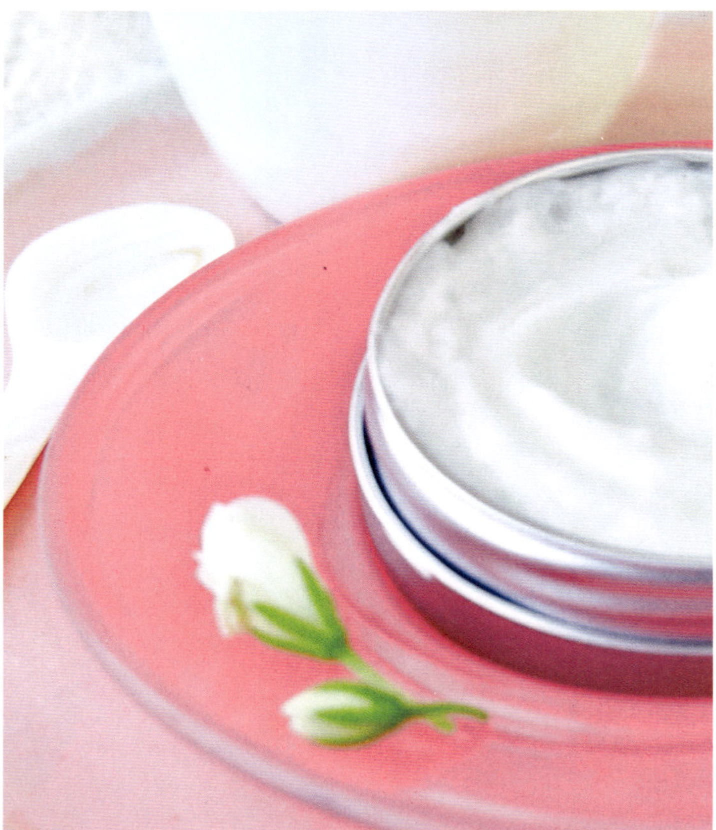
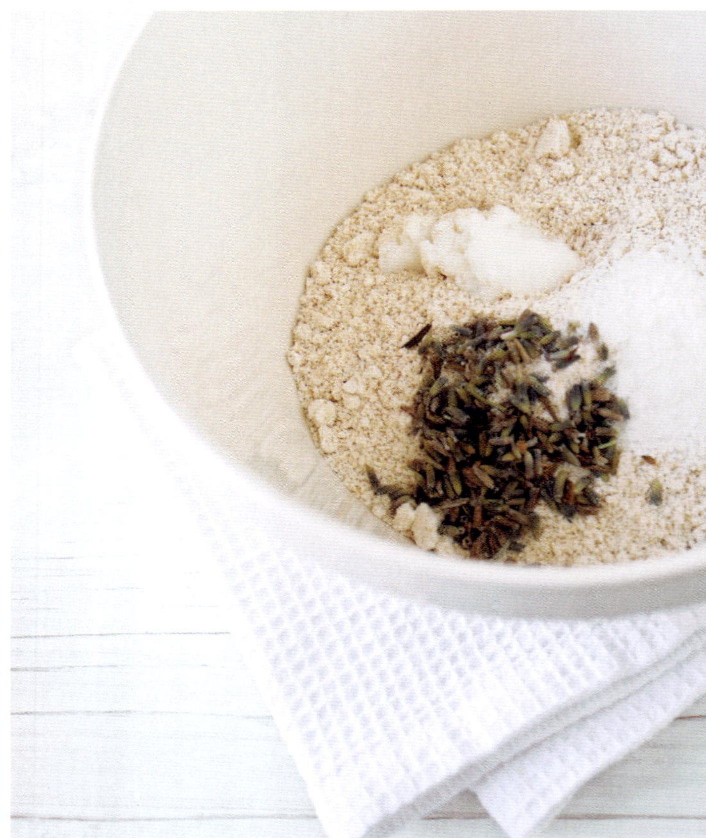

KÖRPER

Lavendel-Rosmarin-Bad mit Milchpulver

Die pflegende Mischung aus Milchpulver und Mandelöl macht die Haut weich und verwöhnt sie. Bittersalz wirkt entgiftend, das Lavendelöl beruhigt nach einem langen Tag den Geist. Nach Belieben können Sie noch Rosmarinnadeln dazugeben, sie verleihen dem Bad einen wunderbaren, frisch-würzigen Duft.

Für etwa 200 g

ZUTATEN

- 178 g Milchpulver
- 4 g (¾ TL) Kernseife
- 10 g Bittersalz
- 4 ml (¾ TL) Süßmandelöl
- 1 TL getrocknete Rosmarinnadeln (nach Belieben)
- 20 Tropfen ätherisches Lavendelöl
- 20 Tropfen ätherisches Rosmarinöl
- 40 Tropfen Grapefruitkernextrakt (GKE)

SPEZIALAUSRÜSTUNG

- Backblech
- Hackbrett
- Reibe
- Rührschüssel oder Einweckglas zum Mischen

AUFBEWAHRUNG

Kühl und trocken ohne Sonneneinwirkung lagern. 3 Monate haltbar. Bei Verwendung frischen Rosmarins im Kühlschrank bis zu 3 Tage haltbar.

ANWENDUNG

Einige Löffel des Bads in laufendes Wasser geben, danach mindestens 20 Minuten entspannen.

Tipp

Frischer Rosmarin ist eine hervorragende Alternative zu getrocknetem – das Badepulver duftet deutlich frischer. Die Nadeln waschen und trockentupfen. Frische Nadeln sind schwerer als getrocknete, wiegen also mehr. Mit einem Küchenmesser oder einer Schere sehr fein schneiden.

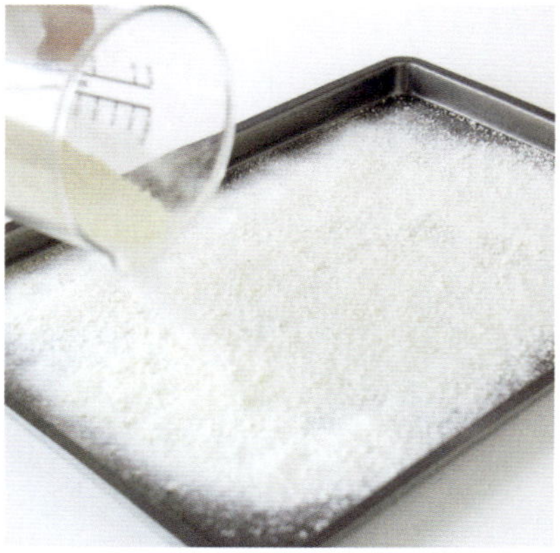

Step 1

Das Milchpulver auf einem Backblech verteilen und 30 Minuten im auf 100 °C vorgeheizten Backofen erhitzen, damit jegliche Bakterien abgetötet werden. Aus dem Ofen nehmen und abkühlen lassen.

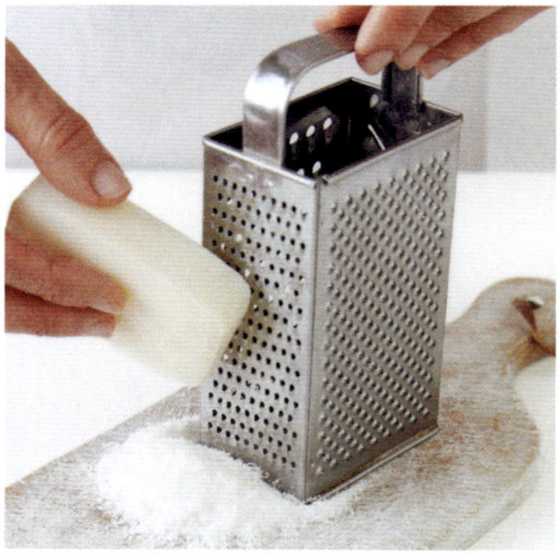

Step 2

Die Seife über einem Hackbrett fein reiben und beiseitestellen. Die restlichen Zutaten und nach Belieben die fein geschnittenen Rosmarinnadeln abwiegen und in eine Schüssel oder ein sterilisiertes Einmachglas geben.

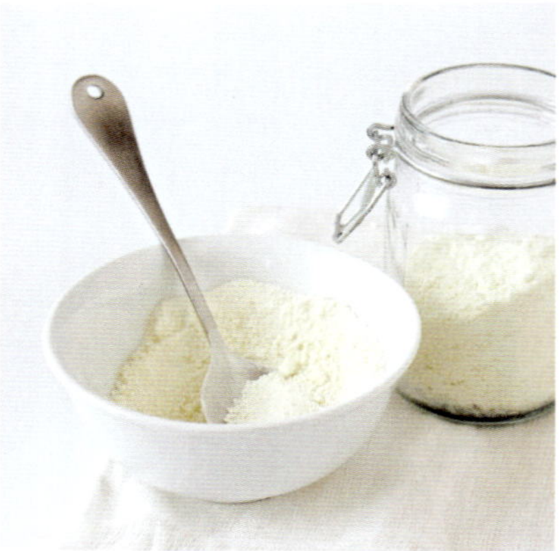

Step 3

Milchpulver und Seifenraspel dazugeben und alles gründlich verrühren. In ein sterilisiertes, luftdicht schließendes Gefäß oder ein Einmachglas geben. Datum und verwendete Zutaten darauf notieren.

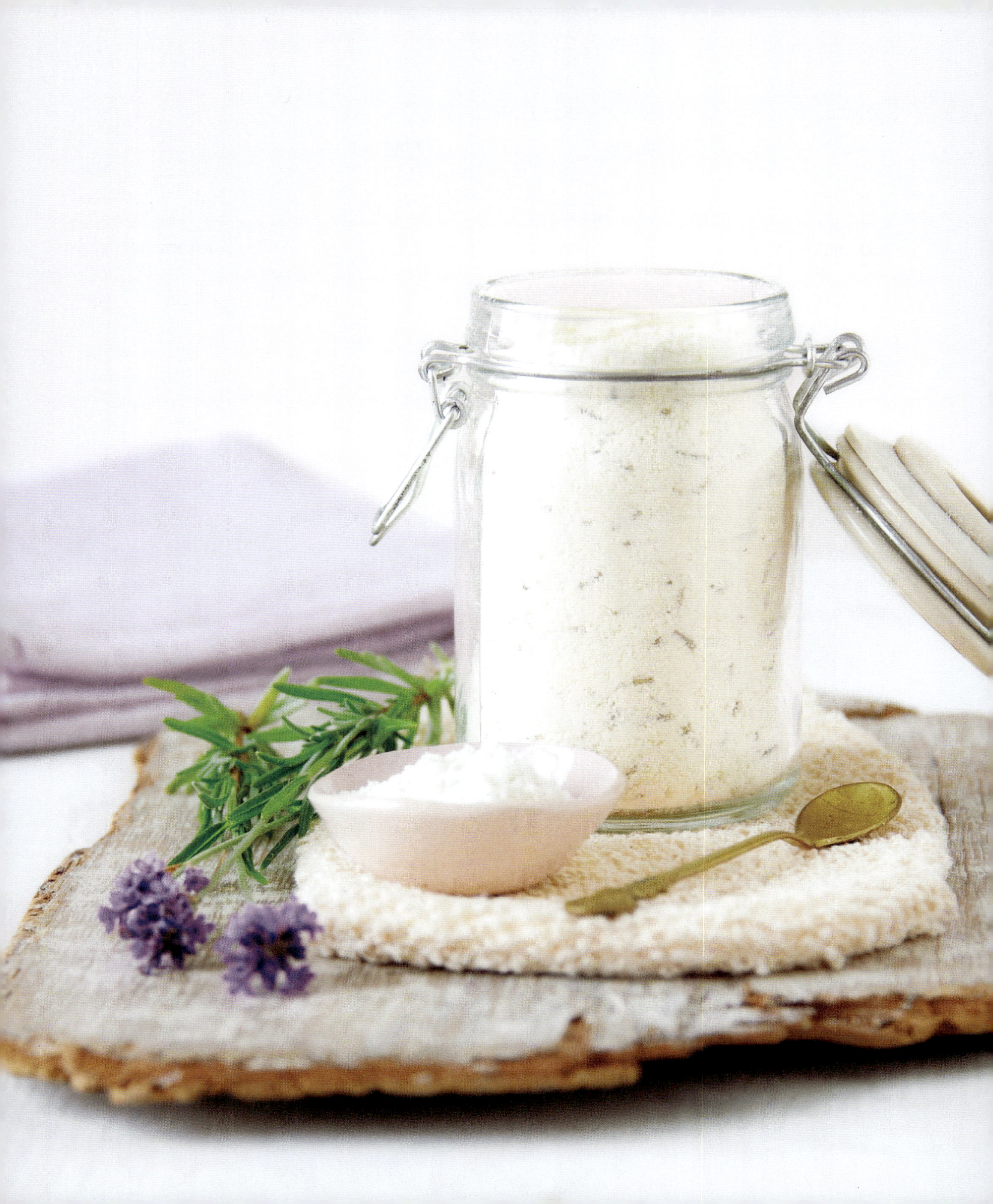

Badekugeln mit Blütenblättern

Für etwa 455 g

ZUTATEN
1–2 Handvoll getrocknete Blütenblätter
250 g Kaisernatron
125 g Zitronensäure
50 g Speisestärke
5 ml (1 TL) Aroma oder ätherisches Öl (nach Belieben; siehe Step 3)
25 ml Hamameliswasser

SPEZIALAUSRÜSTUNG
Kleiner Mörser (nach Belieben)
Rührschüssel
Einmalhandschuhe (siehe Step 2)
Plastikpipette (nach Belieben)
Pflanzenbefeuchter oder Sprühflasche
kleine Förmchen
Küchenpalette
Hackbrett

AUFBEWAHRUNG
Kühl und trocken ohne Sonneneinwirkung lagern. 12 Monate haltbar.

ANWENDUNG
24 Stunden an einem warmen, trockenen Platz stehen lassen. Danach in Zellophanpapier einpacken und mit hübschen Bändern zubinden (siehe Seite 138). Je nach Größe der verwendeten Form 1 oder 2 Badekugeln in warmes, fließendes Wasser geben. Sobald sie mit Wasser in Berührung kommen, beginnen die Kugeln zu prickeln und setzen ihre Inhaltsstoffe frei.

Die Herstellung von Badekugeln hört sich kompliziert an, ist in Wirklichkeit aber sehr einfach. Veredelt werden die Kugeln hier mit Blüten aus dem Garten. Da es sich um ein sehr anwenderfreundliches Rezept handelt, kann man damit auch Kindern und Jugendlichen die Herstellung eigener Kosmetik näherbringen. Badekugeln sind ein wunderbares, preisgünstiges Geschenk, denn mit nur ein bisschen Fantasie lässt sich etwas ganz Besonderes daraus machen.

Je nach der Größe der von Ihnen verwendeten Formen ergibt das Rezept eine recht große Menge an Badekugeln. Wenn Sie alte Tarte- oder Schokoladenförmchen aufstöbern, können Sie den Kugeln entzückende Muster verleihen. Alternativ verwenden Sie einfach ein Muffinblech oder Silikonbackformen.

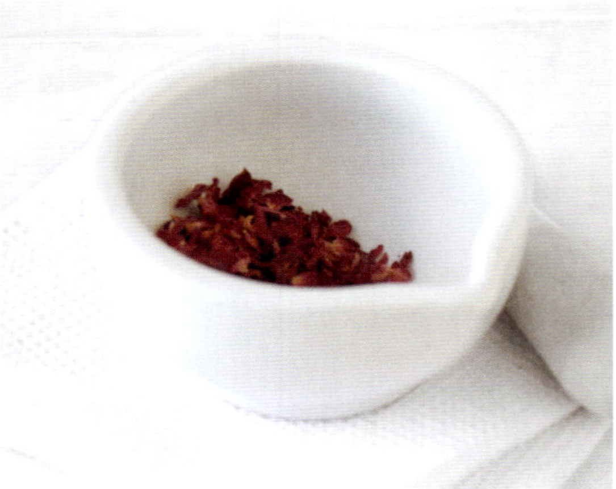

Step 1
Die getrockneten Blütenblätter in etwa 1 cm große Stücke reißen. Nach Belieben zusätzlich im Mörser zerreiben. Passend wären dunkelrote Rosenblätter (nicht pinke, da sich diese schnell bräunlich verfärben), Lavendelblüten und Ringelblumenblätter. Zum Trocknen von Blüten siehe Seite 20.

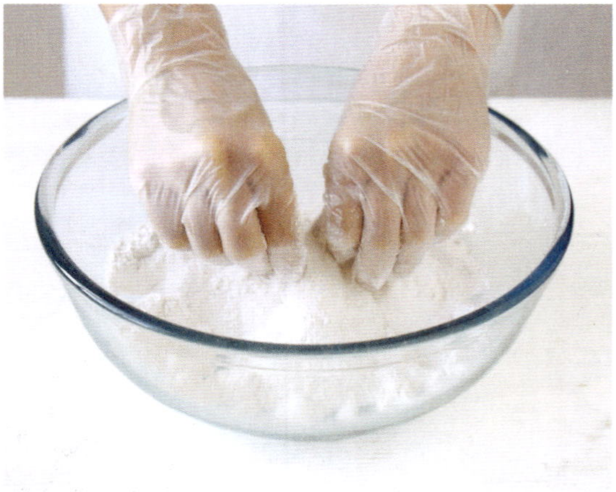

Step 2
Einmalhandschuhe anziehen. Alle trockenen Zutaten – außer den Blüten – in eine große Rührschüssel geben und mit den Händen vermengen. Darauf achten, dass sich in der Masse keine Klumpen befinden. (Die Handschuhe schützen die Hände vor den Pulvern, die insbesondere bei längerem Arbeiten die Haut aufscheuern können.)

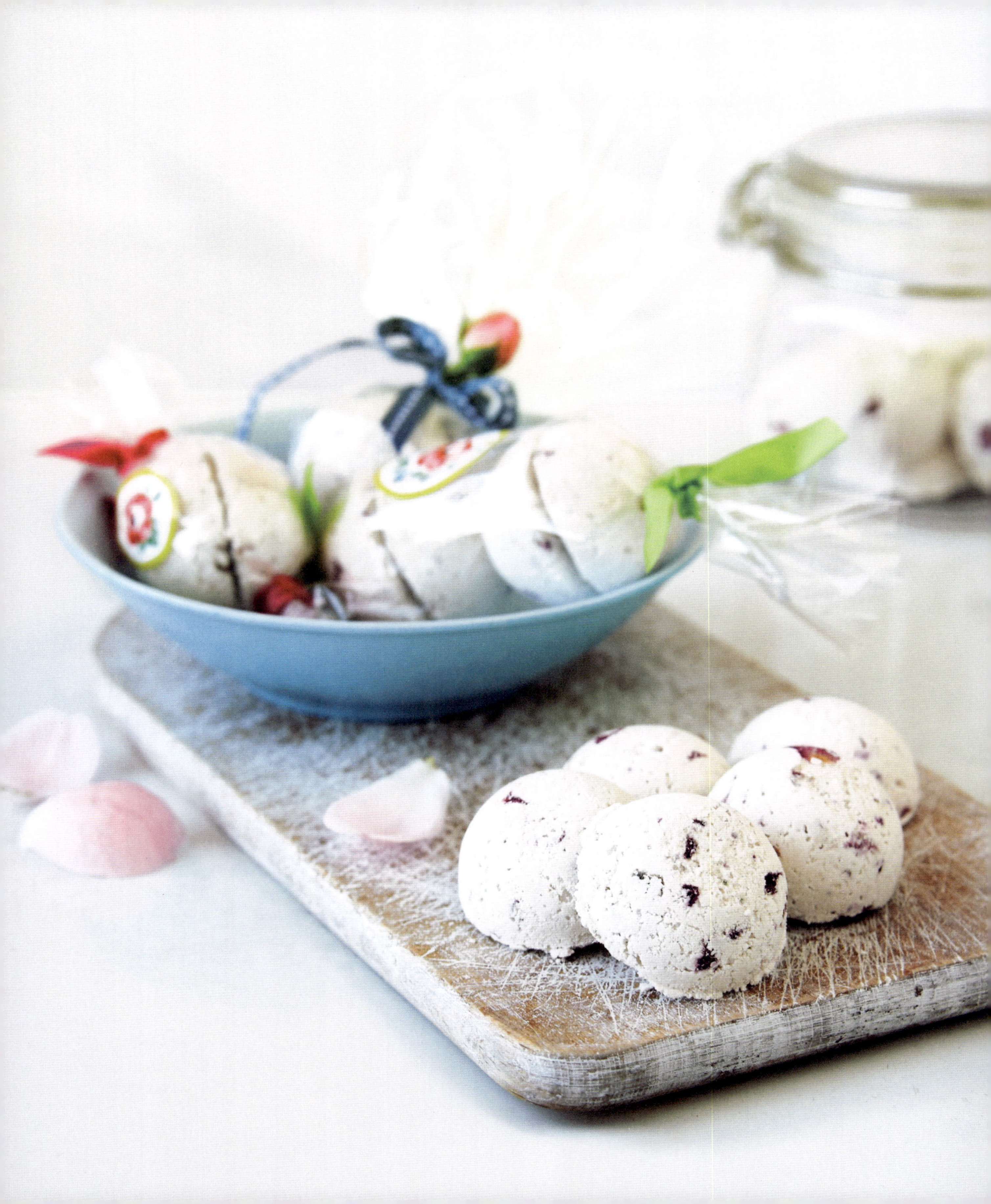

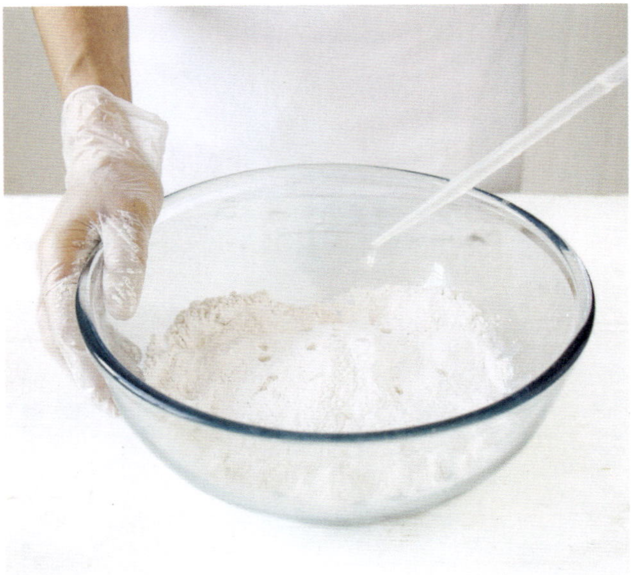

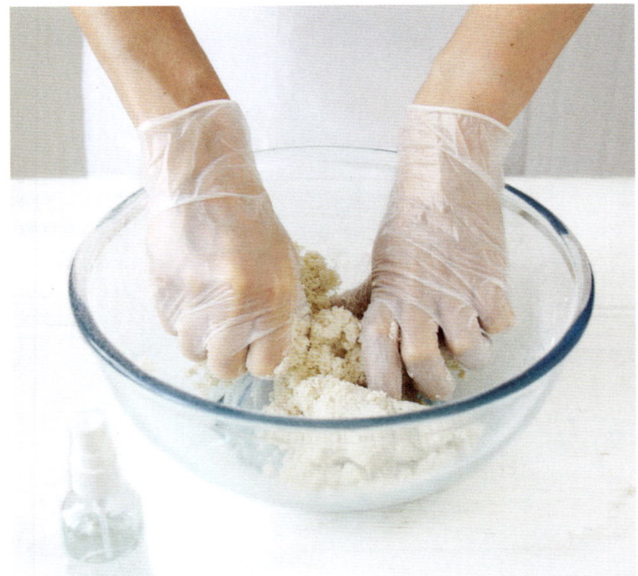

Step 3

Die ätherischen Öle beziehungsweise das gewünschte Aroma mit einer Pipette dazugeben und mit den Händen gleichmäßig untermengen. Bei Aromastoffen darauf achten, dass diese zur Verwendung in Kosmetika geeignet sind.

Step 4

Jeweils nach und nach so viel Hamameliswasser hineinsprühen, bis die Masse nassem Sand ähnelt und zu klumpen beginnt, wenn man sie mit den Händen verknetet.

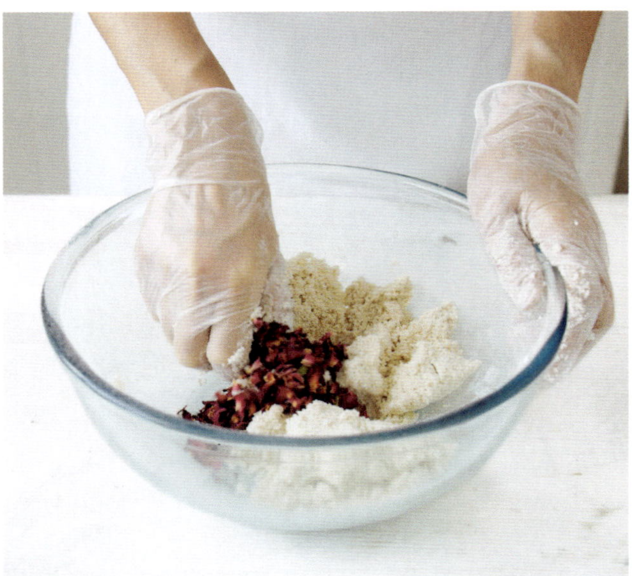

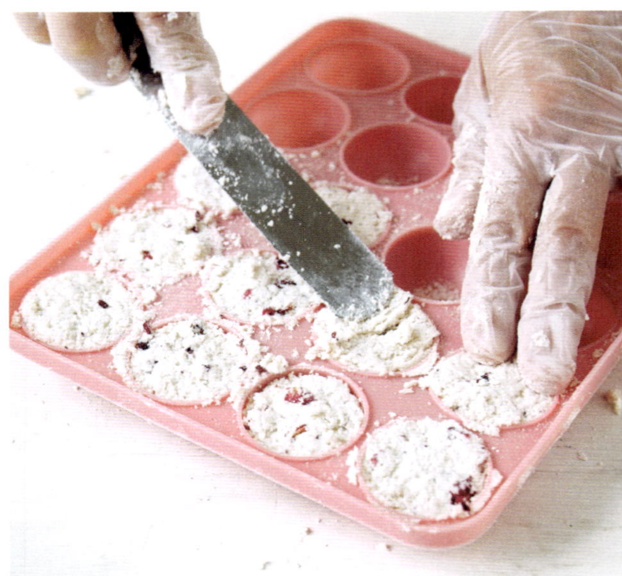

Step 5

Die gewünschte Menge an Blütenblättern gleichmäßig unter die Masse mischen (1–2 Handvoll sollten ausreichen), sodass in jeder Badekugel zum Schluss auch Blüten enthalten sein sollten.

Step 6

Die Seifenmasse in die Förmchen verteilen und jeweils bis zum Rand fest andrücken. Darauf achten, dass die Masse kompakt eingefüllt ist. Die Oberfläche mit der Palette glatt verstreichen.

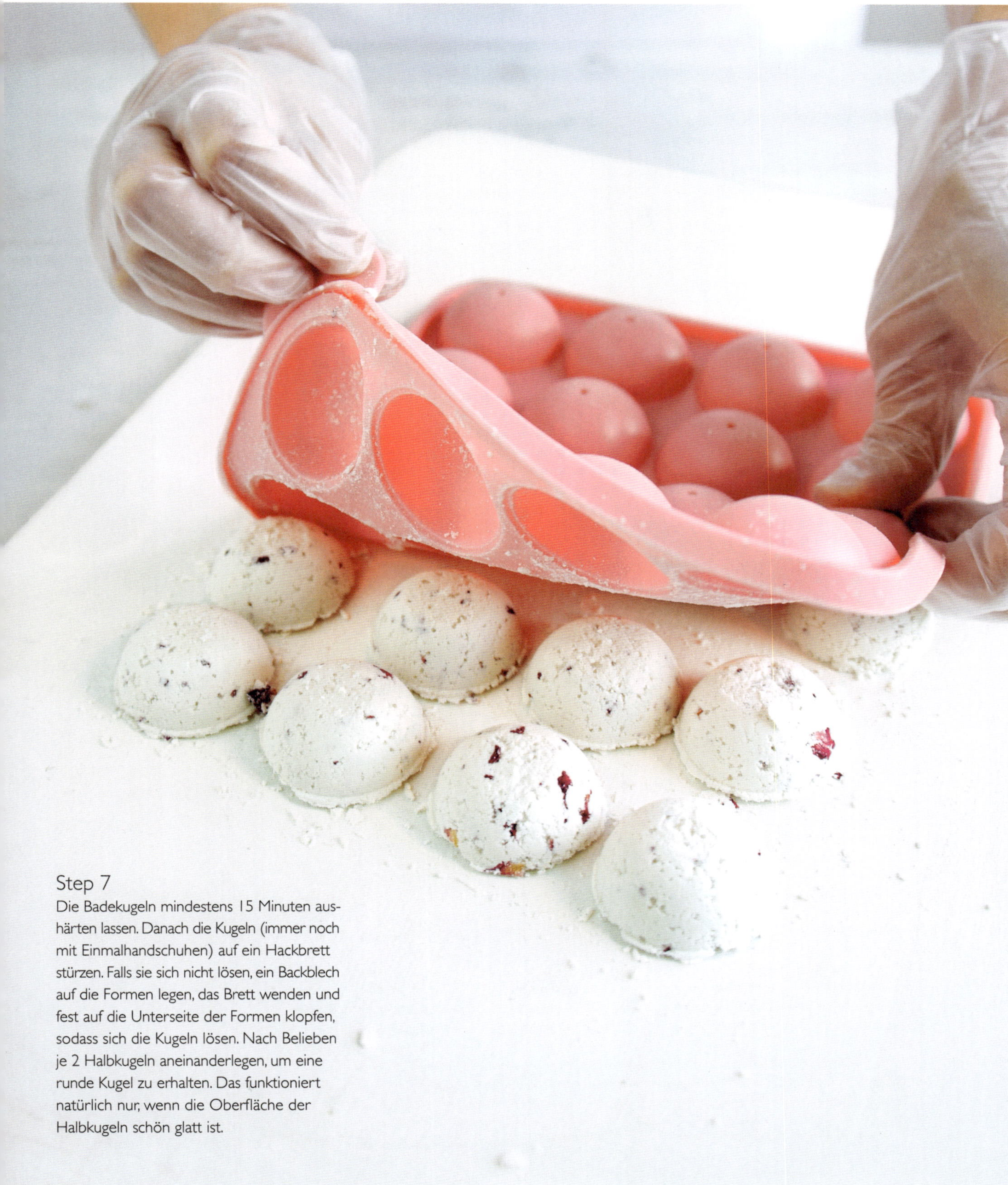

Step 7

Die Badekugeln mindestens 15 Minuten aushärten lassen. Danach die Kugeln (immer noch mit Einmalhandschuhen) auf ein Hackbrett stürzen. Falls sie sich nicht lösen, ein Backblech auf die Formen legen, das Brett wenden und fest auf die Unterseite der Formen klopfen, sodass sich die Kugeln lösen. Nach Belieben je 2 Halbkugeln aneinanderlegen, um eine runde Kugel zu erhalten. Das funktioniert natürlich nur, wenn die Oberfläche der Halbkugeln schön glatt ist.

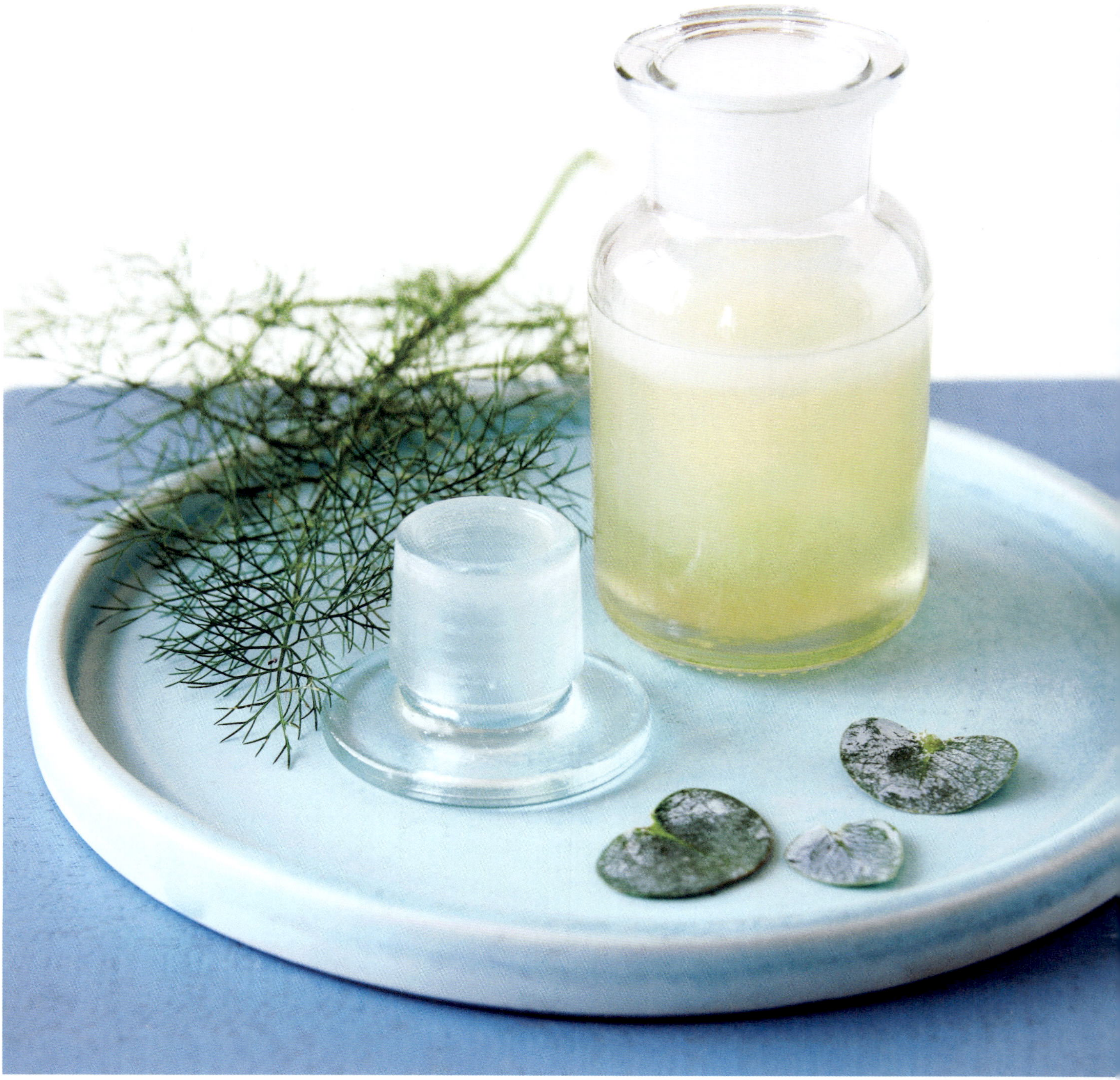

Badeessenz mit Meeresalgen und Kräutern

Algen sind eine wunderbare Zutat für Hautpflegeprodukte. Sie enthalten Vitamine, Mineralstoffe und Antioxidantien, die für die Reparatur und Feuchthaltung der Haut hilfreich sind. Für diese Badeessenz haben wir Sägetang verwendet, Sie können aber auch andere Braunalgen nehmen. Ernten Sie die Algen möglichst frisch am Strand in Ufernähe – für dieses Rezept benötigen Sie mehrere Handvoll.

Für etwa 200 ml

ZUTATEN
- 98 ml (6 ½ EL) Extrakt aus Sägetang (siehe Steps 1 und 2)
- 80 ml (5 ½ EL) Plantapon ® SF
- 10 ml (2 TL) Lamesoft ® PO 65
- 10 ml (2 TL) Rosmarin- oder Thymian-Glyzerinextrakt oder einfaches Glyzerin (siehe Step 3)
- je 10 Tropfen ätherisches Eukalyptusöl, Fenchelöl, Wacholderöl und Thymianöl
- 40 Tropfen Grapefruitkernextrakt (GKE)

SPEZIALAUSRÜSTUNG
- Schere
- Hackbrett
- Thermometer
- Sieb

AUFBEWAHRUNG
Kühl und trocken ohne Sonneneinwirkung lagern. 3 Monate haltbar.

ANWENDUNG
1–2 Kappen (5–10 ml) in laufendes warmes Wasser geben und sich anschließend im schäumenden duftenden Badewasser etwa 20 Minuten verwöhnen.

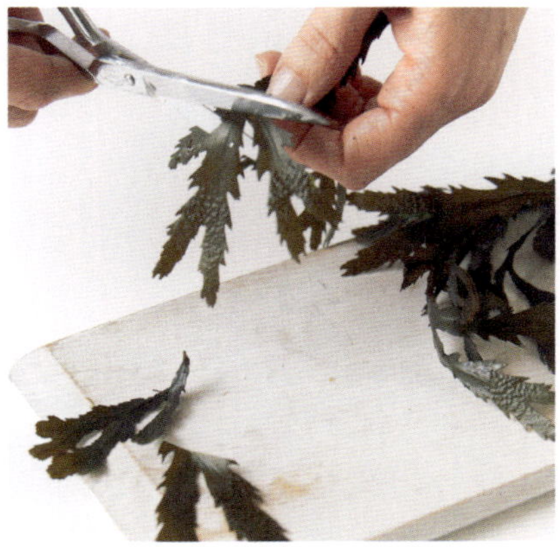

Step 1
Ein paar Handvoll Sägetang gründlich waschen und in 5–7 cm lange Stücke schneiden. Die Algen in einen Edelstahltopf geben und mit Wasser bedecken.

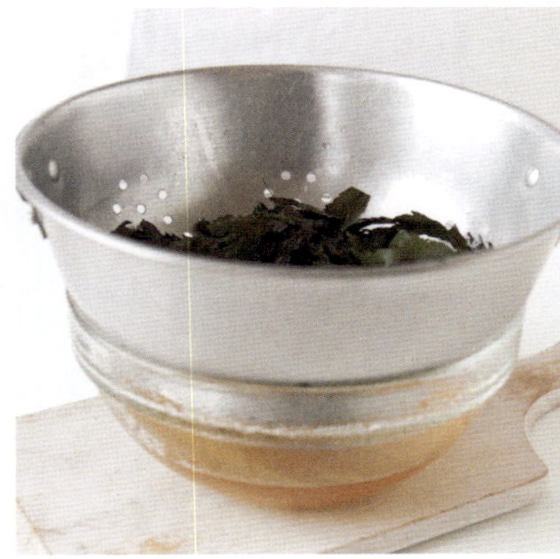

Step 2
Auf 70–80 °C (Thermometer) erhitzen und 30 Minuten köcheln. Vom Herd nehmen und abkühlen lassen. Algen in ein Sieb abgießen und entfernen, den Extrakt auffangen.

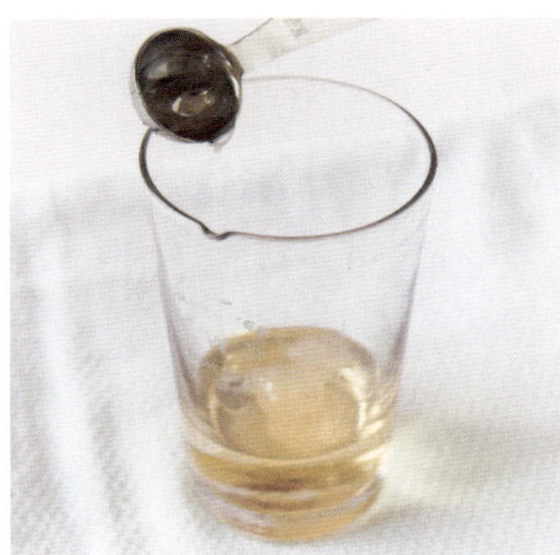

Step 3
Plantapon und Lamesoft in einem Becher vermengen. Das reine Glyzerin oder nach Belieben einen Rosmarin- oder Thymian-Glyzerinextrakt (siehe Seite 37) dazugeben.

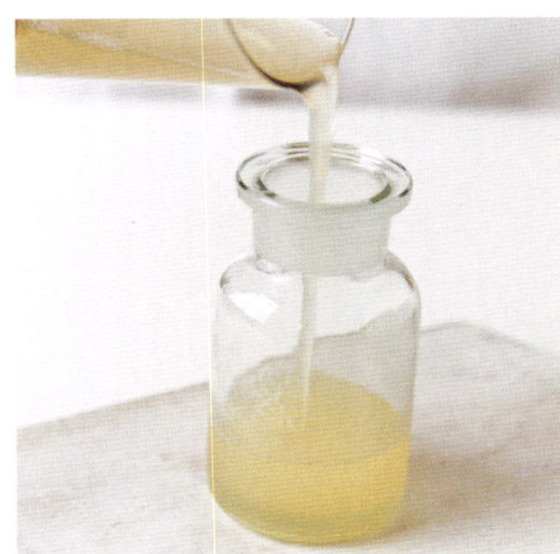

Step 4
98 ml (6 ½ EL) Algenextrakt hinzufügen, dann Duftöle und GKE hineintropfen. Alles umrühren, danach in eine sterilisierte Flasche füllen, wie üblich beschriften.

Badeöl mit Zitrone und Wacholder

Dieses Öl verleiht dem Badewasser ein Aroma, das nach Zitrone und Wacholder duftet und bei Müdigkeit belebend wirkt. Das Rezept ist ganz einfach zuzubereiten, weil es nicht erhitzt werden muss. Es ist lange haltbar – und in einer hübschen Glasflasche wird daraus ein elegantes Geschenk. Anders als in schlecht löslichen Badeölen bewirkt hier das Polysorbat, dass sich Reiskleieöl und Duftöle gleichmäßig im Wasser und auf der Haut verteilen, wodurch diese sich seidig und angenehm feucht anfühlt. Ein weiterer unbestrittener Vorteil besteht darin, dass man danach keine unschönen Ölreste aus der Badewanne schrubben muss. Wer will nach einem entspannenden Bad schon mühselige Arbeit verrichten!

Für etwa 100 ml

ZUTATEN
85 ml (5 ¾ EL) Reiskleieöl
10 ml (2 TL) Polysorbat 20
je 40 Tropfen ätherisches Mandarinenöl und ätherisches Zitronenöl
20 Tropfen ätherisches Wacholderöl

SPEZIALAUSRÜSTUNG
Plastikpipette (nach Belieben)
Trichter (nach Belieben)

AUFBEWAHRUNG
Kühl und trocken ohne Sonneneinwirkung lagern. 6 Monate haltbar.

ANWENDUNG
2–3 Verschlusskappen (10–20 ml) in warmes, laufendes Wasser gießen. Mindestens 20 Minuten entspannen und die belebenden Düfte der ätherischen Öle ihren Zauber entfalten lassen.

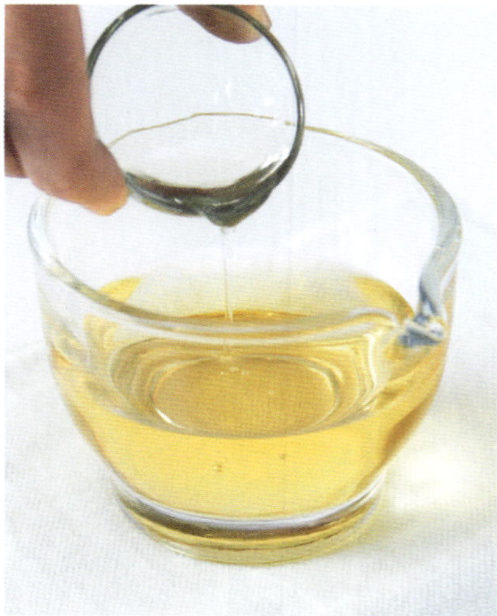

Step 1

Zunächst prüfen, ob das Reiskleieöl noch frisch ist. Ranzig riechende Öle nicht verwenden, da sie den Duft des fertigen Produktes beeinträchtigen. Reiskleieöl und Polysorbat in einem Glaskrug oder -becher vermengen. Beide Flüssigkeiten verbinden sich leicht und bilden eine klare Ölbasis.

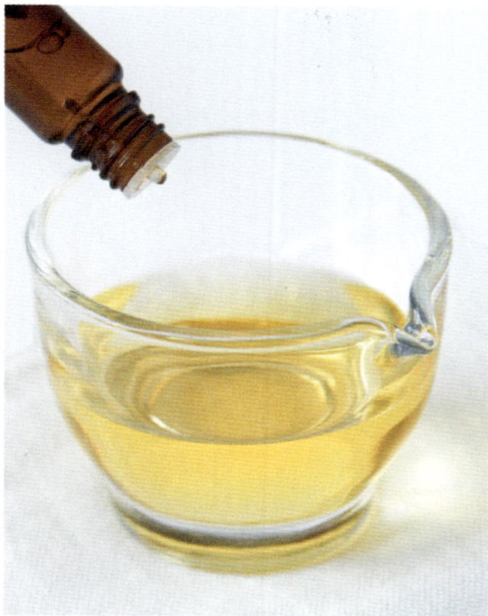

Step 2

Die ätherischen Öle mit einer Tropfflasche oder Plastikpipette in die Ölbasis geben und so lange rühren, bis die Flüssigkeit klar ist. In eine sterilisierte, luftdicht schließende Glasflasche füllen – das geht am besten mit einem kleinen Trichter. Datum und verwendete Zutaten darauf notieren.

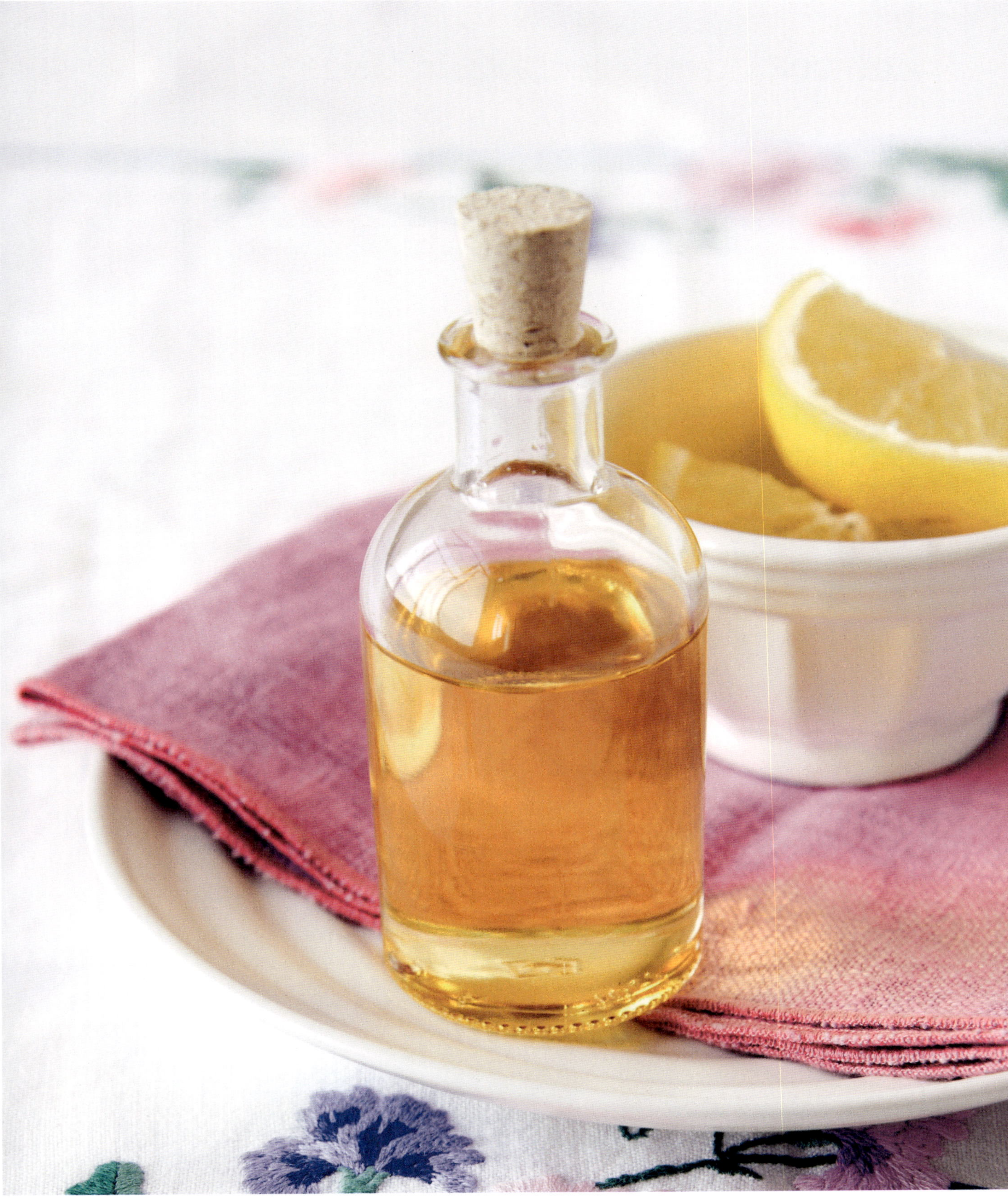

Körperpeeling mit Meersalz und Algen

Unser Meersalzkörperpeeling entfernt aufgrund seiner mineralhaltigen Salze, der gemahlenen Algen und des hohen Glyzeringehalts nicht nur abgestorbene Hautschüppchen, sondern spendet auch Feuchtigkeit. Wir haben hier Blasentang verwendet, Sie können jedoch jede Algensorte verwenden (wichtig: vor der Verwendung gründlich waschen und trockentupfen) – für dieses Rezept benötigen Sie mehrere Handvoll. Dank des Emulgators Olivem ® 1000 löst sich das Peeling im Wasser auf, ohne einen Ölfilm zu hinterlassen.

Für etwa 200 ml

ZUTATEN
10 g gemahlener Blasentang (oder andere Algen; siehe Steps 1 und 2)
50 g grobes Meersalz
10 ml (2 TL) Rosmarin-Glyzerinextrakt (siehe Seite 37)
120 ml Glyzerin
8 g (1 ½ TL) Olivem ® 1000
20 Tropfen ätherisches Zitronenöl
10 Tropfen ätherisches Pinienöl

SPEZIALAUSRÜSTUNG
Sieb
Backblech
Kaffeemühle
Thermometer
Stabmixer oder Milchaufschäumer (nach Belieben)

AUFBEWAHRUNG
Kühl und trocken ohne Sonneneinwirkung lagern. 6 Monate haltbar.

ANWENDUNG
Das Peeling in der Badewanne oder unter der Dusche in die feuchte Haut einmassieren. Gründlich abspülen. Ergibt auch ein wunderbares Handpeeling.

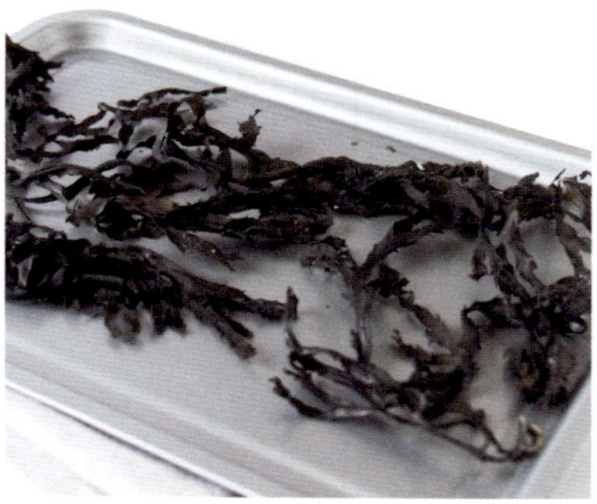

Step 1
Einige Handvoll Algen in ein Sieb geben und unter viel klarem, laufendem Wasser abspülen, danach gut trockentupfen. Auf einem Backblech verteilen und etwa 30 Minuten im auf 120 °C vorgeheizten Backofen trocknen lassen. Aus dem Ofen nehmen und abkühlen lassen.

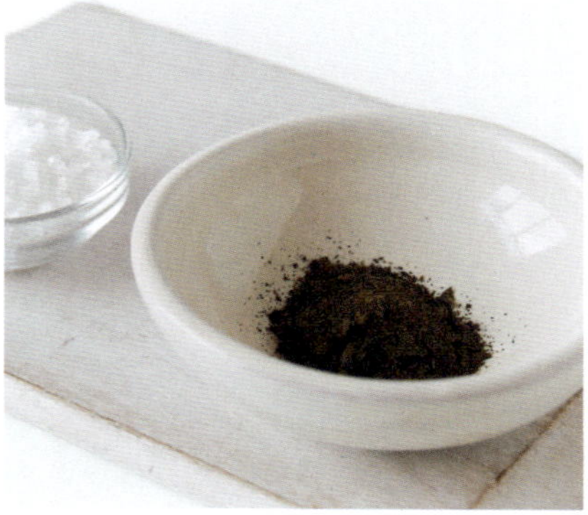

Step 2
Die abgekühlten Algen in der Kaffeemühle zermahlen. Nicht erschrecken, wenn die Mühle laute Geräusche macht, denn Algen sind im Trockenzustand sehr hart – deshalb ergeben sie auch ein hervorragendes Körperpeeling. Bei sehr grobem Meersalz auch dieses mahlen, damit das Peeling feiner wird.

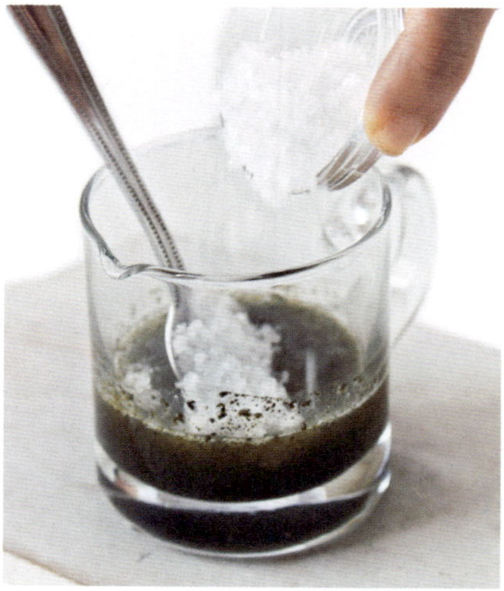

Step 3
Glyzerinextrakt und Glyzerin in einen hitzebeständigen Becher geben und Olivem ® 1000 hinzufügen. Den Becher in einen Topf mit kochendem Wasser stellen und auf 75–80 °C (Thermometer) erhitzen. Nach 30 Minuten aus dem Wasserbad nehmen und etwas abkühlen lassen. Kräftig rühren oder kurz mit dem Stabmixer verrühren. Salz und getrocknete Algen unterrühren. Zum Schluss ätherische Öle hineingießen und mit einem Löffel in ein sterilisiertes, luftdicht schließendes Gefäß füllen. Datum und verwendete Zutaten darauf notieren.

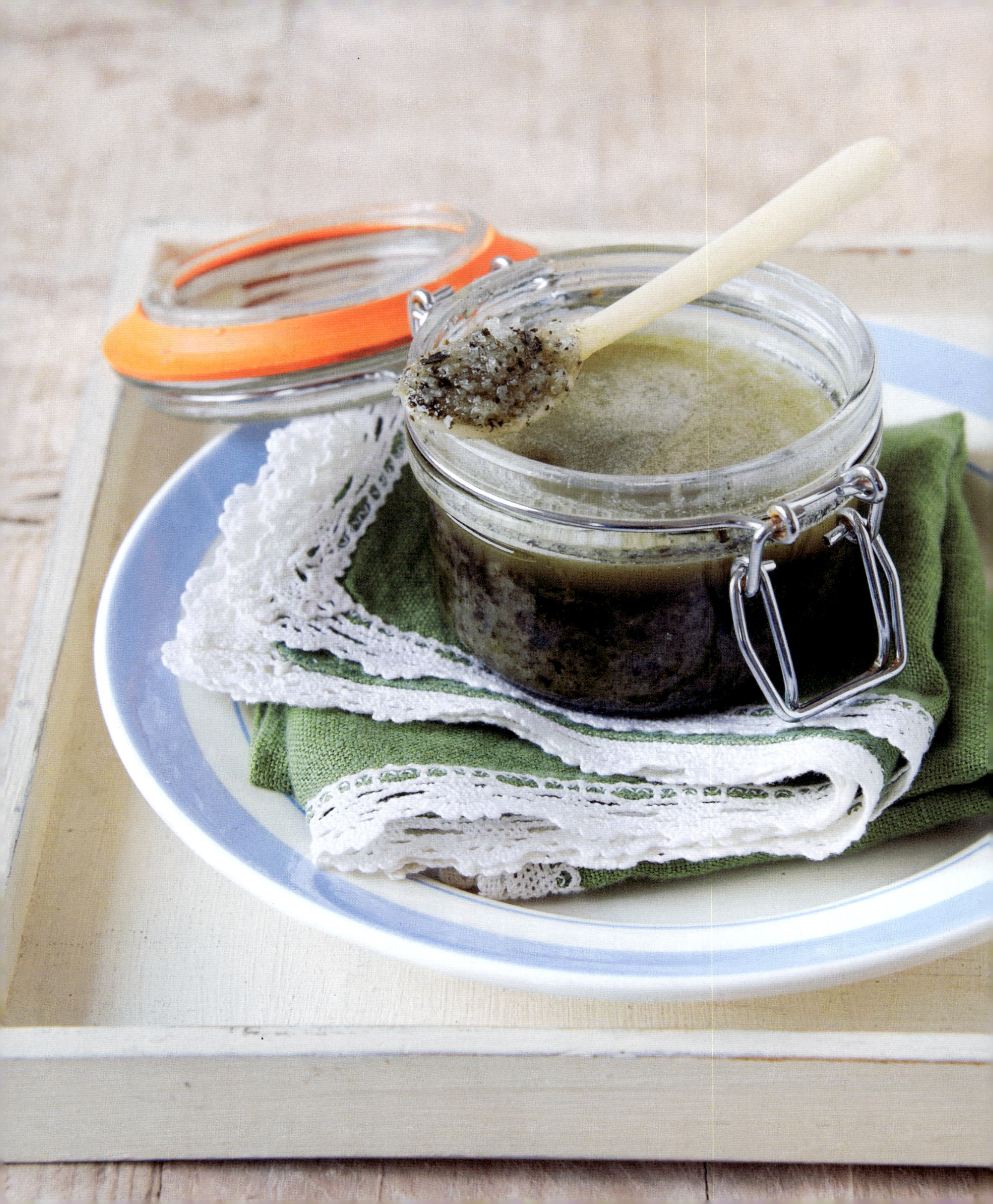

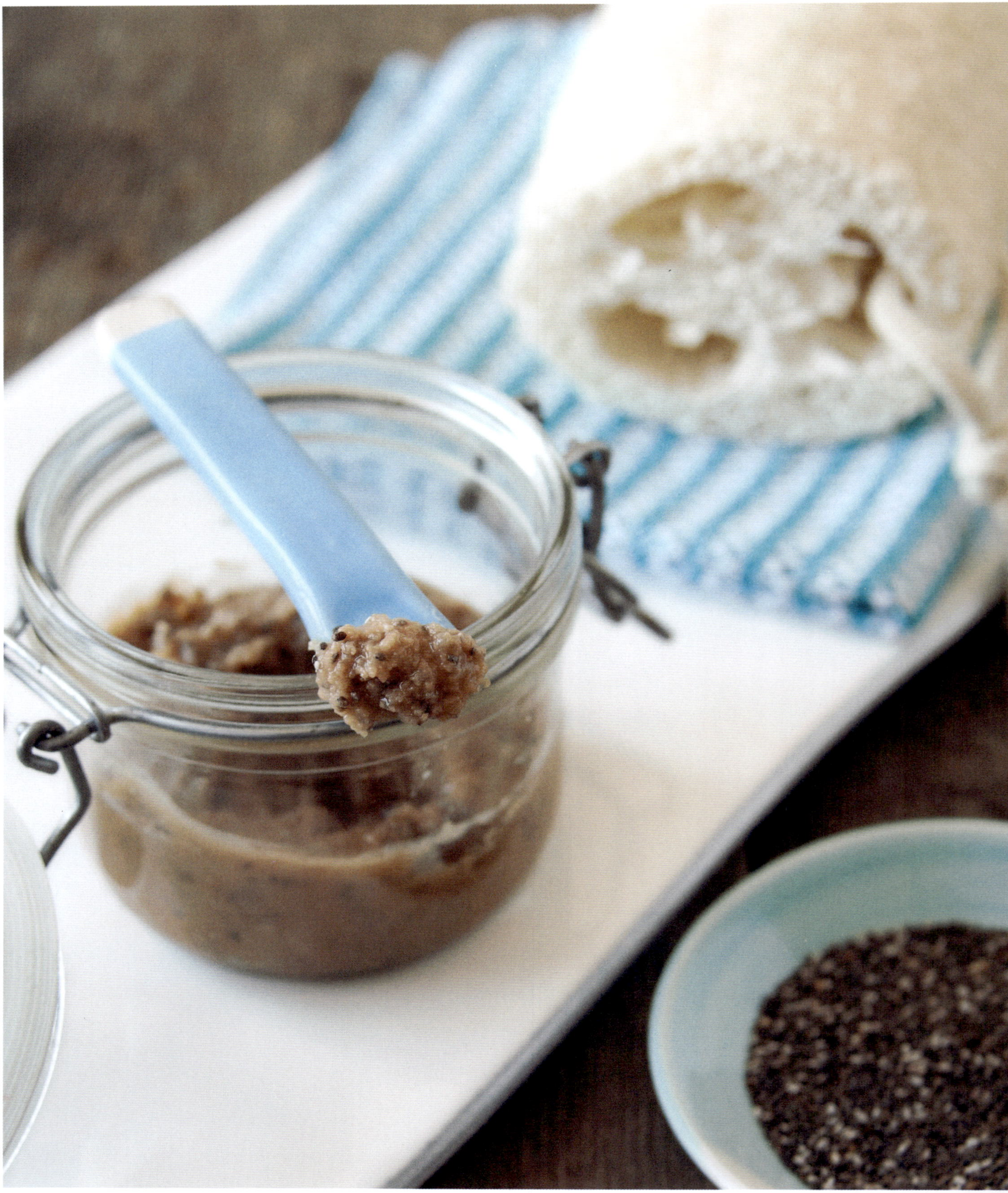

Körperpeeling mit Chia-Samen und rosa Tonerde

Die dunkelrosa Tonerdenmischung ist mit Sheabutter und natürlichen Ölen angereichert. Sie dient als Peeling und spendet der Haut Feuchtigkeit. Bitterorangenöl und Zitronengrasöl verleihen ihr eine prickelnde Frische – ideal für die Dusche am Morgen. Das Peeling ist halbfest, daher am besten mit einem Löffel entnehmen.

Für etwa 200 ml

ZUTATEN
16 g Chia-Samen, 14 g rosa Tonerde
14 g Sheabutter
20 g Olivem ® 1000
52 ml (3 ½ EL) Reiskleieöl
28 ml (5 ½ TL) Efeu-Glyzerin-extrakt (siehe Seite 37)
10 g unraffiniertes Kokosnussöl
24 ml (4 ¾ TL) Jojoba-Öl
20 g Manuka-Honig
je 10 Tropfen ätherisches Bitterorangenöl und ätherisches Zitronengrasöl

SPEZIALAUSSTATTUNG
Kleine hitzebeständige Schüssel
Thermometer
Stabmixer oder Milchaufschäumer

AUFBEWAHRUNG
Kühl und trocken ohne Sonneneinwirkung lagern. 1 Monat haltbar.

ANWENDUNG
Das Peeling in der Badewanne oder unter der Dusche in die feuchte Haut einmassieren. Danach abwaschen. Das Peeling hinterlässt einen schützenden und feuchtigkeitsspendenden Film auf der Haut. Auch für sehr trockene Hände geeignet.

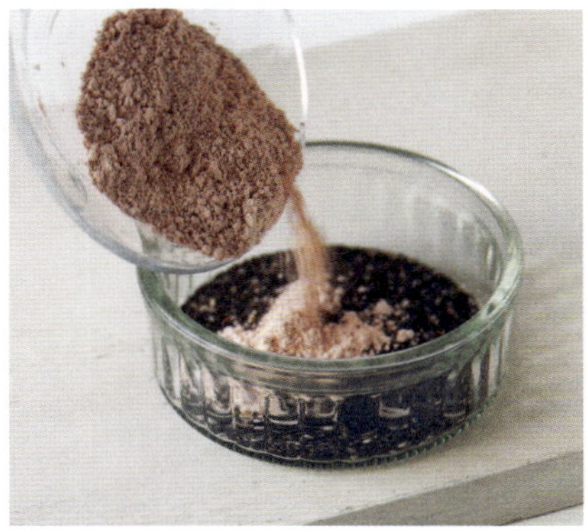

Step 1
Chia-Samen und Tonerde in eine hitzebeständige Schüssel geben und 30 Minuten im auf 100 °C vorgeheizten Ofen sterilisieren. Übrige Zutaten – außer die ätherischen Öle – in einen hitzebeständigen Becher geben.

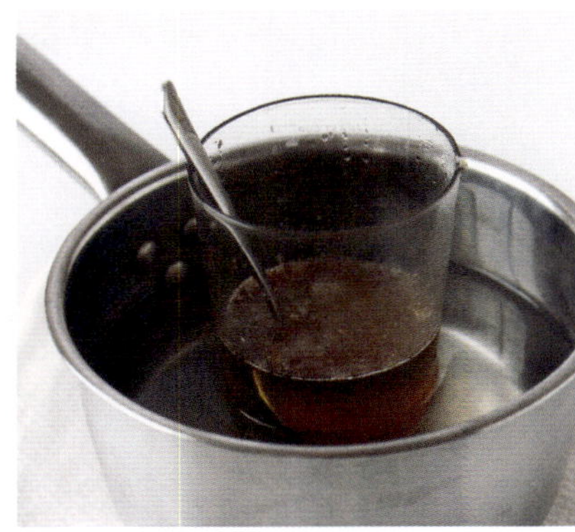

Step 2
Den Becher in einen Topf mit köchelndem Wasser stellen und unter Rühren auf 60–80 °C (Thermometer) erhitzen. Den Honig nicht zu stark erhitzen, damit seine natürlichen Konservierungsstoffe nicht zerstört werden.

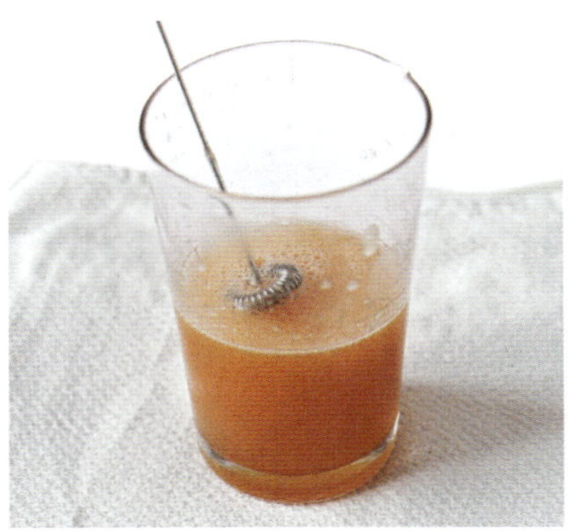

Step 3
Den Becher aus dem Wasserbad nehmen, alles verrühren. Etwas abkühlen lassen, dann Chia-Samen und Tonerde sowie ätherische Öle gleichmäßig unterrühren.

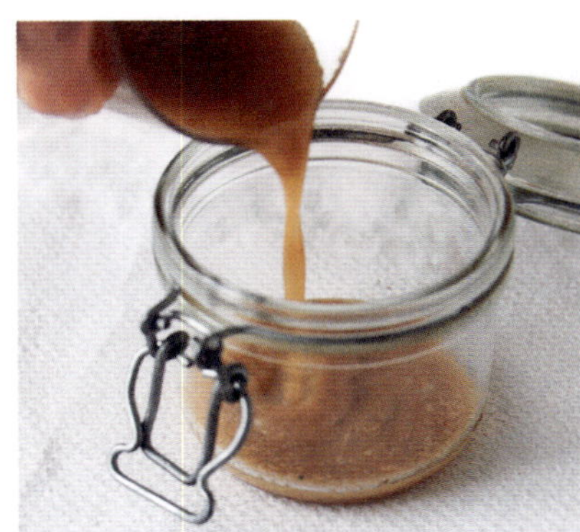

Step 4
Zum Festwerden die Masse in ein sterilisiertes Gefäß geben. Dabei ab und zu umrühren, damit sich alles gleichmäßig mischt. Danach verschließen und wie üblich beschriften.

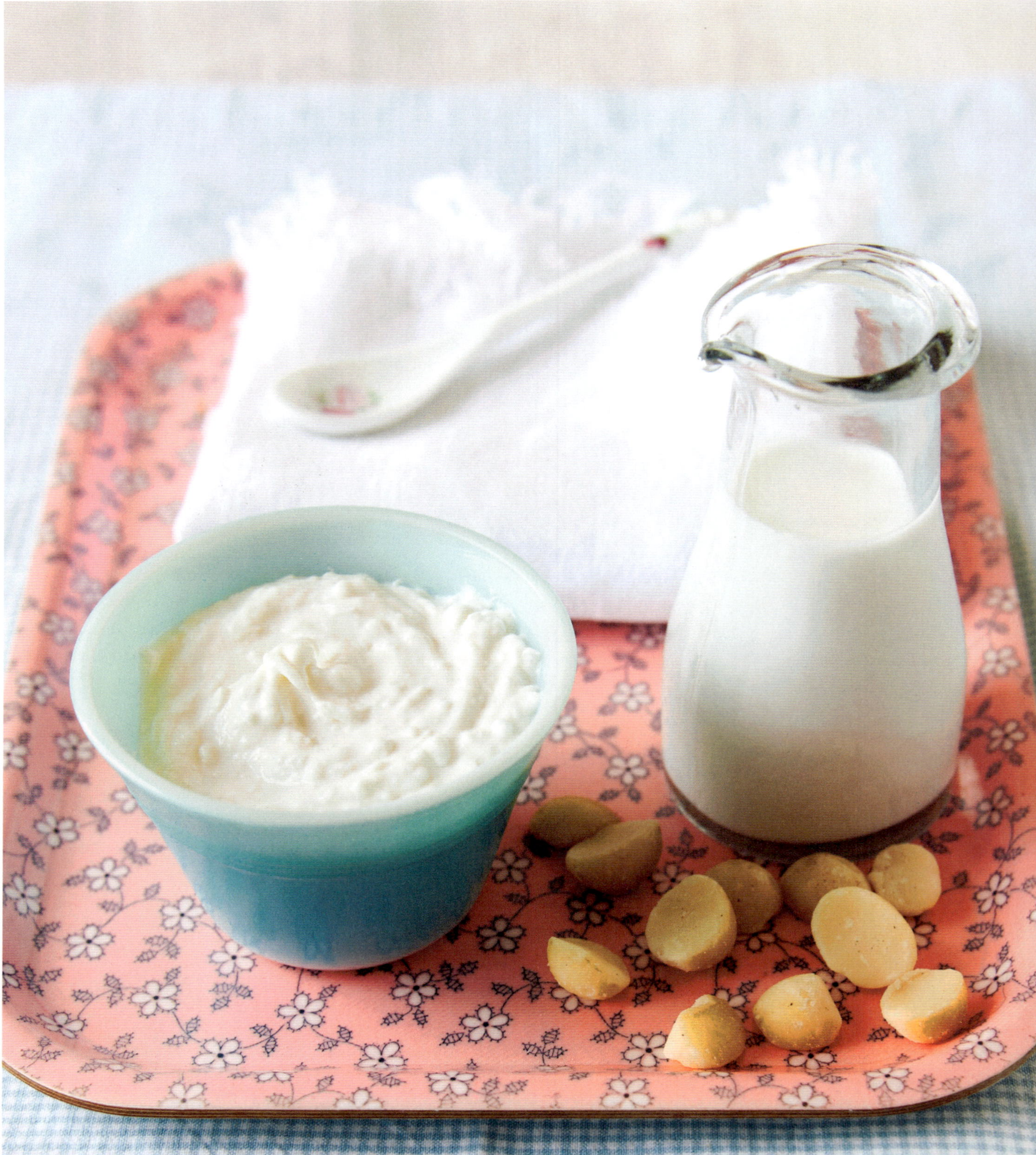

Körperbutter mit Ölen aus weißen Nüssen

Für etwa 200 ml

ZUTATEN

Phase 1

20 g Organic SafeEmuls SCA (von der Firma ESP)
10 g Sheabutter
10 g Cet(ear)ylalkohol
4 g (¾ TL) weißes Bienenwachs
24 g unraffiniertes Kokosnussöl
24 ml (4 ¾ TL) Macadamia-Öl

Phase 2

10 ml (2 TL) Glyzerin
1 g (¼ TL) Xanthan
86 ml (5 ¾ EL) Rosenwasser
10 ml (2 TL) Kokosnussmilch
20 Tropfen ätherisches Ylang-Ylang-Öl
60 Tropfen Grapefruitkernextrakt (GKE)

SPEZIALAUSRÜSTUNG

Thermometer
Stabmixer oder Milchaufschäumer

AUFBEWAHRUNG

Kühl und trocken ohne Sonneneinwirkung lagern. 3 Monate haltbar.

ANWENDUNG

Die noch leicht feuchte Haut nach dem Baden oder Duschen großzügig mit der Butter einreiben und sanft massieren. Einige Minuten einziehen lassen.

Diese Körperbutter enthält eine Mischung luxuriöser Öle: Öl aus weißen Nüssen wie Kokosnuss und Macadamia-Nuss, Kokosmilch und Sheabutter. Das Bienenwachs mit Organic SafeEmuls vermischt ergibt eine reichhaltige Konsistenz – ausgezeichnet zum Verwöhnen trockener Haut. Das Ylang-Ylang-Öl verleiht dem Ganzen einen angenehm tropischen Touch.

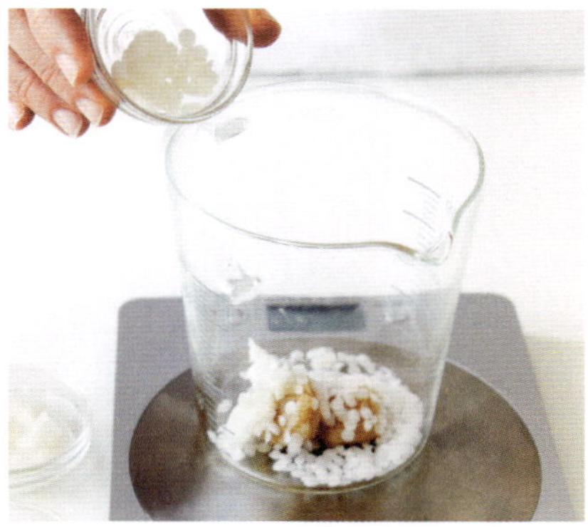

Step 1

Zutaten für Phase 1 in einen hitzebeständigen Becher geben. Den Becher in einen Topf mit köchelndem Wasser stellen und auf 70–75 °C (Thermometer) erhitzen, bis das Wachs schmilzt.

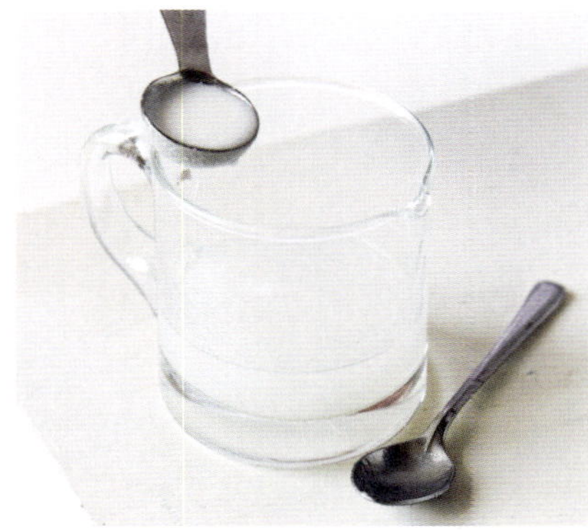

Step 2

Glyzerin und Xanthan in einem kleinen Messbecher mischen, bis sich eine Paste bildet. Dann Rosenwasser und Kokosmilch hinzufügen und alles glatt rühren.

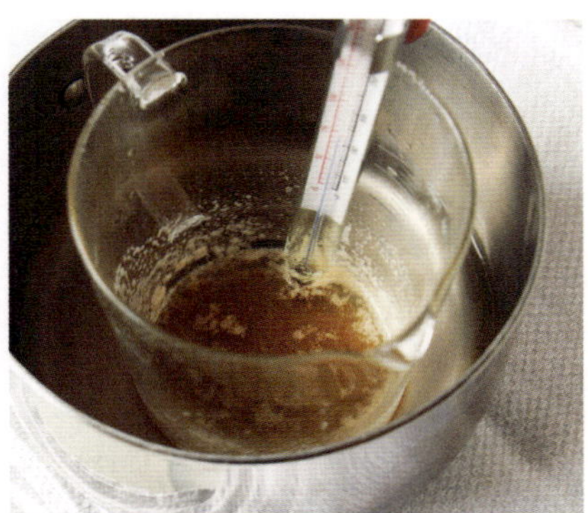

Step 3

Die Masse von Step 1 in den Messbecher dazugeben und etwa 30 Minuten bei einer Temperatur von 70–75 °C rühren. Aus dem Wasserbad nehmen und gut verrühren.

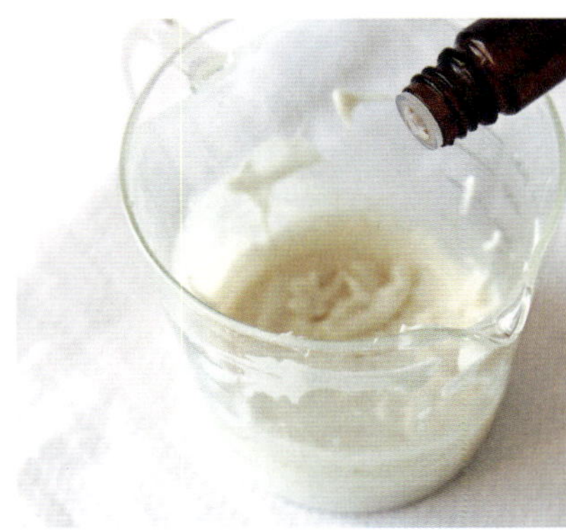

Step 4

Sobald die Masse auf etwa 40 °C abgekühlt ist, Ylang-Ylang-Öl und GKE untermengen. Mit einem Löffel in ein sterilisiertes Gefäß geben. Wie üblich beschriften.

Frische Körperlotion mit Minze, Limette und Grapefruit

Diese leichte und schnell einziehende Lotion ist ganz einfach herzustellen. Die Öle aus Minze und Limette geben ihr einen leichten, erfrischenden Duft, besonders in Verbindung mit dem duftenden Orangenblütenwasser. Ideal für den ganzen Körper – nach der Dusche am Morgen wirkt sie besonders wohltuend.

Für etwa 200 ml

ZUTATEN
8 ml (1 ½ TL) Glyzerin
70 ml (4 ¾ EL) Orangenblütenwasser
76 ml (5 EL) Quellwasser
6 g (1 ¼ TL) Emulgierwachs
12 g Kakaobutter
12 ml Reiskleieöl
14 ml (2 ¾ TL) Süßmandelöl
6 Tropfen ätherisches Spearmint-Öl
8 Tropfen ätherisches Limettenöl
6 Tropfen ätherisches Grapefruitöl
40 Tropfen Grapefruitkernextrakt (GKE)

SPEZIALAUSRÜSTUNG
Thermometer
Stabmixer oder Milchaufschäumer
Trichter

AUFBEWAHRUNG
Kühl und trocken ohne Sonneneinwirkung lagern. 3 Monate haltbar.

ANWENDUNG
Die Lotion nach dem Baden oder Duschen großzügig auf der noch feuchten Haut verteilen und sanft einmassieren. Einige Minuten einwirken lassen.

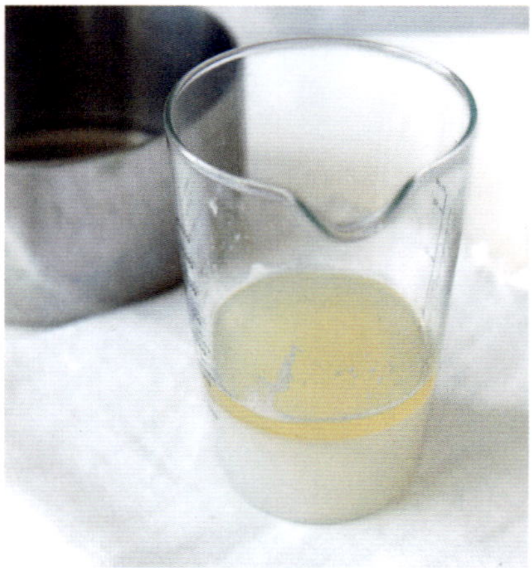

Step 1
Alle Zutaten – außer ätherische Ölen und GKE – in einen hitzebeständigen Becher geben. Im heißen Wasserbad auf 70–80 °C (Thermometer) erhitzen.

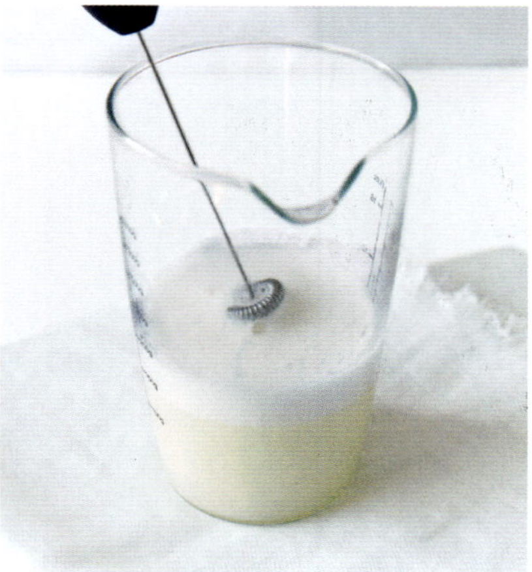

Step 2
Nach 30 Minuten den Becher aus dem Wasserbad nehmen. Während des Erhitzens haben sich die Zutaten getrennt (siehe Bild Step 1). Mit einem Milchaufschäumer verquirlen.

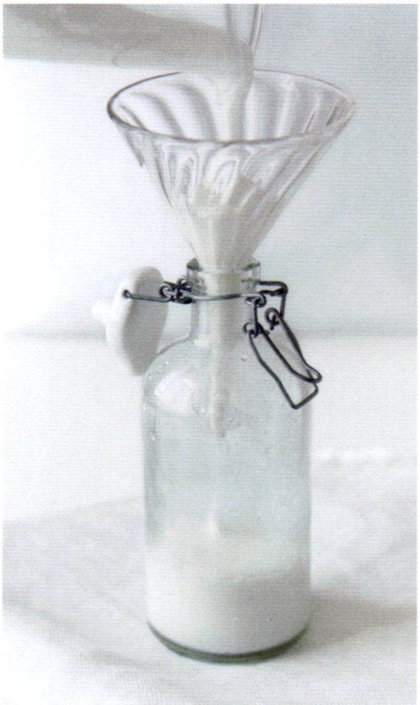

Step 3
Sobald die Masse abgeschäumt und auf 40 °C abgekühlt ist, ätherisches Öl und GKE unterrühren. In eine sterilisierte, luftdicht verschließbare Flasche gießen. Wie üblich beschriften.

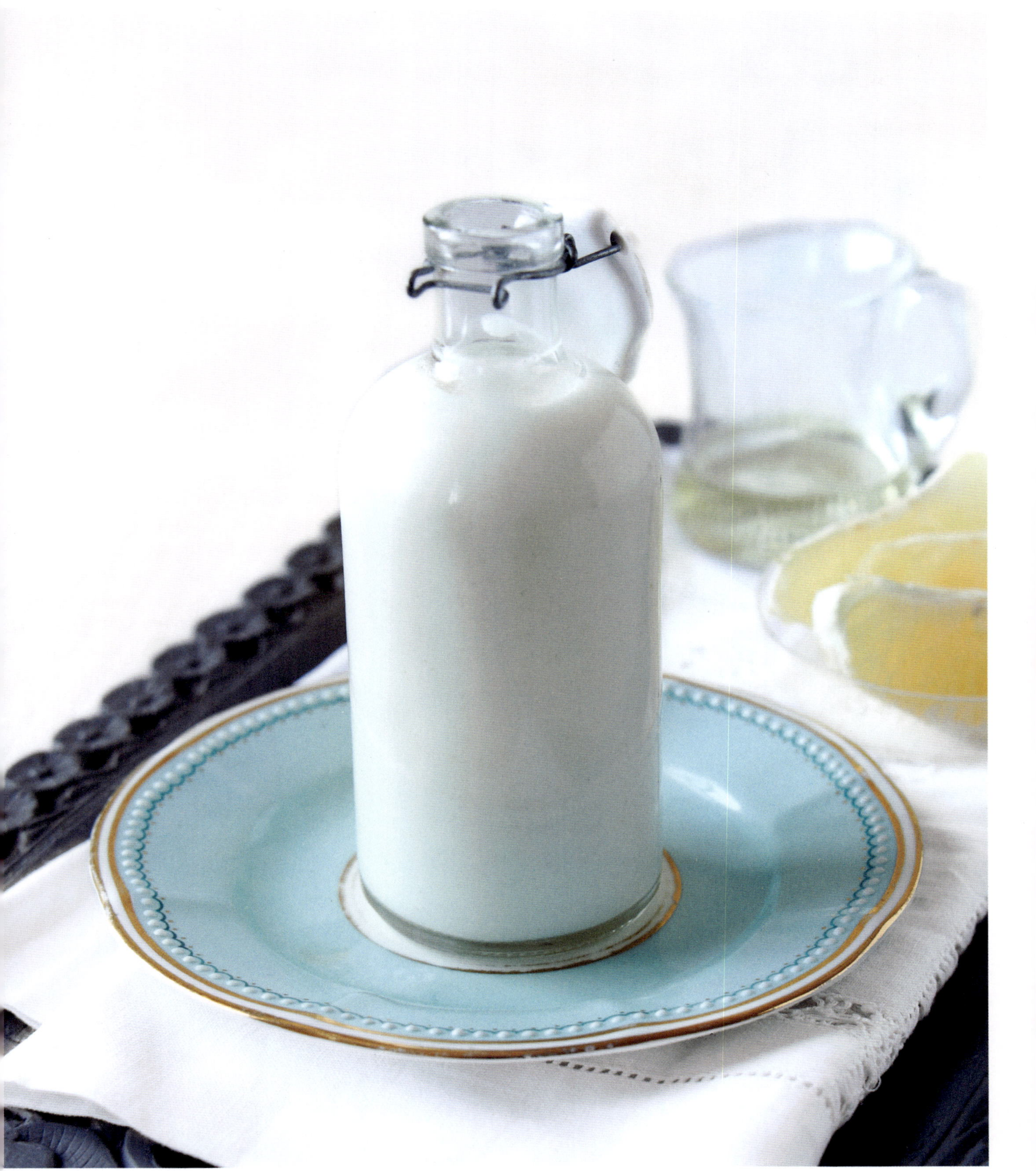

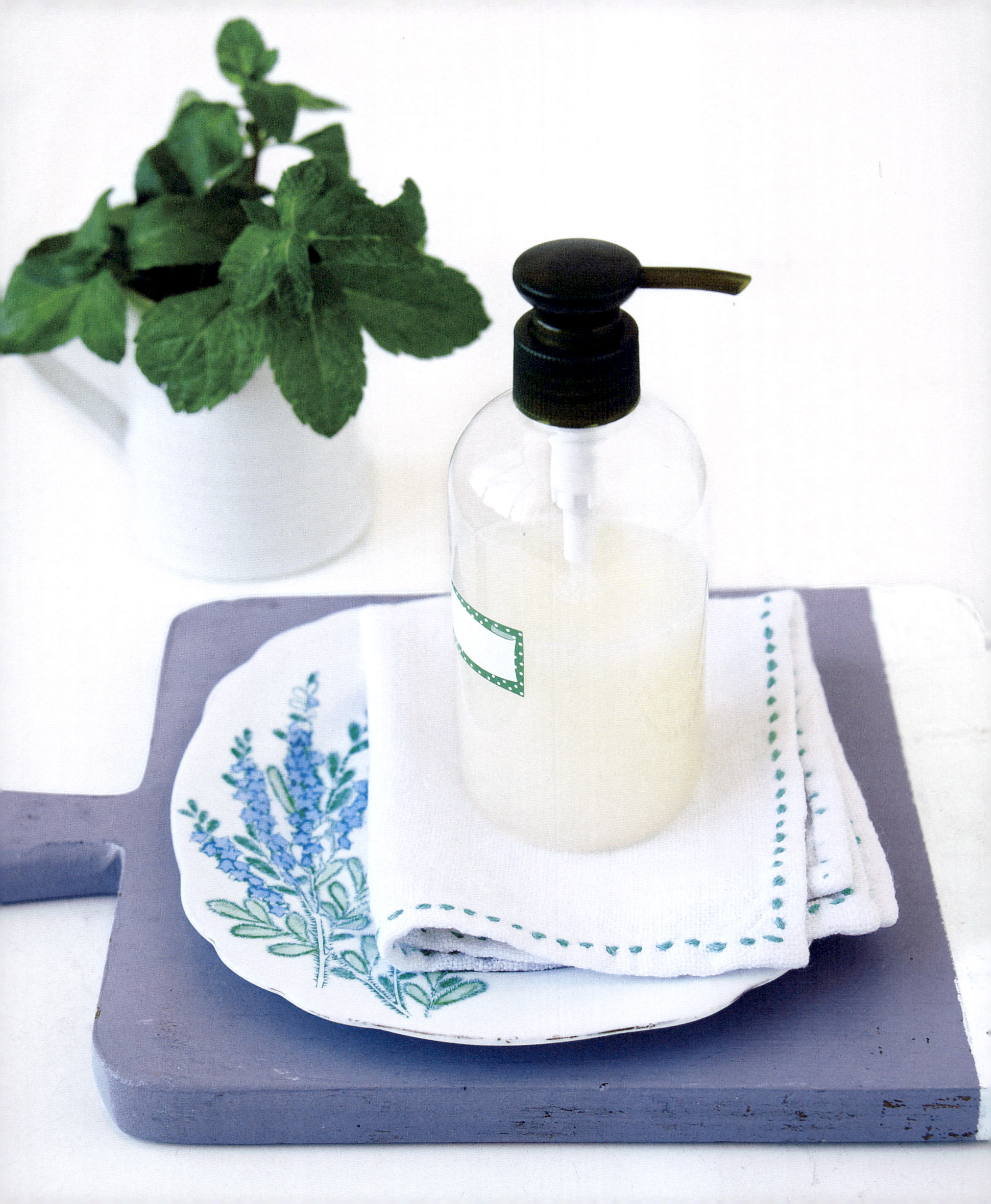

Hand- und Körperseife mit Rosmarin und Minze

Dieses erfrischende Rezept für eine Hand- und Körperseife eignet sich sehr gut für einen Pumpspender. Dieser steht im Bad oder WC neben dem Waschbecken und ist viel praktischer als ein glitschiges Stück Seife. Die Flüssigseife enthält milde, aber dennoch schön schäumende Inhaltsstoffe, die die Haut reinigen und zart machen. Der frisch-würzige Basilikumduft des Extrakts verbindet sich mit Minze und Rosmarin. Hervorragend gegen alle starken Gerüche – die Hände fühlen sich danach blitzblank und frisch an.

Für etwa 200 ml

ZUTATEN
- 80 ml (5 ½ EL) Plantapon LGC
- 10 ml (2 TL) Lamesoft® PO 65
- 10 ml (2 TL) Rosmarin-Glyzerinextrakt (siehe Seite 36)
- 100 ml (6 ¾ EL) Minzewasser
- 20 Tropfen ätherisches Basilikumöl
- 40 Tropfen Grapefruitkernextrakt (GKE)

SPEZIALAUSRÜSTUNG
- Thermometer
- Flasche mit Pumpspender

AUFBEWAHRUNG
Kühl und trocken ohne Sonneneinwirkung lagern. 3 Monate haltbar.

ANWENDUNG
Eine großzügige Menge Seife auf den Handflächen verteilen und auf den nassen Händen oder dem Körper, verreiben damit viel Schaum entsteht. Gründlich abwaschen. Danach Hände oder Körper eincremen.

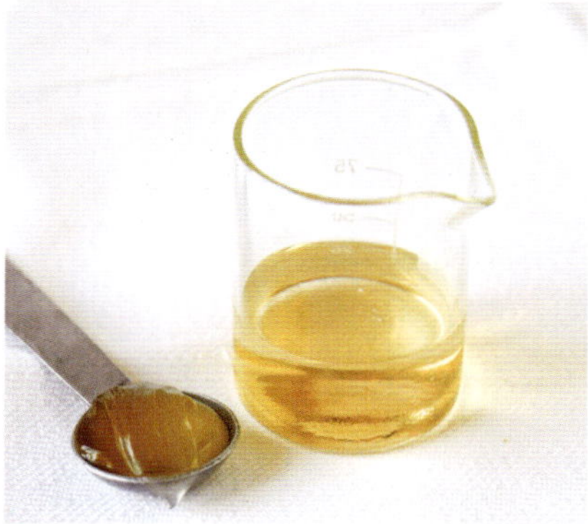

Step 1
Plantapon und Lamesoft in einem Becher oder Krug vermischen. Den Glyzerinextrakt dazugeben (Herstellung des Extrakts siehe Seite 37), danach die Mischung beiseitestellen.

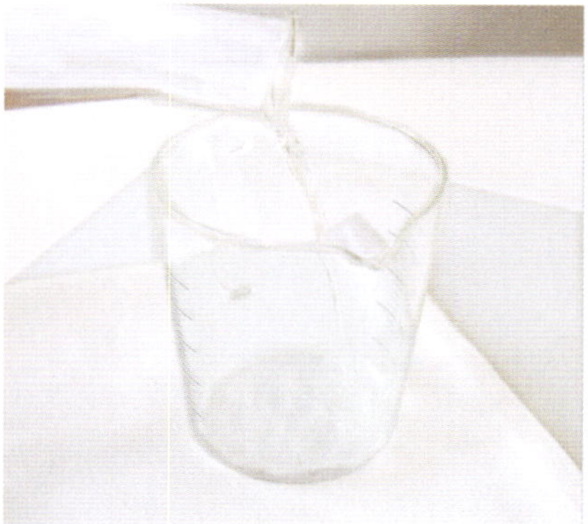

Step 2
Das Minzewasser in einen hitzebeständigen Becher gießen. Den Becher in einen Topf mit köchelndem Wasser stellen und auf 70–80 °C (Thermometer) erhitzen. Nach 30 Minuten aus dem Wasserbad nehmen.

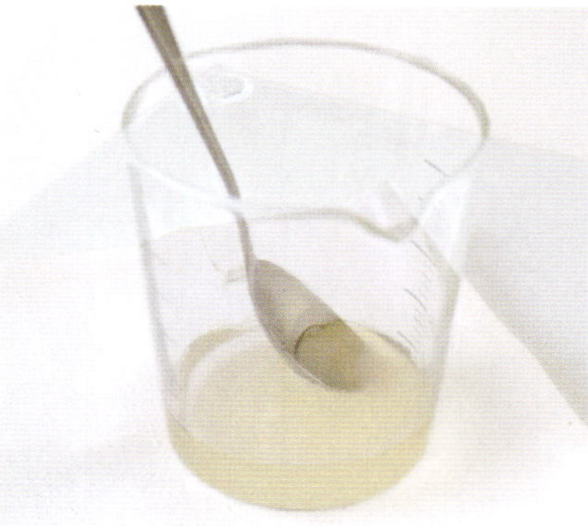

Step 3
Abkühlen lassen, dann das Minzewasser mit der Plantapon-Lamesoft-Mischung vermengen. Langsam rühren, damit nicht zu viel Luft in die Masse gerät und sich kein Schaum bildet.

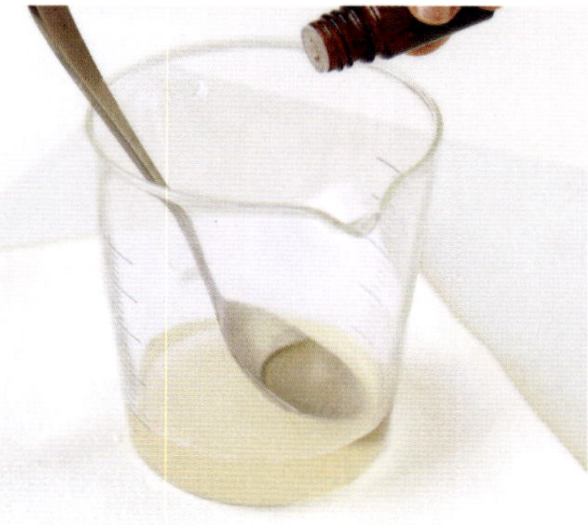

Step 4
Zuletzt Basilikumöl und GKE unterrühren. Seife in eine sterilisierte Flasche füllen, am besten mit Pumpspender. Datum und verwendete Zutaten darauf notieren.

Handpeeling für Gärtner und Köche

Bei Zitrusfrüchten und Salz denkt man zuerst einmal ans Kochen. Zitronen und Orangen dienen seit jeher aber auch als natürliche Reinigungsmittel. In diesem Fall wird ihre Schale verwendet. Das gelb-orangene Peeling entfernt abgestorbene Hautschüppchen und hält gleichzeitig die Haut feucht. Der natürliche Emulgator Olivem ® 1000 bewirkt, dass sich das Peeling in warmem Wasser leicht auflöst.

Für etwa 100 ml

ZUTATEN
je 1 unbehandelte Zitrone und Orange
30 g feines Meersalz
28 ml (5 ½ TL) fraktioniertes Kokosnussöl
30 ml (2 EL) Süßmandelöl
10 g Olivem ® 1000
5 Tropfen ätherisches Grapefruitöl
5 Tropfen ätherisches Limettenöl

SPEZIALAUSRÜSTUNG
Hackbrett
Reibe
Kleine hitzebeständige Schüssel
Kaffeemühle
Thermometer
Mörser

AUFBEWAHRUNG
Kühl und trocken ohne Sonneneinwirkung lagern. 6 Monate haltbar.

ANWENDUNG
Die Hände sanft mit dem Peeling einreiben. Dabei besonders auf die Fingernägel und die Nagelhaut achten. Gründlich abwaschen, die Hände trocknen und eine Creme oder eine Lotion auftragen.

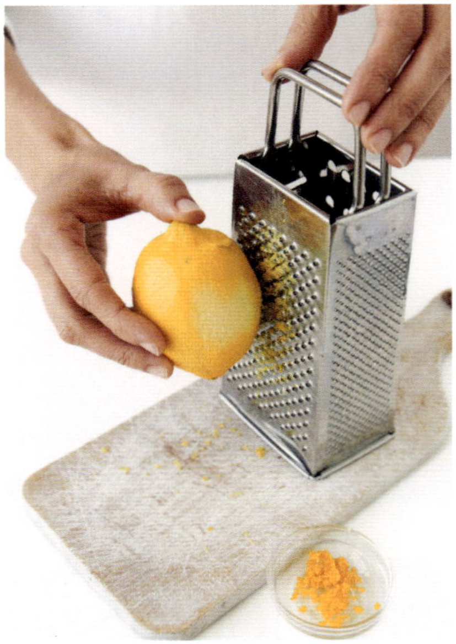

Step 1

Zitrone und Orange heiß waschen, abtrocknen und die Schale über einem Hackbrett fein abreiben. 1 g (¼ TL) Zitrusschalen in eine hitzebeständige Schüssel geben und in dem auf 100 °C vorgeheizten Ofen etwa 20 Minuten trocknen. Bei Bedarf das Meersalz in der Kaffeemühle noch feiner mahlen, das dauert nur wenige Sekunden. Danach fraktioniertes Kokosöl, Mandelöl und Olivem ® 1000 abmessen und in einen hitzebeständigen Becher geben. Den Becher in einen Topf mit köchelndem Wasser stellen und die Zutaten so lange erhitzen, bis alle aufgelöst sind.

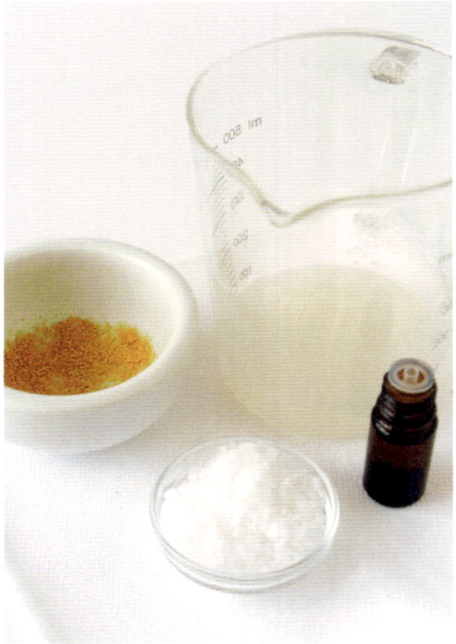

Step 2

Die getrockneten Schalen aus dem Ofen nehmen und im Mörser zu einem feinen Pulver zerreiben. Sobald sich das Olivem ® 1000 im Becher aufgelöst hat, alles aus dem Wasserbad nehmen und auf etwa 50 °C (Thermometer) abkühlen lassen. Salz, Zitrusschalen und ätherische Öle hinzufügen und alles gründlich verrühren. Während die Masse abkühlt, weiterrühren, damit Salz und Öle gut durchmischt und gleichmäßig in der Masse verteilt sind. Das Peeling mit einem Löffel in ein sterilisiertes, luftdicht schließendes Gefäß geben. Datum und verwendete Zutaten darauf notieren.

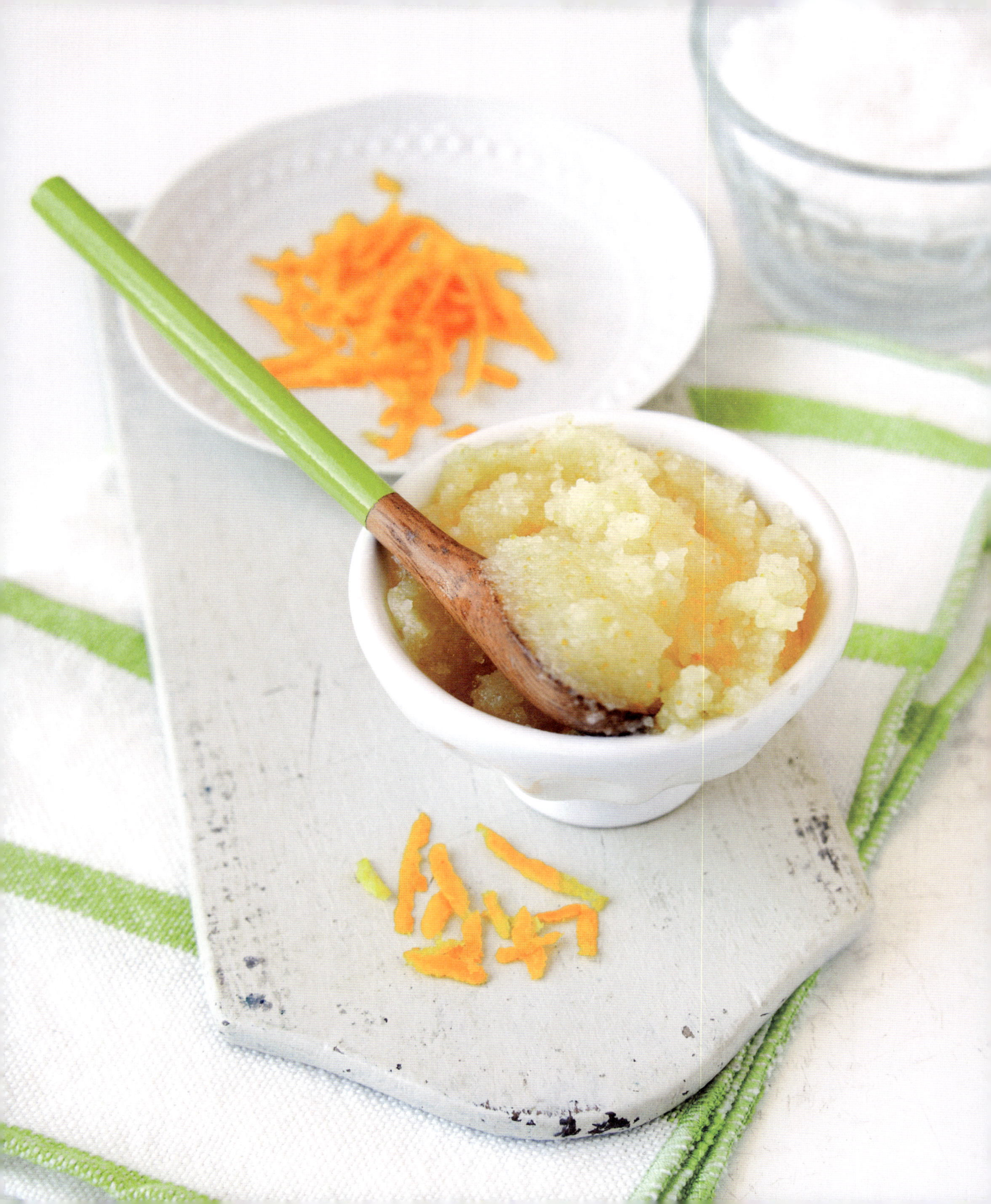

Fingernagelpolitur

Wer möchte nicht schöne Fingernägel haben? Die Hände stehen immer im Blickpunkt und sollen deshalb in jeder Lebenslage gut aussehen. Am liebsten hätten wir glänzende, ebenmäßige Fingernägel mit gesunder Nagelhaut – auch dann, wenn wir nur selten eine Maniküre durchführen und von Nagellack nicht gerade begeistert sind. Dieses einfache Politurrezept verwöhnt Ihre Hände. Sie werden überrascht sein, wie glatt und glänzend Ihre Fingernägel nach nur wenigen Anwendungen aussehen – verwenden Sie die Fingernagelpolitur daher regelmäßig. Als Poliermittel verwenden wir fein gemahlenes Bimssteinpulver, das im Onlinehandel erhältlich ist.

Für etwa 50 g

ZUTATEN
- 28 ml (5 ½ TL) Süßmandelöl
- 2 g (½ TL) Sheabutter
- 5 g (1 TL) weißes Bienenwachs
- 15 g sehr fein gemahlenes Bimssteinpulver
- 3 Tropfen ätherisches Rosmarinöl

SPEZIALAUSRÜSTUNG
Nicht notwendig

AUFBEWAHRUNG
Kühl und trocken ohne Sonneneinwirkung lagern. 12 Monate haltbar.

ANWENDUNG
Eine erbsengroße Menge Politur mit einem Wattebausch fest auf Fingernägeln und Nagelhaut verreiben, dabei auch um die Nagelränder herum reiben. Überschüssiges Material mit einem sauberen Wattebausch abwischen. Den Vorgang so lange wiederholen, bis der gewünschte Glanz entstanden ist. Die Hände gründlich waschen, um Reste der Nagelpolitur zu entfernen.

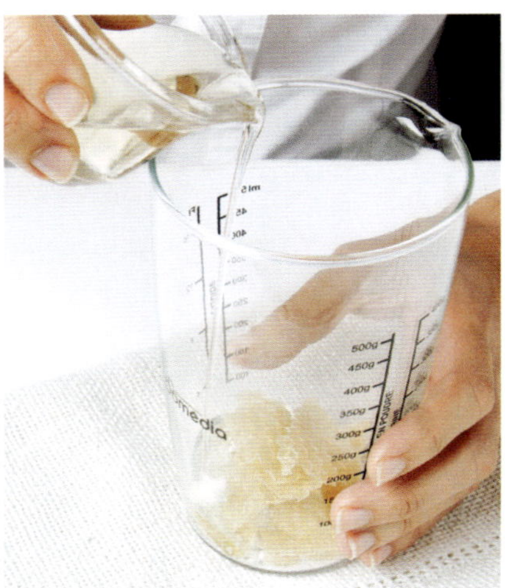

Step 1
Alle Zutaten – außer Bimssteinpulver und Rosmarinöl – in einen hitzebeständigen Becher geben. Diesen in einen Topf mit köchelndem Wasser stellen und alles erhitzen, bis das Bienenwachs vollständig geschmolzen ist.

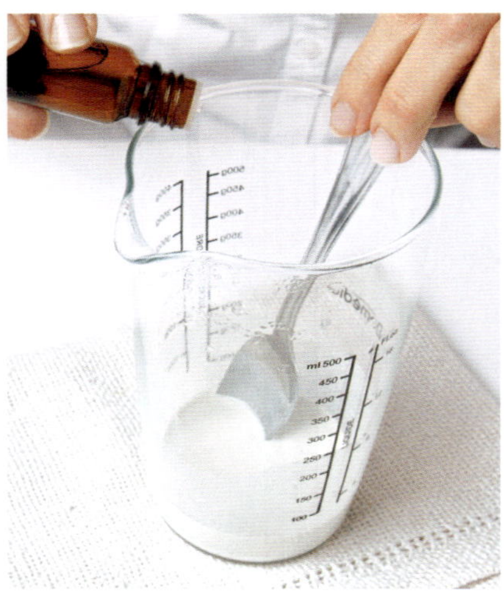

Step 2
Den Becher aus dem Wasserbad nehmen und die Masse etwas abkühlen lassen, sie soll dabei aber nicht ganz fest werden. Sobald alles abgekühlt ist, Bimssteinpulver und Rosmarinöl gründlich unterrühren.

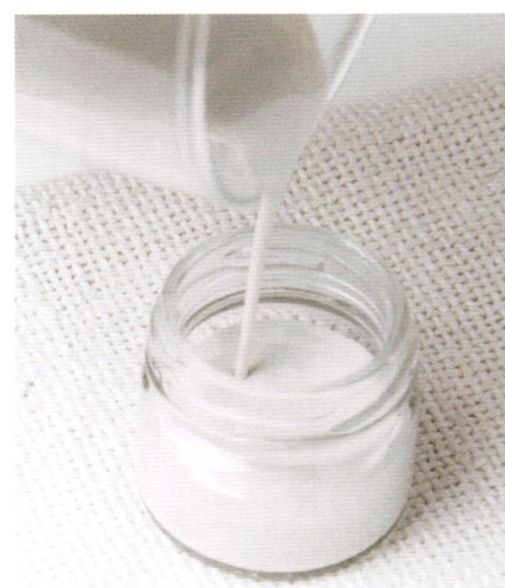

Step 3
Die Masse in einen kleinen, sterilisierten Topf gießen. Datum und verwendete Zutaten darauf notieren. Das Rezept reicht für mehrere kleine Tiegel – vielleicht gleich ein Geschenk für Ihre Freundinnen?

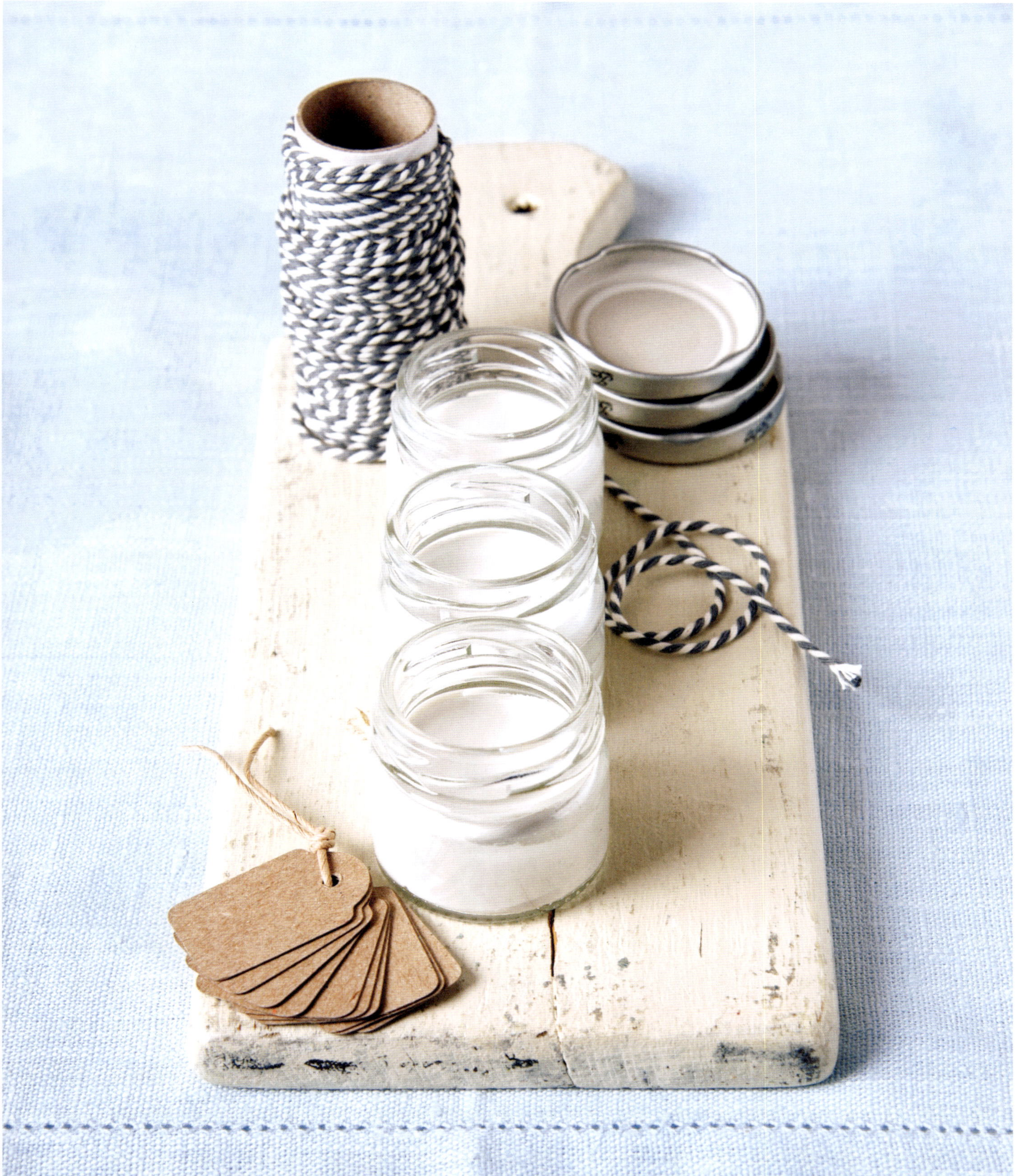

Creme für beanspruchte Hände mit Zimt, Geranie und Weihrauch

Wenn Sie gärtnern, im Freien arbeiten oder einfach nur eine ausgesprochen trockene Haut haben, bietet diese duftende Handcreme perfekten Schutz für Ihre Hände. Sie enthält einen hohen Anteil an Pflegeölen und Glyzerin und überzieht die Haut mit einem feuchtigkeitsspendenden schützenden Film.

Für etwa 100 g

ZUTATEN

Phase 1

7 g (1 ½ TL) Emulgierwachs
8 ml (1 ½ TL) Traubenkernöl
50 ml (3 ½ EL) Rosenwasser
20 ml (4 TL) Quellwasser
2,5 ml (½ TL) Glyzerin

Phase 2

1 ml (¼ TL) verdünntes Vitamin-E-Öl
5 ml (1 TL) Hagebuttenöl
4 ml (¾ TL) Jojoba-Öl
2 Tropfen ätherisches Zimtblätteröl
3 Tropfen ätherisches Geranienöl
2 Tropfen ätherisches Weihrauchöl
20 Tropfen Grapefruitkernextrakt (GKE)

SPEZIALAUSRÜSTUNG

Thermometer
Stabmixer oder Milchaufschäumer

AUFBEWAHRUNG

Kühl und trocken ohne Sonneneinwirkung lagern. 3 Monate haltbar.

ANWENDUNG

Eine kleine Menge Creme auf den Händen verteilen und vorsichtig bis in die Nagelhaut massieren, damit die Öle gut einziehen.

Tipp

Wegen ihres stark pflegenden Charakters ist die Creme ideal im Winter. Wir stellen sie daher auch gern als Weihnachtsgeschenk her. Das würzige Aroma von Weihrauch und Zimt erzeugt einen wohligen Duft, der sie noch festlicher macht!

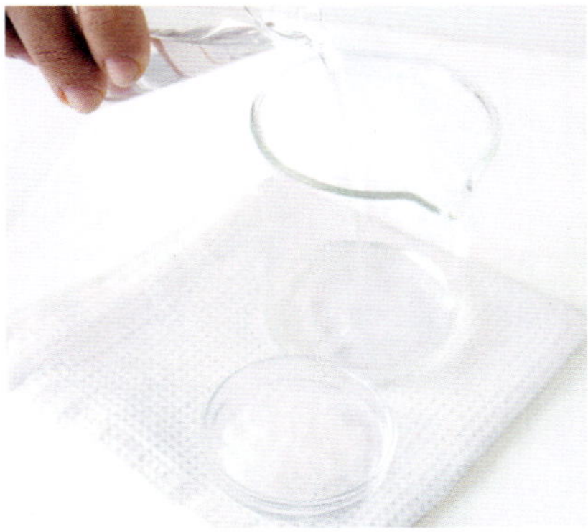

Step 1

Die Zutaten der Phase 1 in einen hitzebeständigen Becher geben. Den Becher in einen Topf mit köchelndem Wasser stellen und auf 75–80 °C (Thermometer) erhitzen. Die Temperatur 30 Minuten beibehalten.

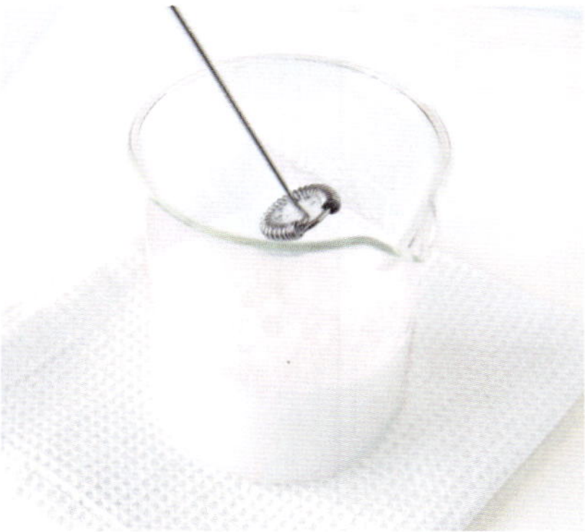

Step 2

Den Becher aus dem Wasserbad nehmen und auf etwa 50 °C abkühlen lassen. Danach mit dem Stabmixer verquirlen, bis alles vermengt ist. Die Masse abschäumen und auf etwa 40 °C abkühlen lassen.

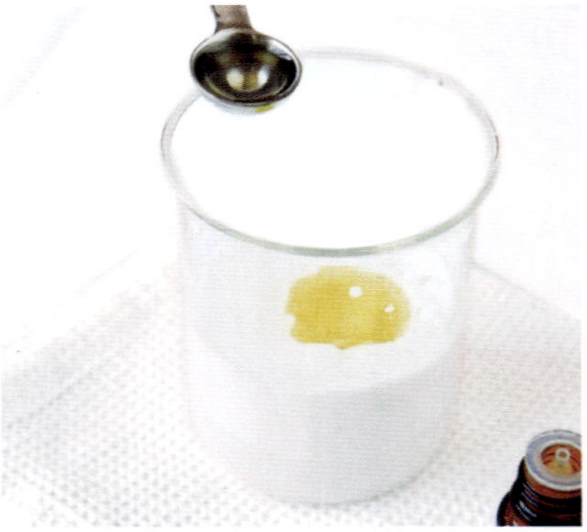

Step 3

Vitamin E, Hagebuttenöl, Jojoba-Öl, ätherische Öle und GKE dazugeben und gründlich unterrühren. Die Creme in ein sterilisiertes Gefäß geben. Datum und verwendete Zutaten darauf notieren.

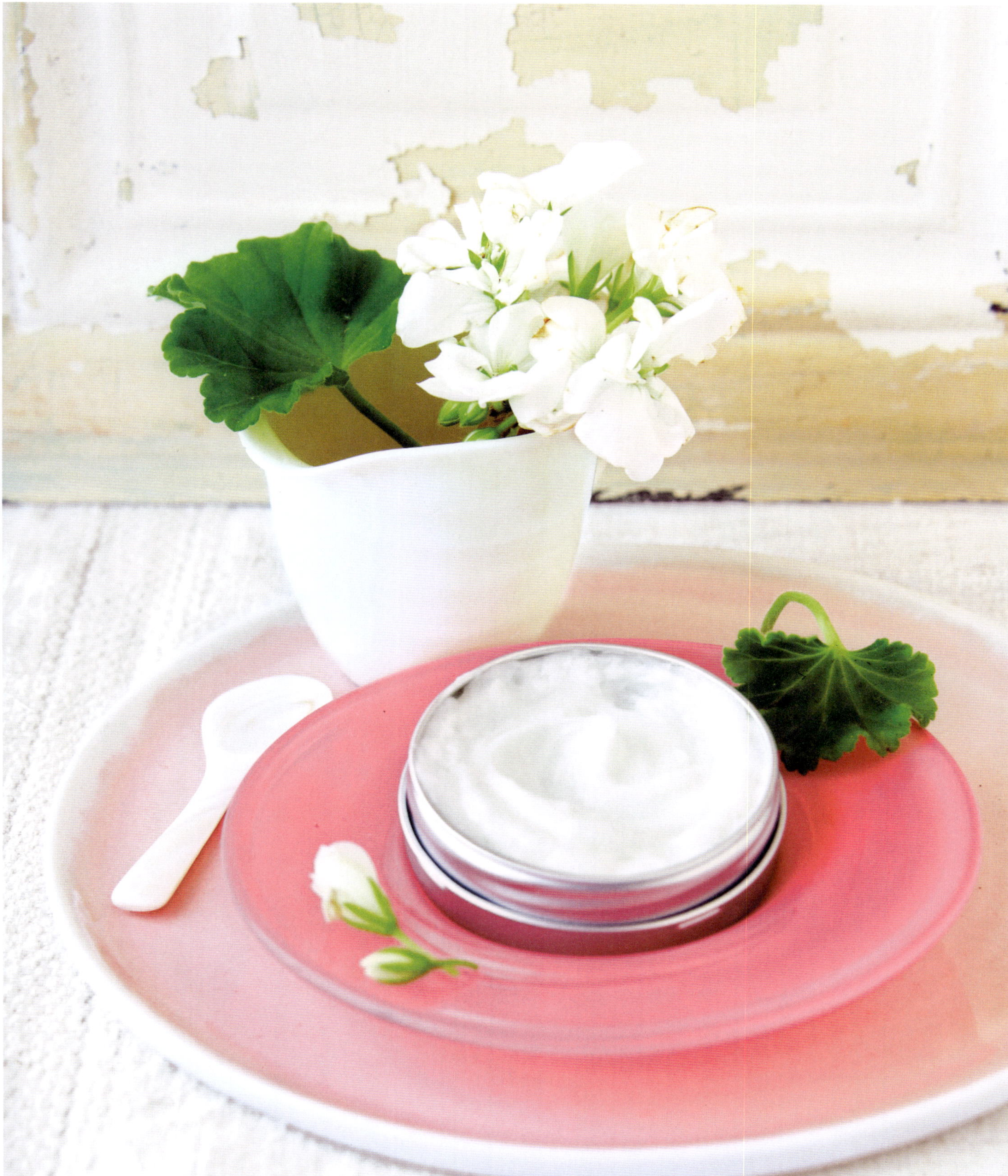

Erfrischendes Fußbad

Dieses desodorierende Fußbad macht müde Füße munter. Die Zutaten finden Sie möglicherweise schon in Ihrer Vorratskammer oder im Badschrank. Bittersalz ist in Apotheke oder Reformhaus erhältlich. Sie werden feststellen, dass dieser preisgünstige und dennoch stark entgiftende Badezusatz von unschätzbarem Wert ist. Nicht zuletzt verfügt Teebaumöl über antibakterielle Eigenschaften.

Für etwa 100 g

ZUTATEN
- 5 g (1 TL) Kernseife
- 5 g (1 TL) getrocknete Lavendelblüten
- 65 g Hafermehl oder feine Haferflocken
- 5 g (1 TL) Sheabutter
- 10 g Bittersalz
- 10 g Kaisernatron
- 4 Tropfen ätherisches Teebaumöl
- 4 Tropfen ätherisches Pfefferminzöl
- 2 Tropfen ätherisches Lavendelöl

SPEZIALAUSRÜSTUNG
- Hackbrett
- Reibe
- Kaffeemühle

AUFBEWAHRUNG
Kühl und trocken ohne Sonneneinwirkung lagern. 3 Monate haltbar.

ANWENDUNG
1 gute Handvoll Fußbad in eine Schüssel mit warmem Wasser streuen und unter Rühren auflösen. Die Füße 5–10 Minuten im Wasser baden – sie sind danach erfrischt und fühlen sich zarter an. Gründlich abtrocknen. Um die Pflege abzurunden, die Füße anschließend mit einer reichhaltigen Creme oder einem Massageöl eincremen.

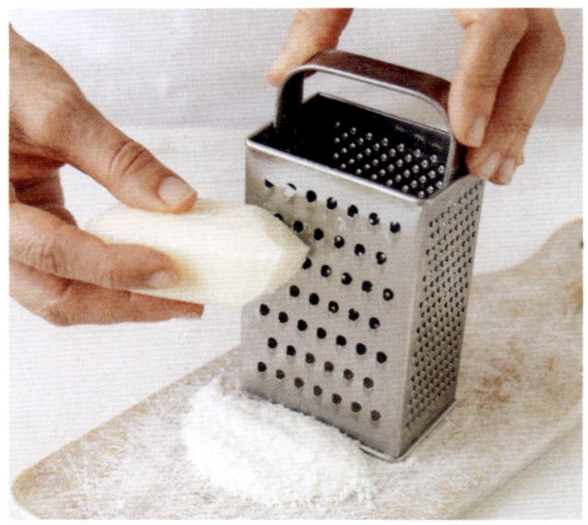

Step 1
Die Seife über einem Hackbrett auf der groben Seite der Reibe klein raspeln. Die Seife im Fußbad reinigt nicht nur die Haut, sondern löst auch die Öle auf.

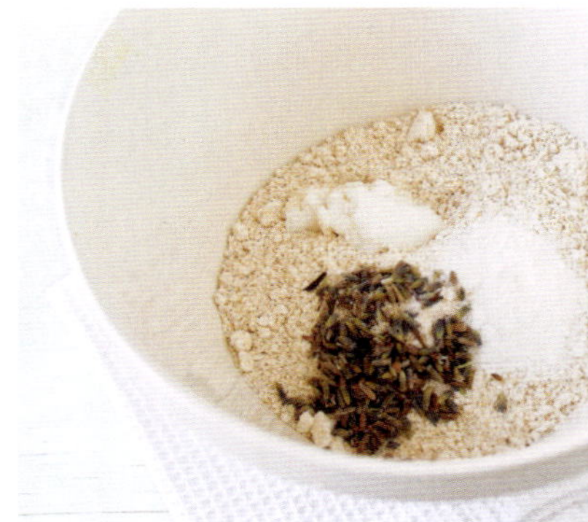

Step 2
Lavendelblüten, Hafermehl, Sheabutter und Seifenraspel in eine Schüssel geben. Wenn Sie kein Hafermehl bekommen, verwenden Sie einfach feine Haferflocken.

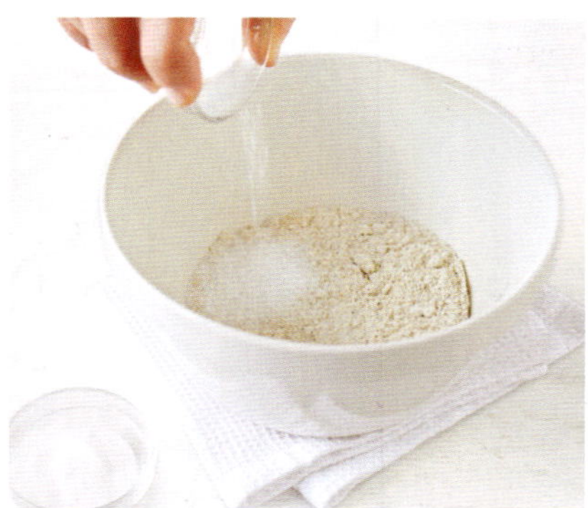

Step 3
Die Masse in die Kaffeemühle geben (für die Menge sollte ein Mahlgang reichen) und so lange mahlen, bis ein feines Pulver entstanden ist. Wieder in die Schüssel geben und Bittersalz sowie Kaisernatron hinzufügen.

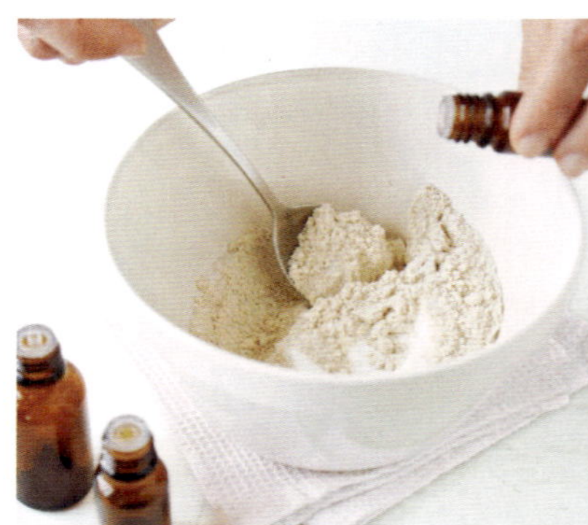

Step 4
Zuletzt ätherische Öle untermischen und vollständig verrühren. Das Fußbad in einen sterilisierten, luftdicht schließenden Behälter oder eine Flasche geben. Datum und verwendete Zutaten darauf notieren. Reicht für mehrere Fußbäder.

Variante:
Prickelndes Fußbad

In diesem Rezept ist Zitronensäure beigemischt, mit der das Kaisernatron chemisch reagiert und zu perlen anfängt.

Für etwa 100 g

ZUTATEN
5 g (1 TL) Kernseife
55 g Hafermehl oder feine Haferflocken
5 g (1 TL) Sheabutter
10 g (1 TL) Zitronensäure
10 g Bittersalz
15 g Kaisernatron
4 Tropfen ätherisches Teebaumöl
4 Tropfen ätherisches Pfefferminzöl
2 Tropfen ätherisches Lavendelöl

Unbedingt darauf achten, dass alle Zutaten völlig trocken sind. Falls sie vorher mit Flüssigkeit in Berührung kommen, beginnen sie sofort zu sprudeln. Die Seife raspeln, dann mit Hafermehl und Sheabutter in eine Schüssel geben. Die Masse in der Kaffeemühle fein zermahlen und wieder in die Schüssel geben. Zitronensäure, Bittersalz, Kaisernatron und ätherische Öle unterrühren. Das Fußbad in ein sterilisiertes, luftdicht verschließbares Gefäß geben. Datum und verwendete Zutaten darauf notieren.

AUFBEWAHRUNG
Kühl und trocken ohne Sonneneinwirkung lagern. 3 Monate haltbar.

ANWENDUNG
Siehe erfrischendes Fußbad Seite 120. Sobald das Fußbad mit Wasser in Berührung kommt, beginnt es zu perlen.

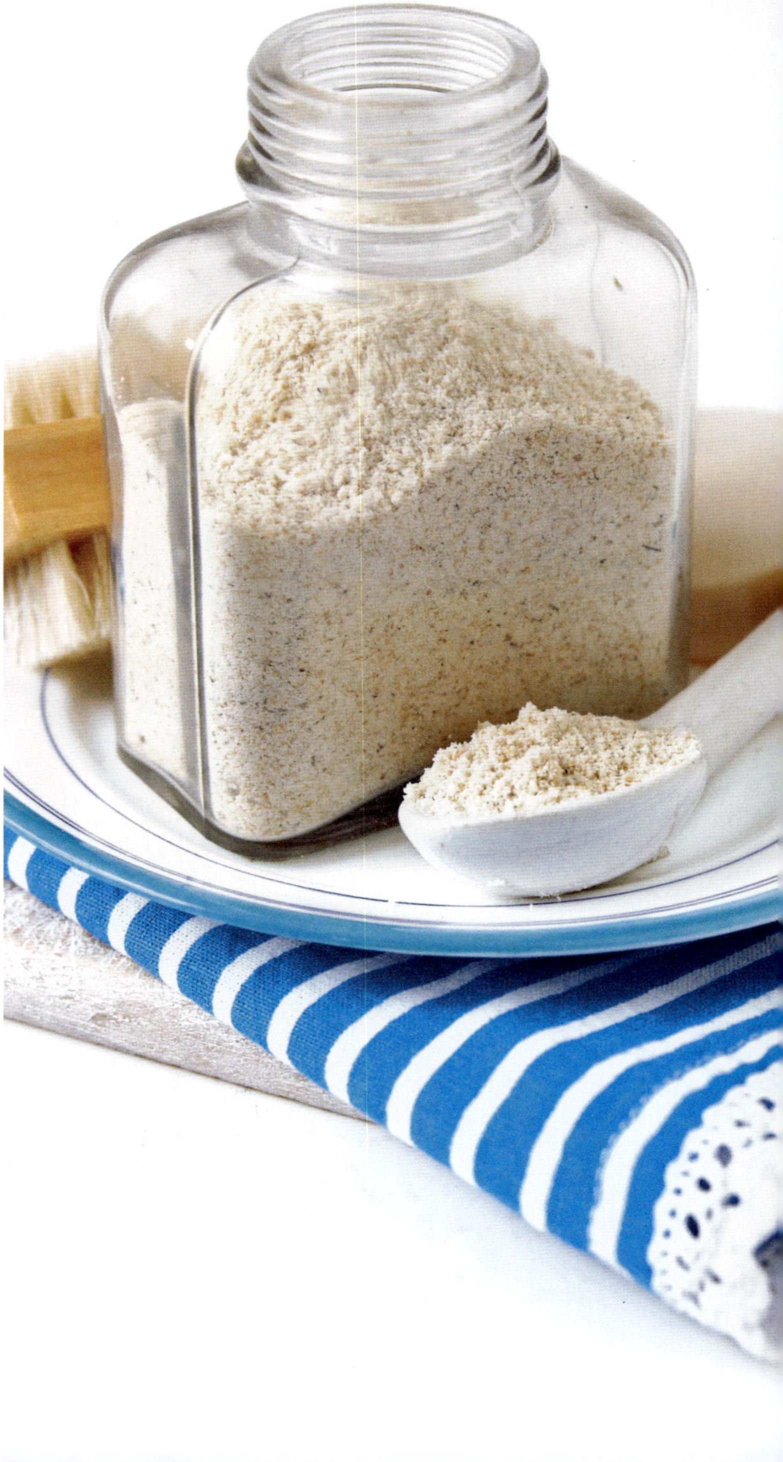

Erfrischendes Fußspray

Haben Sie öfter müde oder schmerzende Füße? Unser frisches Fußspray ist kinderleicht herzustellen – Sie können es sogar einfach in der Flasche mischen. Es enthält einen Klassiker aus dem Arzneischrank, Hamameliswasser, das aufgrund seiner adstringierenden und kühlenden Wirkung Insektenstiche zu lindern und schmerzende, geschwollene Füße zu kühlen vermag. Das Spray wirkt schnell und verfliegt auf der Haut rasch. Sie können es im Sommer auch einfach direkt in Ihre Sandalen und Laufschuhe sprühen, damit diese frisch nach Minze duften.

Für etwa 50 ml

ZUTATEN
50 ml (3 ½ EL) Hamameliswasser
je 2 Tropfen ätherisches Pfefferminz-, Zitronen-, Zypressen- und Lavendelöl

SPEZIALAUSRÜSTUNG
Flasche mit Sprühverschluss

Aufbewahrung
Kühl und trocken ohne Sonneneinwirkung lagern. 3 Monate haltbar.

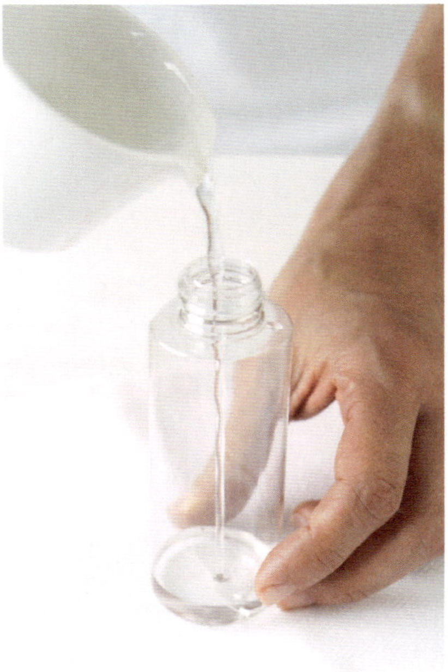

Step 1
Hamameliswasser in ein sterilisiertes Glas oder gleich in die Sprühflasche gießen. (Oder einen Teil in eine kleine Flasche für die Handtasche füllen.)

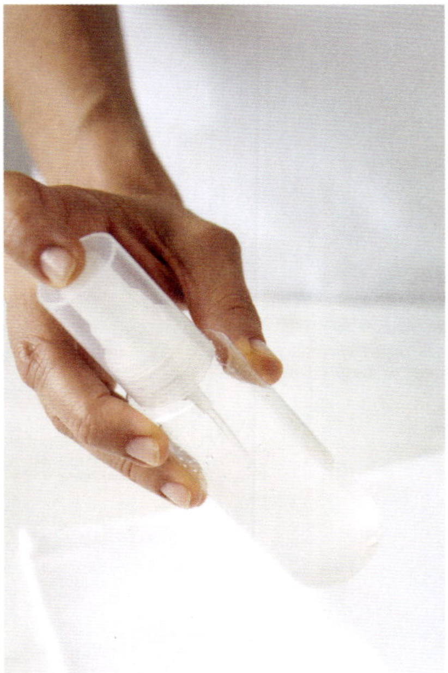

Step 2
Die ätherischen Öle dazugeben. Die Flasche verschließen und gut schütteln. Datum und verwendete Zutaten darauf notieren.

Variante: Belebendes Fußspray:

Diese Fußsprayvariante enthält antibakteriell wirkende Öle wie Teebaum und Eukalyptus – damit Ihre Füße immer gut riechen.

Für etwa 50 ml
ZUTATEN
50 ml (3 ½ EL) Hamameliswasser
je 2 Tropfen ätherisches Teebaum-, Eukalyptus-, und Lavendelöl

Für Zubereitung und Anwendung siehe erfrischendes Fußspray links.

AUFBEWAHRUNG
Kühl und trocken ohne Sonneneinwirkung lagern. 3 Monate haltbar.

ANWENDUNG
Großzügig auf die müden Füße sprühen. Kurz trocknen lassen, dann die Schuhe wieder anziehen.

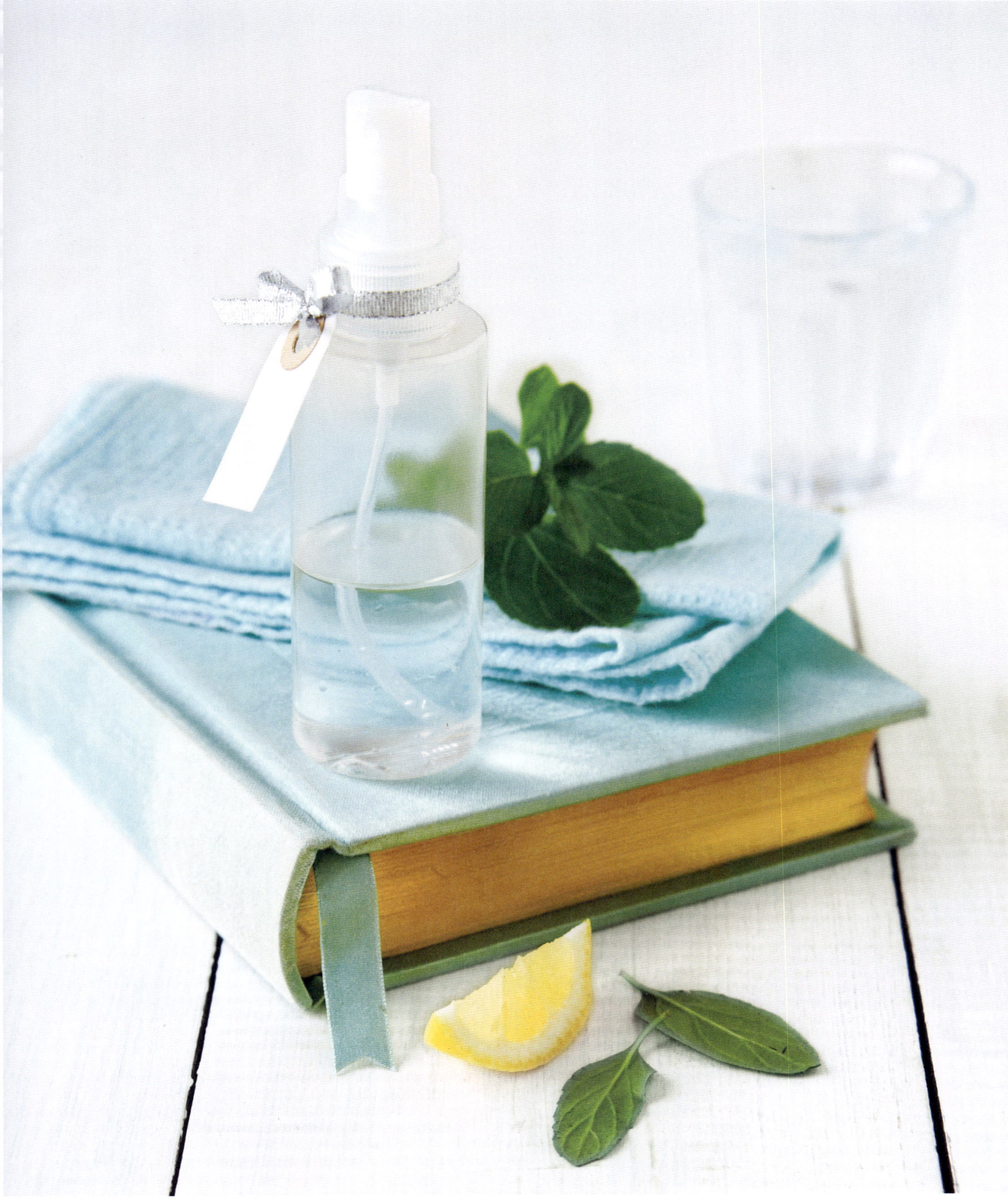

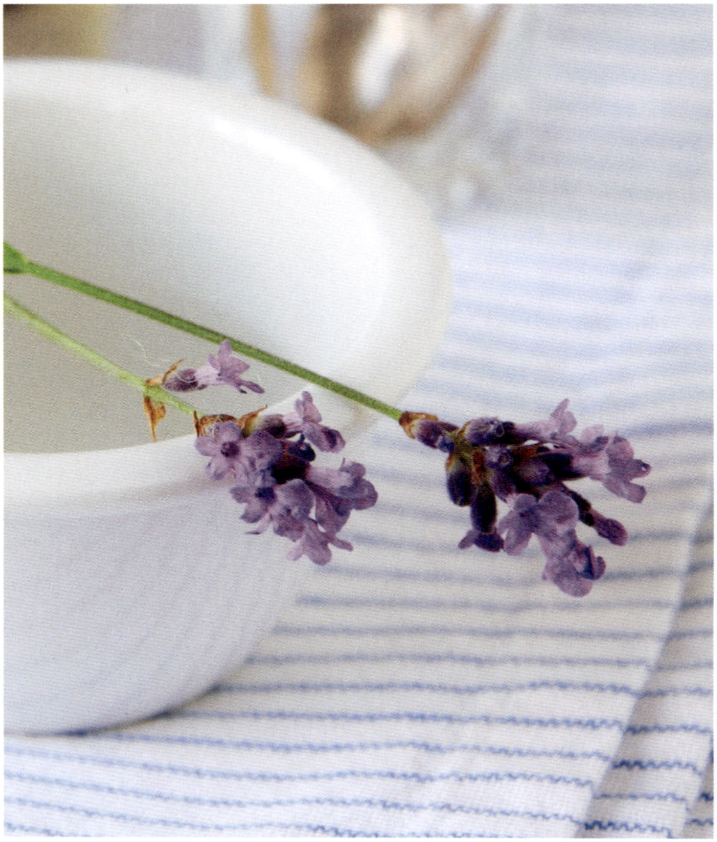
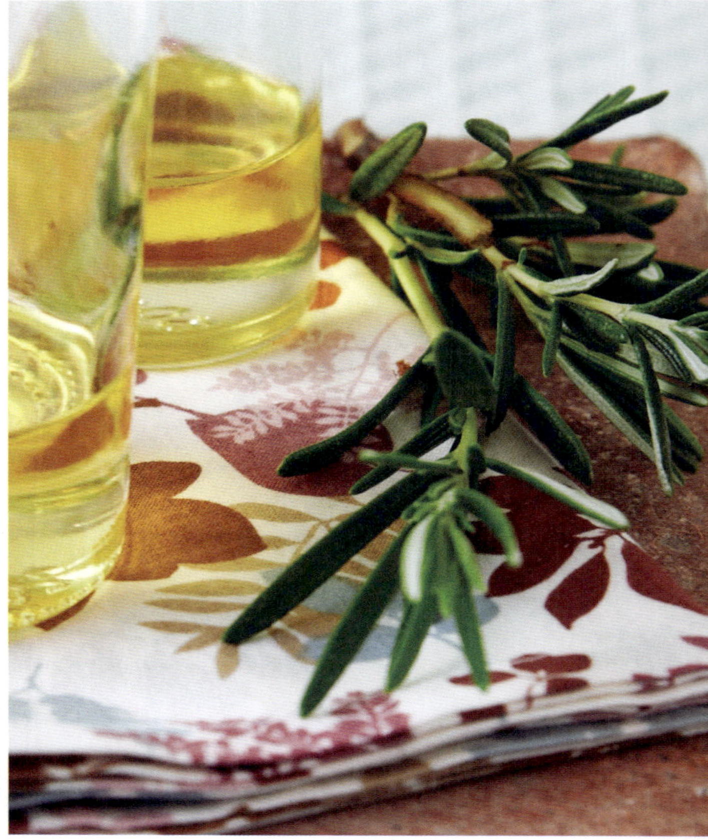
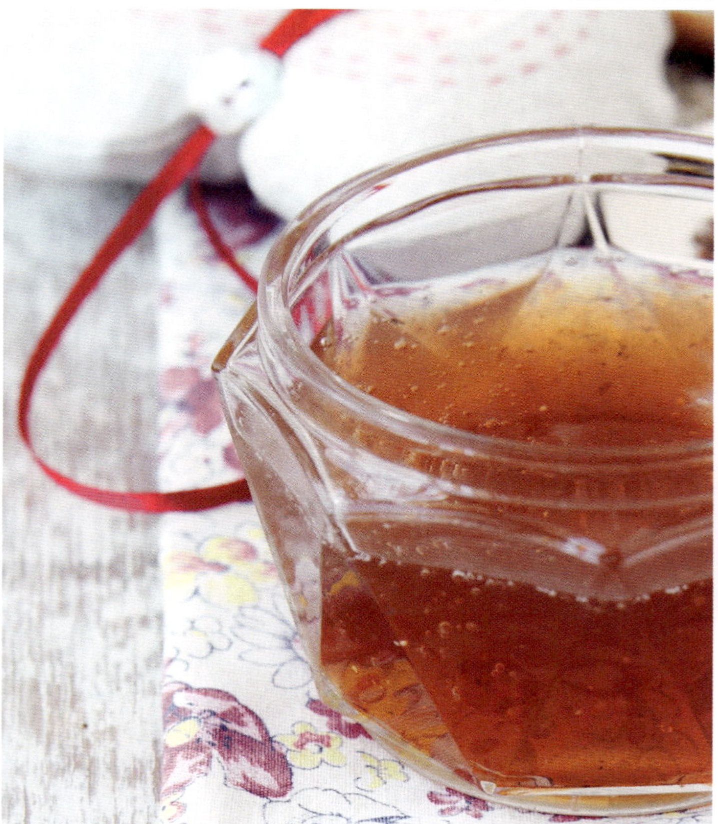
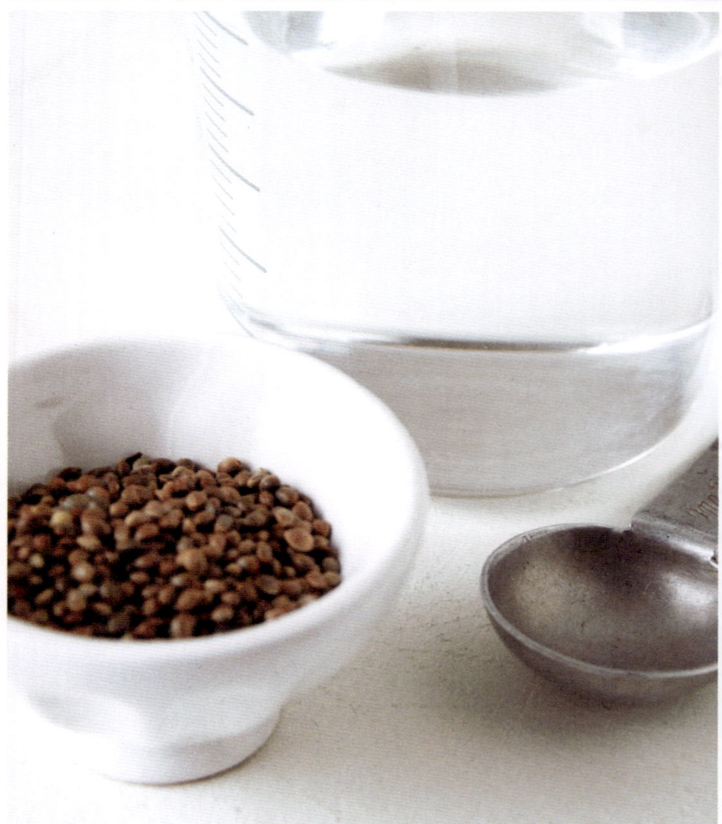

HAARE

Biershampoo mit Limettenöl

Schon seit Generationen wird Bier für die Haarpflege verwendet. Bereits unsere Mütter und Großmütter wussten um die Fähigkeit des Biers, Haare zum Glänzen zu bringen. Denn es enthält Proteine und Nährstoffe, die das Haar schützen und ihm Volumen sowie Glanz verleihen. Wir haben ein in einer kleinen Brauerei hergestelltes Bier anstelle von Dosenbier verwendet, weil das Ergebnis nach unserer Ansicht besser ausfällt. Lassen Sie sich nicht vom Biergeruch abschrecken, das Limettenöl sorgt für fruchtige Frische.

Für etwa 100 ml

ZUTATEN

- 40 ml (2 ¾ EL) Plantapon LGC
- 5 ml (1 TL) Lamesoft® PO 65
- 5 ml (1 TL) Rosmarin-Glyzerinextrakt (siehe Seite 37)
- 50 ml (3 ½ EL) helles Bier
- 10 Tropfen ätherisches Limettenöl
- 20 Tropfen Grapefruitkernextrakt (GKE)

SPEZIALAUSRÜSTUNG

Thermometer

AUFBEWAHRUNG

Kühl und trocken ohne Sonneneinwirkung lagern. 3 Monate haltbar.

ANWENDUNG

Das Shampoo enthält milde, aber wirksame Reinigungsmittel und kann für alle Haartypen verwendet werden. Das Shampoo auf dem nassen Haar verteilen und sanft einmassieren, damit sich Schaum bildet. Gut ausspülen, danach eine auf den Haartyp abgestimmte Pflege anwenden. Passend zum Biershampoo können Sie zum Beispiel die Haarspülung von Seite 129 verwenden (entweder direkt nach dem Shampoonieren einmassieren oder auf das handtuchtrockene Haar sprühen).

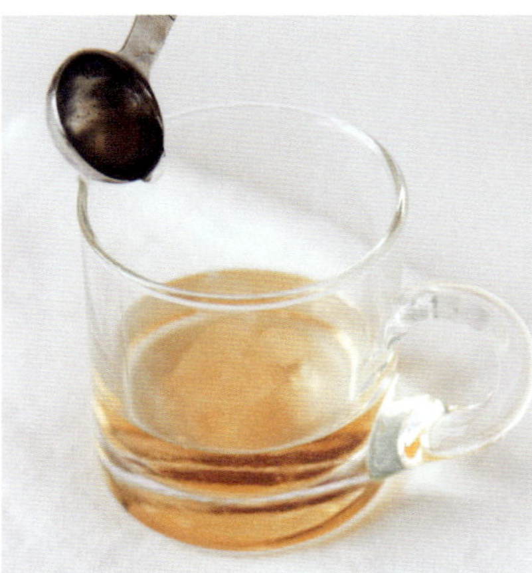

Step 1

Plantapon und Lamesoft in einen Krug oder Becher geben. Den Glyzerinextrakt (siehe Seite 37) hinzugeben und beiseitestellen. Das Bier in einen hitzebeständigen Becher gießen.

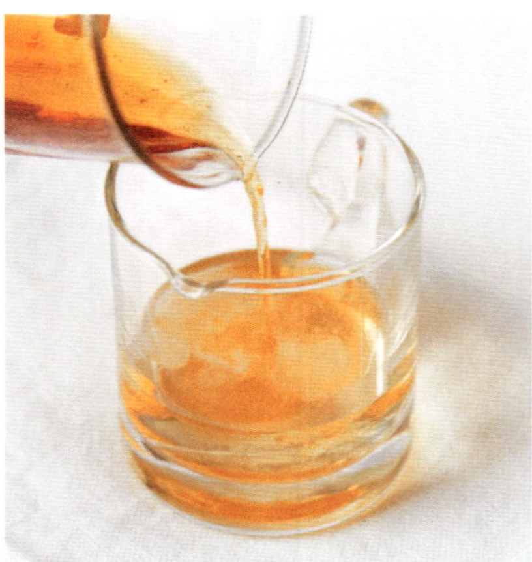

Step 2

Den Becher in einen Topf mit köchelndem Wasser stellen und 30 Minuten auf 70–80 °C (Thermometer) erhitzen. Aus dem Wasserbad nehmen und abkühlen lassen. Das Bier unter die Plantapon-Mischung rühren.

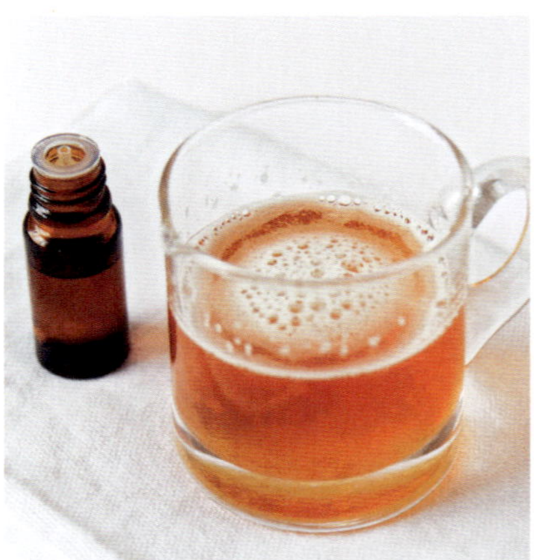

Step 3

Damit keine Luft hineingerät und sich kein Schaum bildet, langsam verrühren. Limettenöl und GKE dazugeben. Das Shampoo in eine sterilisierte Flasche gießen. Datum und verwendete Zutaten darauf notieren.

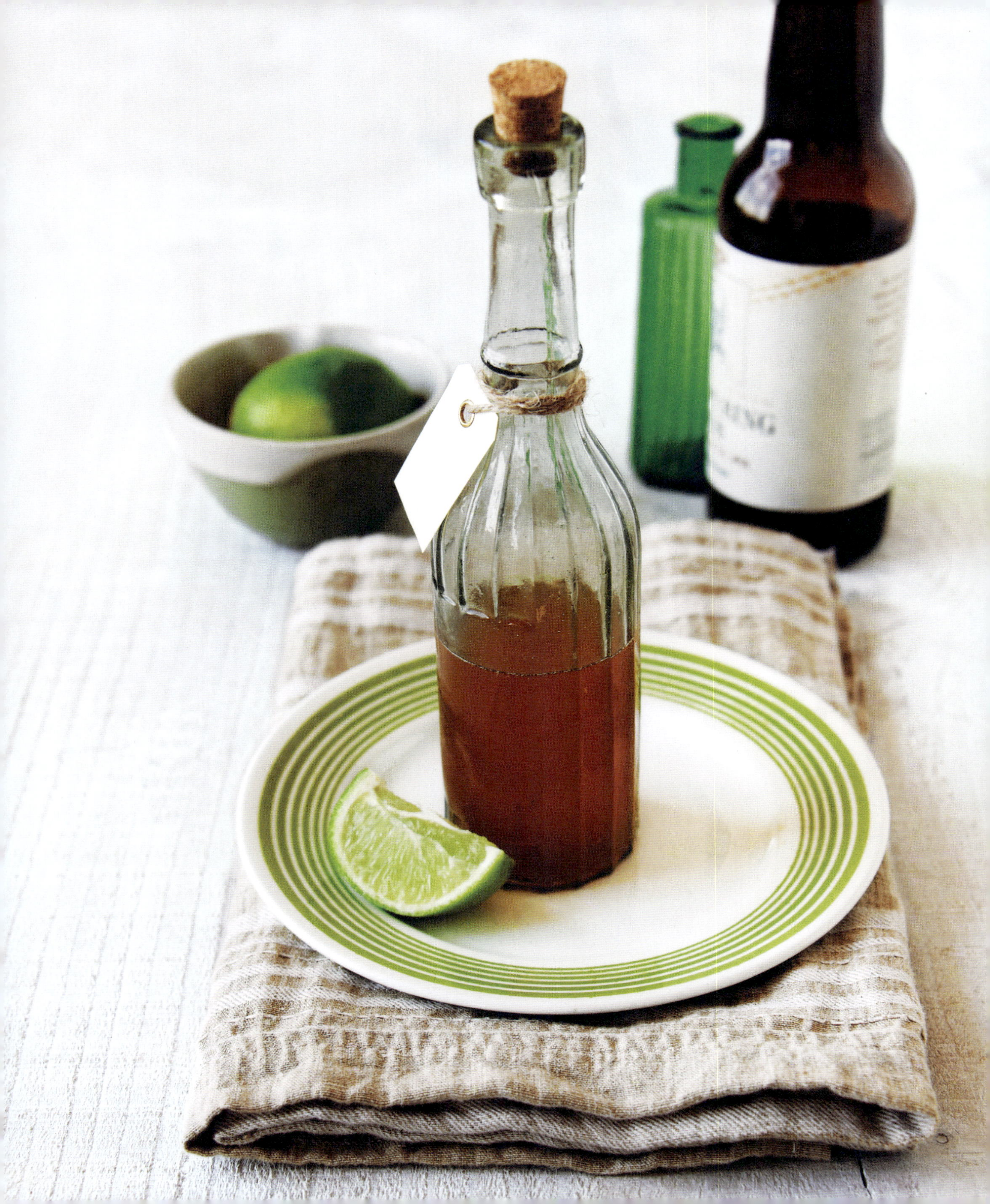

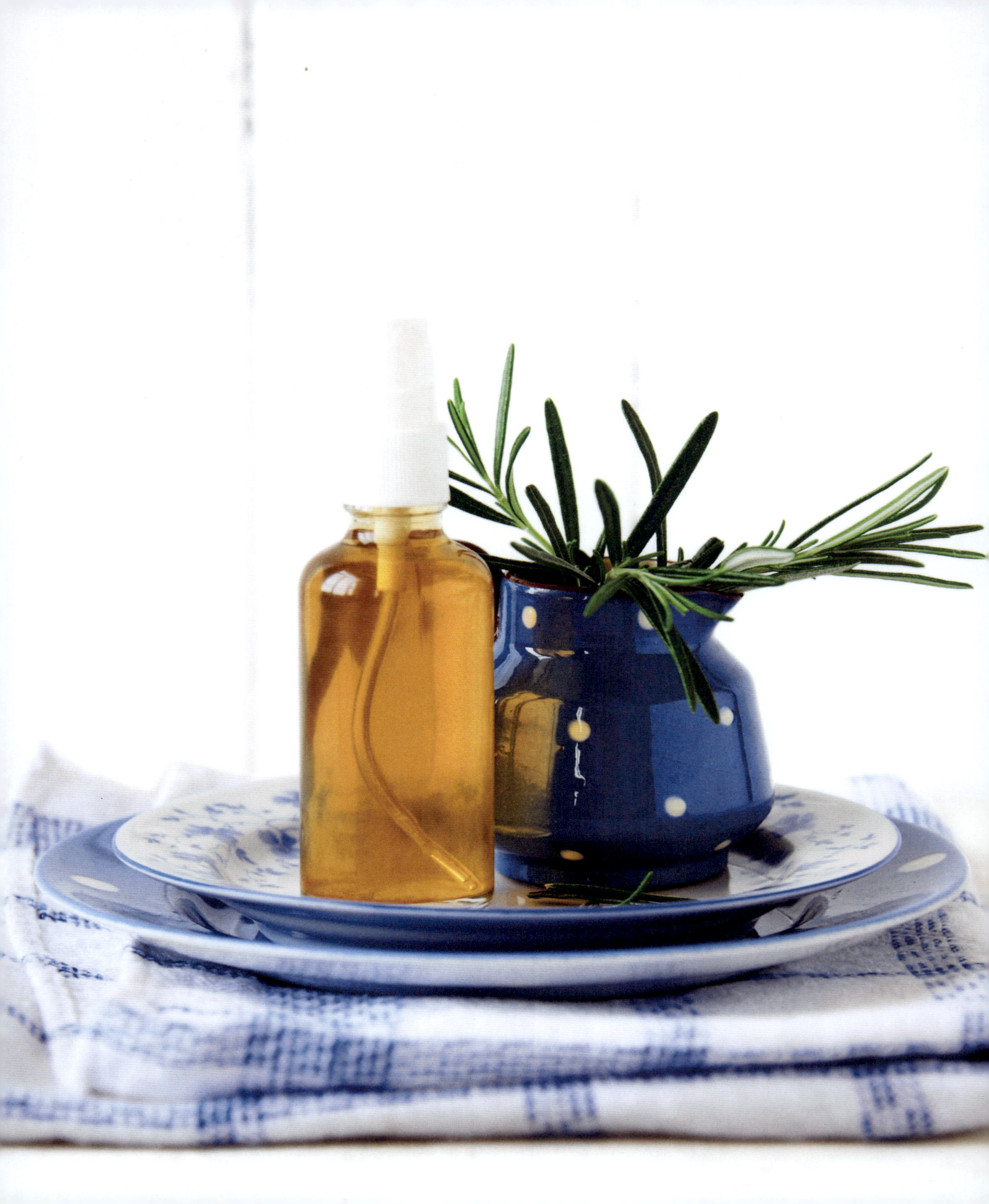

Haarspülung mit Bier, Zitrone und Rosmarin

Für etwa 100 ml

ZUTATEN
10 ml (2 TL) frischer gepresster Zitronensaft
40 ml (2 ¾ EL) Bier
38 ml (2 ½ EL) Wasser
10 ml (2 TL) Apfelessig
5 Tropfen ätherisches Rosmarinöl
5 Topfen ätherisches Zitronenöl
20 Tropfen Grapefruitkernextrakt (GKE)

SPEZIALAUSRÜSTUNG
Zitronenpresse
Thermometer
Trichter
Sprühflasche (falls es als Pflegespray verwendet wird)

AUFBEWAHRUNG
Kühl und trocken ohne Sonneneinwirkung lagern. 3 Monate haltbar.

ANWENDUNG
Nach dem Shampoonieren so viel Spülung aufsprühen, dass das Haar durchtränkt ist, und gut massieren. Ein Ausspülen ist nicht notwendig.

Tipp
Die Haarspülung eignet sich auch hervorragend als Pflegespray – einfach aus einer Sprühflasche mit feiner Düse auf die Frisur sprühen. Am besten auf das saubere, handtuchtrockene Haar sprühen und vorsichtig kämmen, um das Haar zu entwirren. Nicht ausspülen, Haare wie üblich trocknen.

Wegen seiner allseits bekannten pflegenden Eigenschaft verwenden wir auch für dieses Rezept ebenfalls Bier. Das darin enthaltene Protein kräftigt und nährt das Haar, zudem unterstützt es die Reparatur von Haaren, die oft durch Föhn und Glätteisen strapaziert werden. Diese einfache Mischung aus in der Küche gebräuchlichen Zutaten wird seit jeher als aufhellende Glanzspülung verwendet. Da sie Wasser enthält, ist ein Konservierungsmittel nötig (in diesem Fall GKE). Zitronen- und Rosmarinöl verleihen dem Haar einen frisch-würzigen Duft. Die Spülung nach dem Shampoonieren entweder einmassieren oder mit einer Sprühflasche auftragen und im Haar belassen.

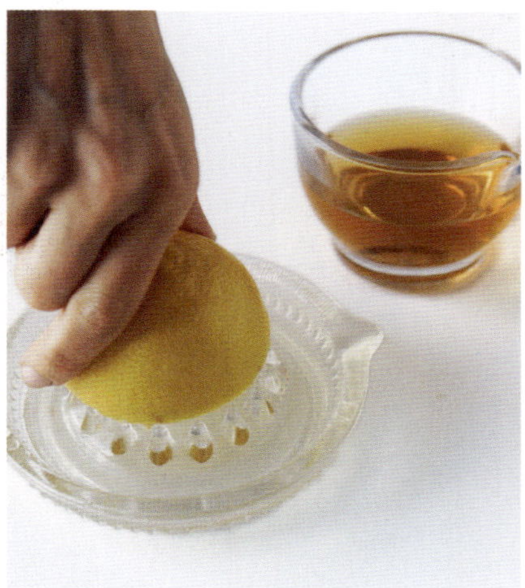

Step 1
Darauf achten, dass sich keine Kerne mehr im frisch gepressten Zitronensaft befinden. Bier, Wasser, Apfelessig und Zitronensaft abmessen und in einen hitzebeständigen Becher geben. Den Becher in einen Topf mit köchelndem Wasser stellen und auf 80 °C (Thermometer) erhitzen. Die Temperatur 30 Minuten halten, damit die entstandene Flüssigkeit ausreichend sterilisiert ist.

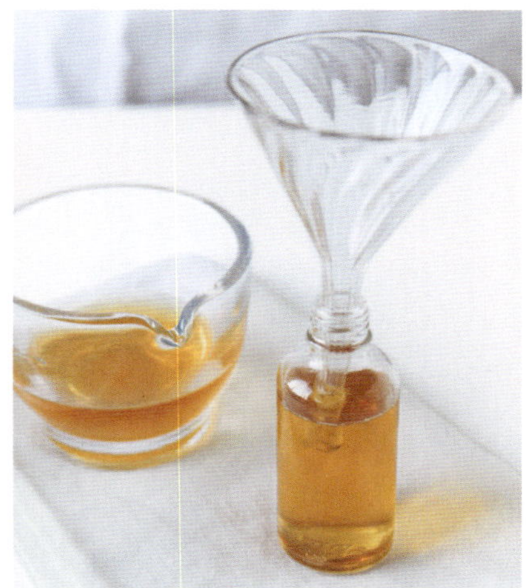

Step 2
Den Becher aus dem Wasserbad und auf etwa 40 °C abkühlen lassen. Die ätherischen Öle und den Grapefruitkernextrakt dazugeben und gründlich vermengen. Das Rezept sollte eine braune Farbe haben, sie ist jedoch von der verwendeten Biersorte abhängig. Die Spülung mit einem Trichter in eine sterilisierte Flasche mit Schraubverschluss geben. Datum und verwendete Zutaten darauf notieren.

Kopfhaut-Massagelotion gegen Schuppen

Schon seit alters her kommen Rosmarin und Lavendel in der Haarpflege zum Einsatz. Rosmarin kann die Kopfhaut beleben und den Haarwuchs fördern. Lavendel ist für seine beruhigenden Eigenschaften bekannt und vermag trockene, juckende Kopfhaut zu besänftigen. Das Rezept lässt sich in wenigen Sekunden zubereiten, sollte sofort verwendet und nicht aufbewahrt werden (auch wenn Reste im Kühlschrank einige Tage haltbar sind). Da Wodka untergemischt wird, verbinden sich die ätherischen Öle gut und weder Kopfhaut noch Haare fühlen sich fettig an.

Übrigens: Dieses Rezept ergibt auch ein gutes Eau de Toilette. Beachten Sie dazu den Tipp zur Herstellung wunderbar aromatischer Duftölkombinationen, die man durch das Mischen von Wasser und Alkohol erhält.

Für etwa 20 ml

ZUTATEN
1 TL Wodka
1 EL Wasser
3 Tropfen ätherisches Rosmarinöl
5 Tropfen ätherisches Lavendelöl

SPEZIALAUSRÜSTUNG
Nicht notwendig

AUFBEWAHRUNG
Am besten frisch verwenden. Maximal 3 Tage im Kühlschrank haltbar.

ANWENDUNG
Die Lotion sanft in die Kopfhaut einmassieren und einwirken lassen. Für eine gesunde Kopfhaut regelmäßig anwenden.

Tipp
Für ein frisches Eau de Toilette Rosmarin- und Lavendelöl mit Zitronen-, Orangen- und Spearmint-Öl mischen. Für eine fruchtige Kombi: Limetten-, Bergamotte- oder Grapefruitöl mit Süßorangen- und Neroli-Öl. Eher sinnliche Note: Ylang-Ylang- mit Jasmin-, Weihrauch- und Zedernöl.

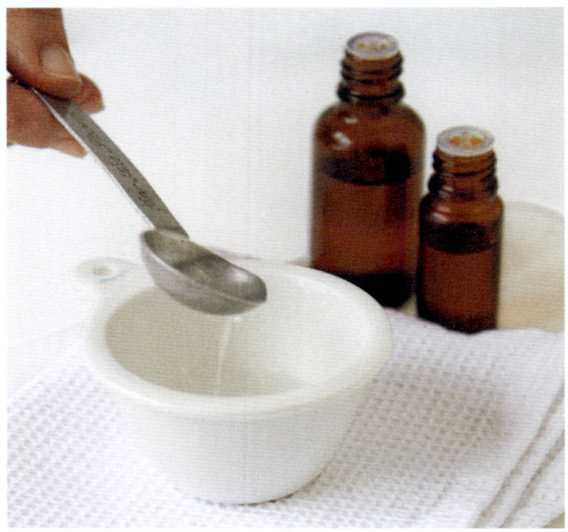

Step 1
Alle Zutaten abmessen und in einen kleinen Becher oder Krug geben. Wenn nicht die gesamte Lotion bei einer einzigen Anwendung benutzt wird, alternativ die Zutaten in eine kleine Flasche geben und Reste nach der ersten Anwendung im Kühlschrank aufbewahren. Mit einem Messlöffel ist dieses Rezept sehr schnell zubereitet.

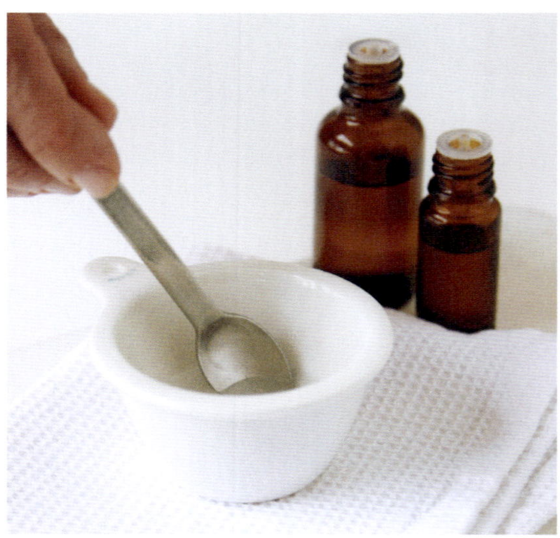

Step 2
Wodka, Wasser und ätherische Öle vermischen sich sehr leicht, es ist aber ratsam, alles zu rühren oder in der Flasche gut zu schütteln. So sind die Öle vor der Anwendung gut gemischt. Die Lotion sofort auf die Kopfhaut auftragen.

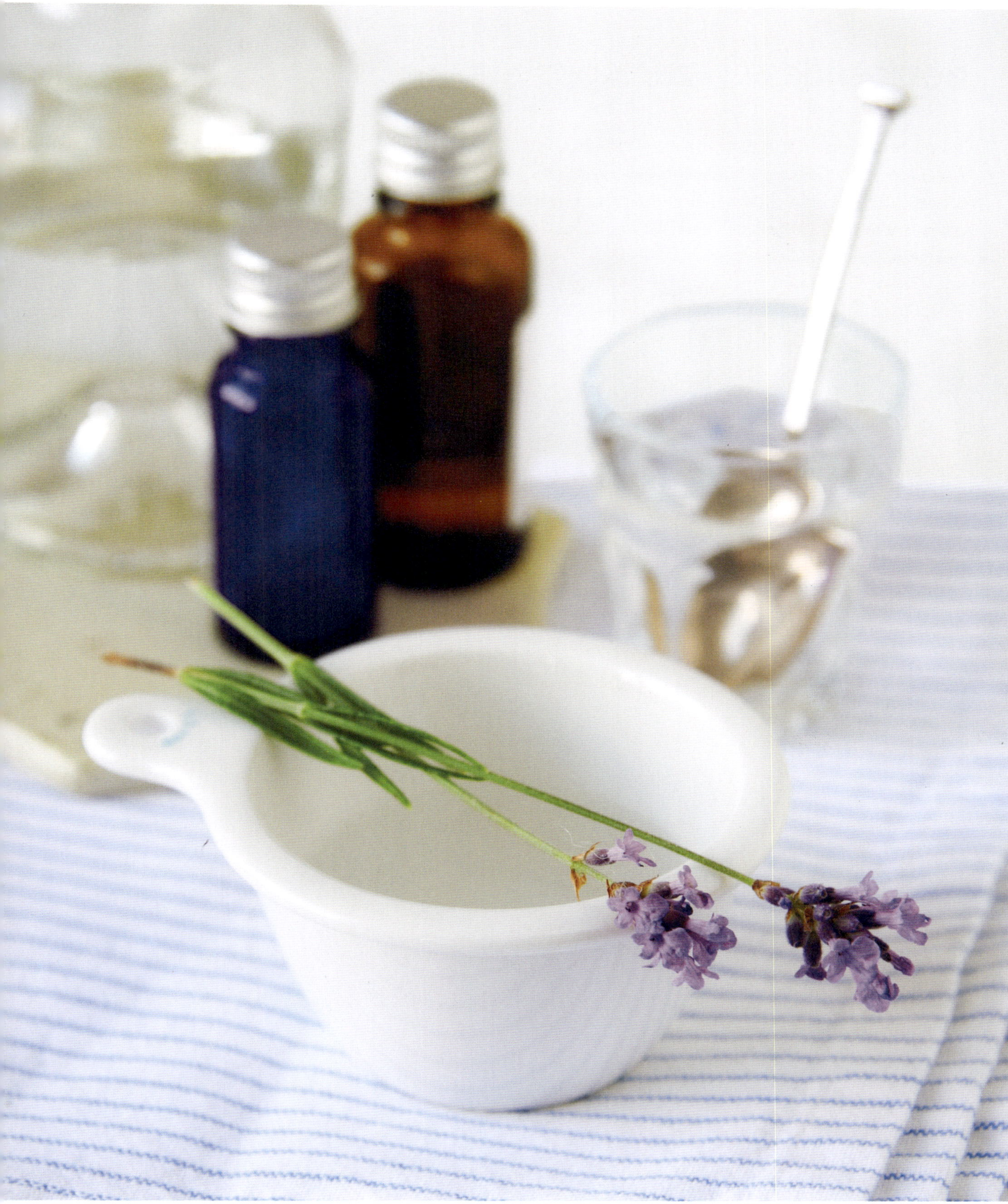

Belebendes Öl zur Kopfhaut-Massage *(für fettiges Haar)*

Dieses Massageöl enthält Pfefferminz-, Rosmarin- und Eukalyptusöl, welche sich alle sehr gut zur Belebung der Kopfhaut eignen. Es ist schnell und einfach zuzubereiten und besteht aus einer Mischung von pflegenden Ölen. Da kein Wasser enthalten ist, sind keine Konservierungsmittel notwendig.

Für etwa 50 ml

ZUTATEN
20 ml (4 TL) Jojoba-Öl
15 ml (3 TL) Nachtkerzenöl
15 ml (3 TL) Borretschöl
4 Tropfen ätherisches Pfefferminzöl
3 Tropfen ätherisches Rosmarinöl
3 Tropfen ätherisches Eukalyptusöl

SPEZIALAUSRÜSTUNG
Trichter (nach Belieben)

AUFBEWAHRUNG
Kühl und trocken ohne Sonneneinwirkung bis zu 6 Monate haltbar.

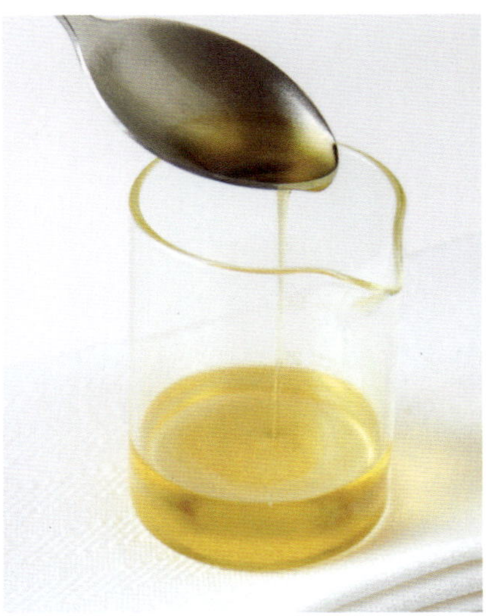

Step 1
Alle Zutaten in einen kleinen Becher oder Krug geben und mit einem Edelstahlteelöffel verrühren, bis alles gut vermengt ist.

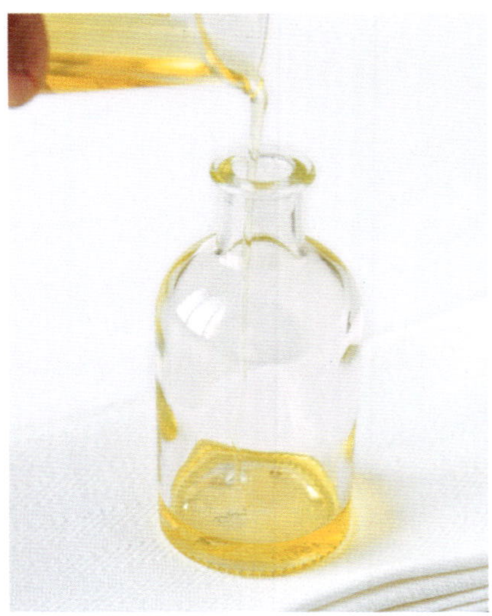

Step 2
Das Öl – eventuell mit dem Trichter – in eine sterilisierte, luftdicht schließende Glasflasche gießen. Datum und verwendete Zutaten darauf notieren.

Variante: Pflegeöl zur Kopfhaut-Massage (für trockenes Haar)

Pflegende Pflanzenöle, kombiniert mit wohltuenden ätherischen Ölen – ideal für eine feuchtigkeitsspendende Kopfhautbehandlung.

Für etwa 50 ml

ZUTATEN
20 ml (4 TL) Jojoba-Öl
15 ml (3 TL) Nachtkerzenöl
15 ml (3 TL) Hagebuttenöl
4 Tropfen ätherisches Lavendelöl
3 Tropfen ätherisches Geranienöl
3 Tropfen verdünntes ätherisches Kamillenöl

Anwendung und Herstellung siehe Öl links.

AUFBEWAHRUNG
Kühl und trocken ohne Sonneneinwirkung lagern. 6 Monate haltbar.

ANWENDUNG
Das Öl sanft in die Kopfhaut massieren und etwa 30 Minuten einwirken lassen. Danach die Haare mit Shampoo waschen. Regelmäßig anwenden, damit die Kopfhaut gesund bleibt.

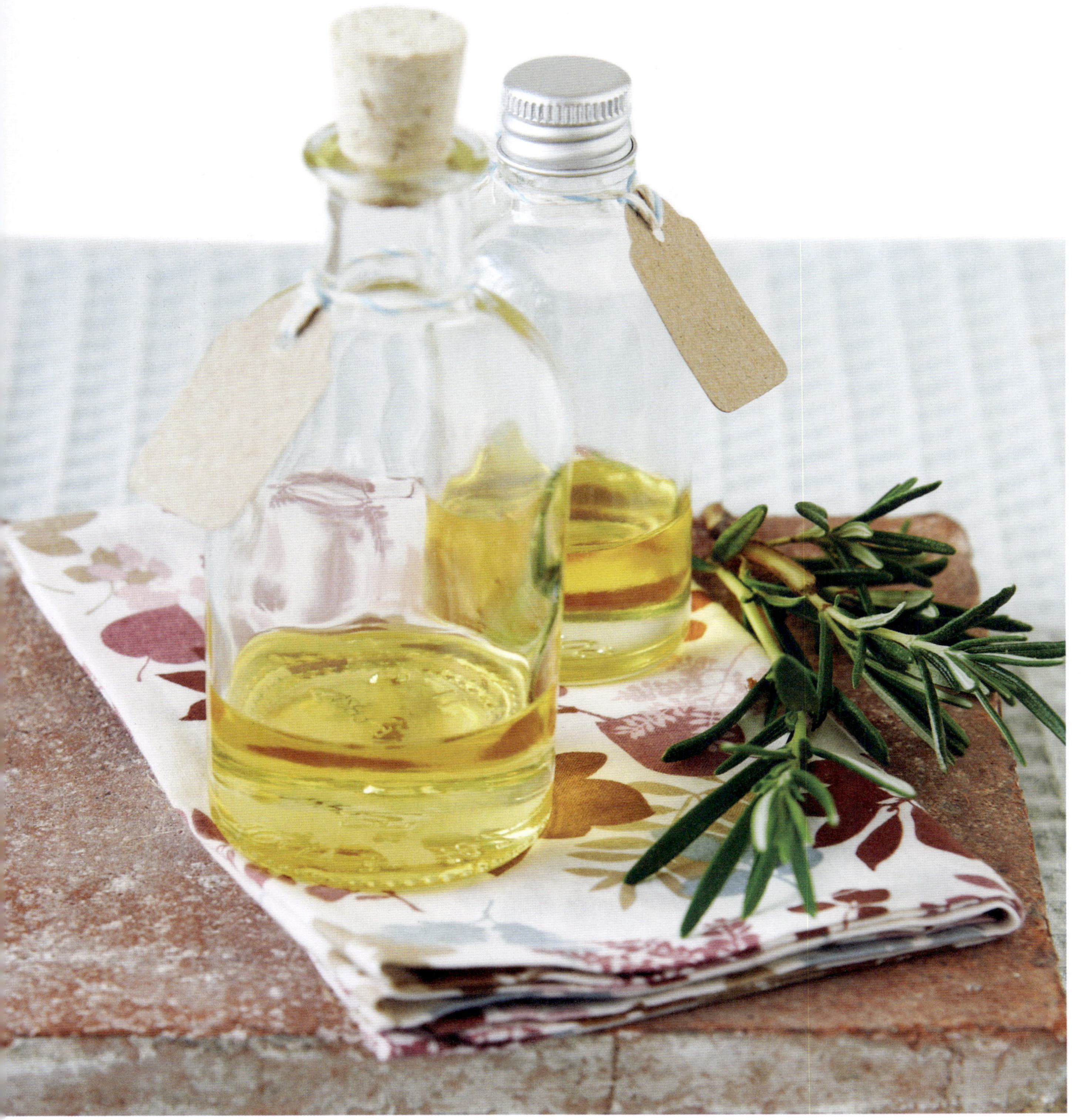

Lockenbändiger-Gel mit Leinsamen

Dieses schnell trocknende Styling-Gel basiert auf Leinsamen. Es formt schöne Locken, ohne diese starr und fest zu machen. Das Gel ist einfach herzustellen, man braucht dazu nur ein paar preisgünstige Zutaten aus dem Küchenschrank. Für alle, deren Lockenpracht an manchen Tagen nur schwer zu bändigen ist!

Für etwa 500 ml

ZUTATEN
2 EL Leinsamen
500 ml Quellwasser
20 Tropfen pro 100 ml Grapefruitkernextrakt (GKE)

SPEZIALAUSRÜSTUNG
Thermometer
Sieb
großer Krug

AUFBEWAHRUNG
Ohne Konservierungsmittel das Produkt sofort verbrauchen und Reste im Kühlschrank maximal 3 Tage aufbewahren. Konserviert kühl und trocken ohne Sonneneinwirkung aufbewahren. 3 Monate haltbar.

ANWENDUNG
Nach der Haarwäsche das Gel in die feuchten Haare geben, dann an der Luft trocknen lassen oder das Haar föhnen.

Tipp
Das Gel lässt sich verdünnt auch auf die Haare sprühen. Dabei dem erhöhten Flüssigkeitsvolumen entsprechend mehr Konservierungsmittel dazugeben.

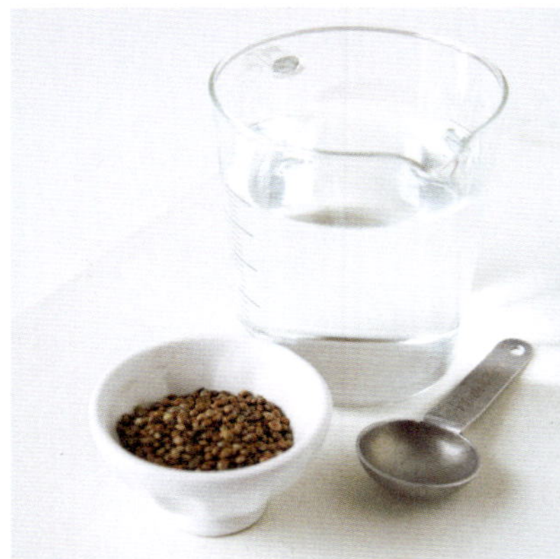

Step 1
Leinsamen und Wasser in einen Krug geben. Den Krug in einen Topf mit köchelndem Wasser stellen und auf 70–80 °C (Thermometer) erhitzen.

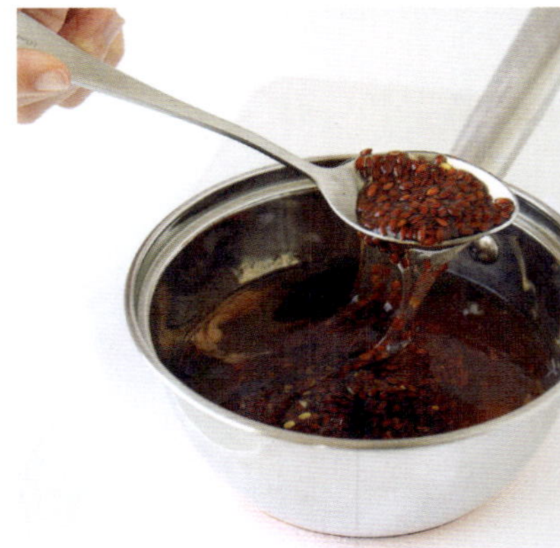

Step 2
30 Minuten im köchelnden Wasser stehen lassen – je länger, desto dicker und gelartiger wird die Masse. Variiert auch abhängig vom Frischegrad der Samen.

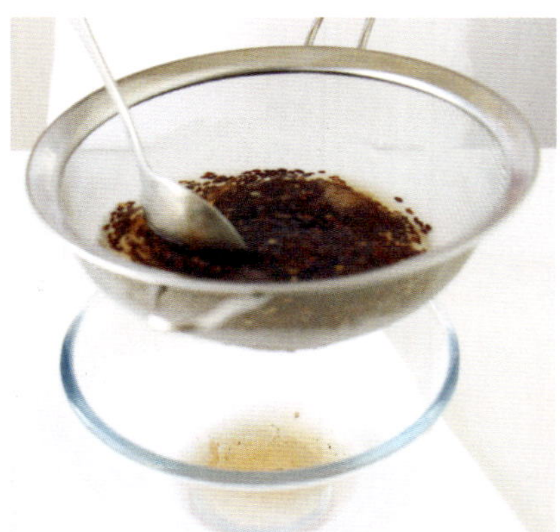

Step 3
Die Mischung in ein feines Sieb geben und das Gel in eine Schüssel abtropfen lassen, die Leinsamen entfernen. Bei Bedarf das Gel mit einem Löffel durch das Sieb drücken.

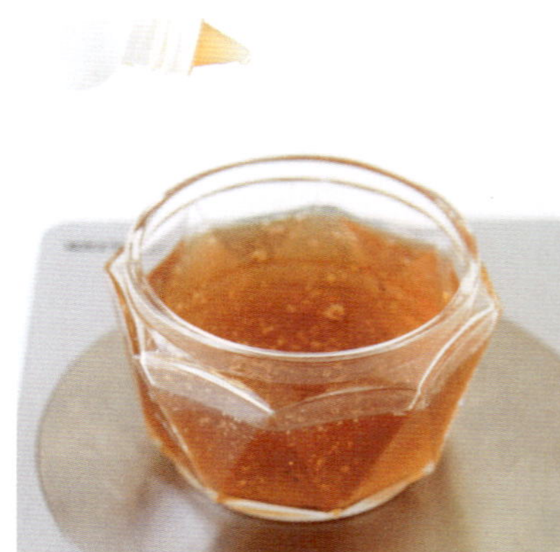

Step 4
Zum Lagern das Gel abwiegen und GKE dazugeben. In ein sterilisiertes, luftdicht schließendes Gefäß füllen und wie üblich beschriften.

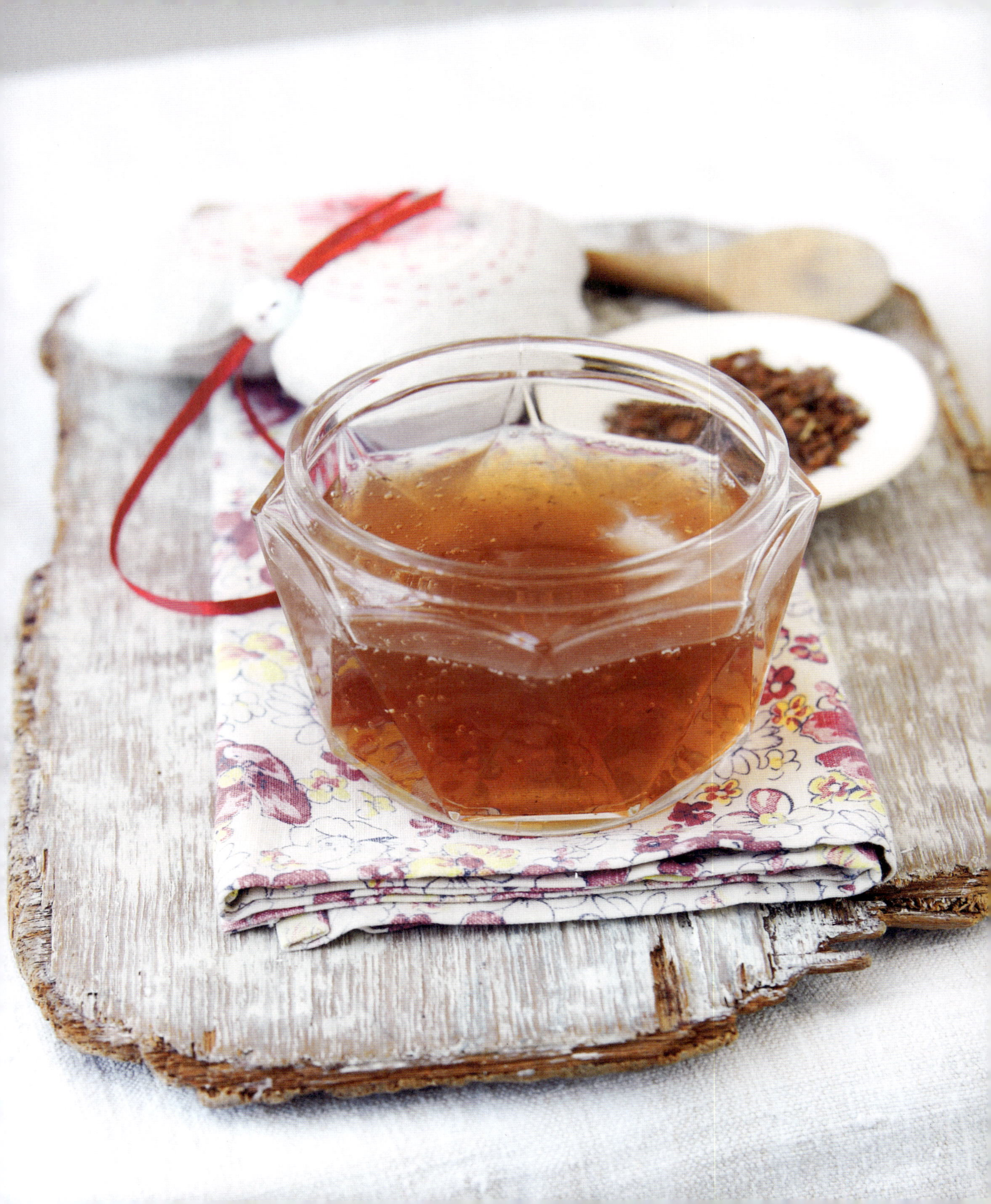

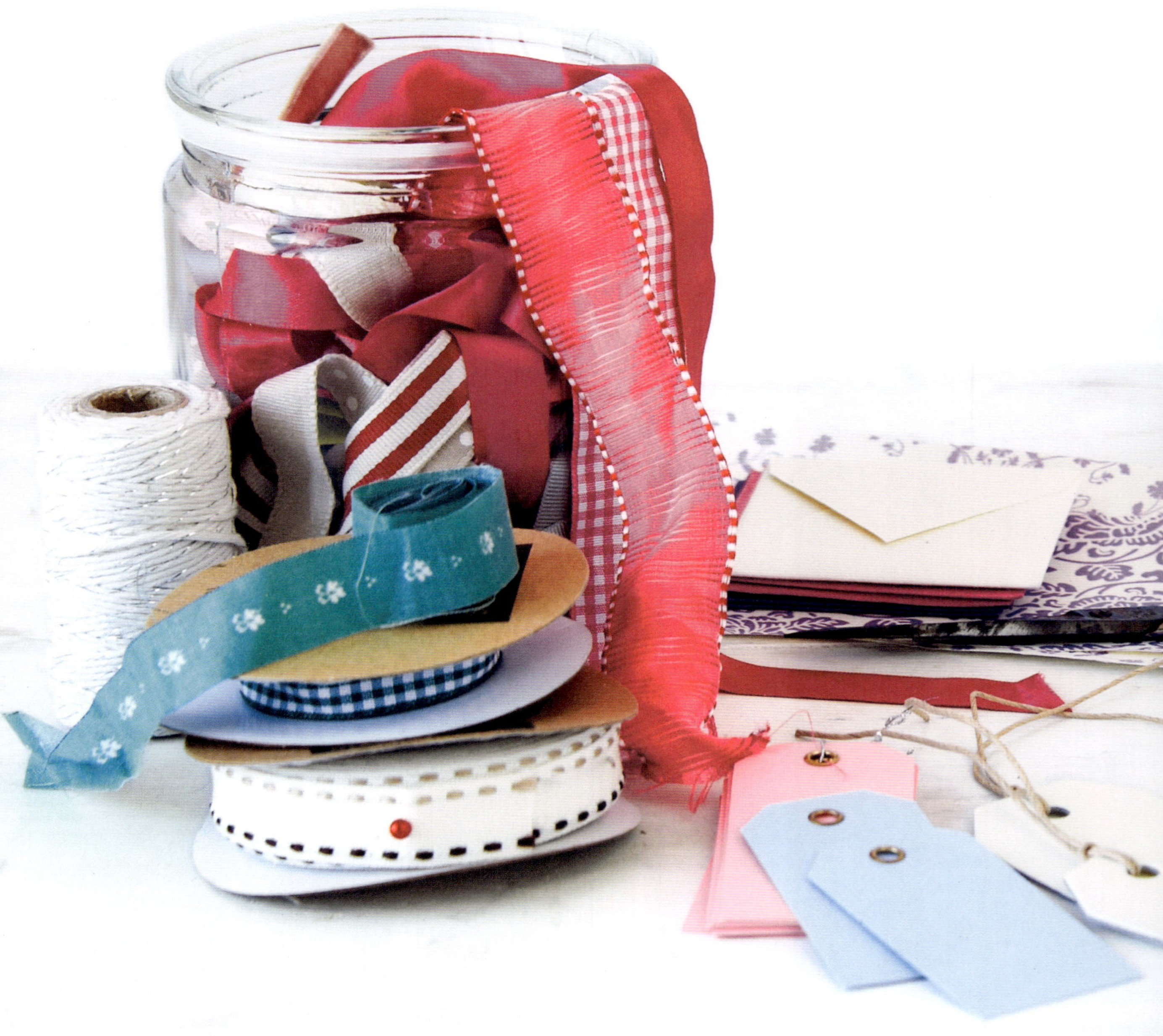

Der letzte Schliff

NATURKOSMETIK SELBST HERSTELLEN MACHT FREUDE. NACHDEM SIE UNSERE REZEPTUREN KENNENGELERNT HABEN, SOLLEN DIESE AUCH MÖGLICHST HÜBSCH AUSSEHEN – EGAL, OB SIE AUF IHRER FRISIERKOMMODE ODER IM BADREGAL STEHEN ODER SIE SIE AN FREUNDINNEN UND VERWANDTE VERSCHENKEN. AUF DEN FOLGENDEN SEITEN HABEN WIR EIN PAAR TIPPS UND ANREGUNGEN FÜR SIE ZUSAMMENGESTELLT, MIT DENEN SIE IHRE KREATIONEN GANZ LEICHT, ABER EFFEKTVOLL VERZAUBERN UND IN EXKLUSIVE GESCHENKE VERWANDELN KÖNNEN. AUCH WENN DER SCHÖNSTE MOMENT NATÜRLICH DARIN BESTEHT, IHRE NATURKOSMETIK ZU GENIESSEN.

Hübsch verpackt

Egal, ob Sie Ihre selbst gemachten Schönheitsprodukte verschenken oder selbst benutzen – sie sollen etwas hermachen. Wichtig: Alle Kosmetika brauchen die richtige Verpackung und Verschlüsse, aus denen nichts herausläuft. Wie wir unter Verpackung und Aufbewahrung (siehe Seite 30) erläutert haben, eignet sich für eine Gesichtscreme ein Glasdöschen beispielsweise besser als eines aus Metall. Sie können funktionelle, günstige Behälter neu im Onlinehandel kaufen, aber auch gebrauchte wiederverwenden.

FLASCHEN UND GEFÄSSE

- **Wiederverwenden:** Vielleicht haben Sie noch hübsche Behälter eines hochwertigen Pflegeprodukts – ideal für selbst gemachte Cremes. Oder steht noch ein ausgefallenes Gläschen herum, in dem Lebensmittel abgefüllt waren und das sich jetzt für ein Peeling verwenden lässt? Heben Sie Einweckgläser mit Deckeln und Flaschen mit Bügelverschlüssen auf (vorher gut reinigen und sterilisieren).
- **Vintage:** Suchen Sie nach kleinen Weinflaschen für Lotionen, Toner oder Badeöle und verzieren Sie den Flaschenhals mit einem hübschen Band. Wenn Sie Perlen, Anhänger oder andere aussortierte Schmuckstücke haben, befestigen Sie diese an einem Band. Heben Sie schöne Bänder oder Schnüre auf, um damit Geschenkanhänger oder Zellophanpapier (siehe unten) zu befestigen.

DOSEN, SCHACHTELN, STOFFBEUTEL UND ZELLOPHAN

- **Dosen:** Dosen mit Deckel eignen sich für Trockenprodukte wie Badesalze und Fußbäder. Damit man sieht, dass es selbst gemacht ist, bekleben Sie sie mit gemustertem Geschenkpapier. Befestigen Sie einen hübschen Messlöffel oder alten Teelöffel daran – fertig ist ein nettes Geschenk! Alte Teedosen sind meist sehr hübsch, aber das Blech ist oft nicht mehr unversehrt. Der Trick: Einfach ein Pulver in ein Plastiktütchen füllen, zubinden und in die Dose stellen.
- **Schachteln:** Wenn Sie mal etwas in einer Schachtel mit Klappdeckel geschenkt bekommen haben, können Sie diese sehr gut mit hübschem Geschenkpapier überziehen. Tipp: Wickeln Sie Ihre Flaschen oder Gläser vorher in farbiges Seidenpapier, bevor Sie sie in die Schachtel stellen – dann sind sie besser gegen Stöße geschützt.
- **Papiertüten:** Gleiches gilt für kleine Papiertüten mit Kordelgriffen. Bekleben Sie die Seiten mit Fotos oder Postkarten und schon haben Sie eine neue Geschenktüte.
- **Stoffbeutel:** Sammeln Sie kleine Stoffbeutel mit Kordelzug (zum Beispiel aus Organza) oder nähen Sie sie selbst aus dekorativen Stoffresten. Für die richtige Größe messen Sie die Höhe des Objekts und rechnen noch einen Zuschlag zum Binden hinzu, danach die doppelte Breite abmessen. Den Stoff in der Hälfte falten, dann an Rand und Boden zunähen. Den Beutel auf rechts drehen, befüllen und mit einem Geschenkband zubinden – eine tolle Idee für Flaschen oder Gläser.
- **Zellophan:** Badekugeln (siehe Seiten 96–99) müssen in Zellophan eingewickelt werden, damit sie trocken bleiben und nicht zu schäumen anfangen. Dafür einen großen Kreis oder ein Quadrat ausschneiden – wesentlich größer als die Badekugel selbst, damit an der Spitze ein netter »Tuff« aus Folie entsteht. Mit einem Gummi verschließen, danach noch mit einem schönen Geschenkband einbinden. (Alternativ dekorative Einmachgläser verwenden und die Badekugeln einfach hineinlegen – sehr hübsch sieht es aus, wenn diese auf Stroh gebettet sind.)

BESCHRIFTUNG

- **Etiketten:** Auf jedem Produkt sollten die verwendeten Zutaten und das Herstellungsdatum notiert sein – beispielsweise auf selbst gemachten Anhängern aus Karton oder Gepäckanhängern. Verschönern Sie Anhänger mit bunten Stempeln. Sehen Sie sich außerdem in Schreibwarengeschäften nach hübschen, selbst klebenden Etiketten um.
- **Umschläge:** Wenn Sie für Ihr Geschenk einen Anhänger basteln, macht sich ein kleiner Umschlag dazu gut – beispielsweise aus den Resten von hübschem Geschenkpapier: Einfach ein Briefkuvert in der gewünschten Größe auseinanderfalten und als Vorlage verwenden. Das Papier entsprechend falten und die Kanten verkleben.

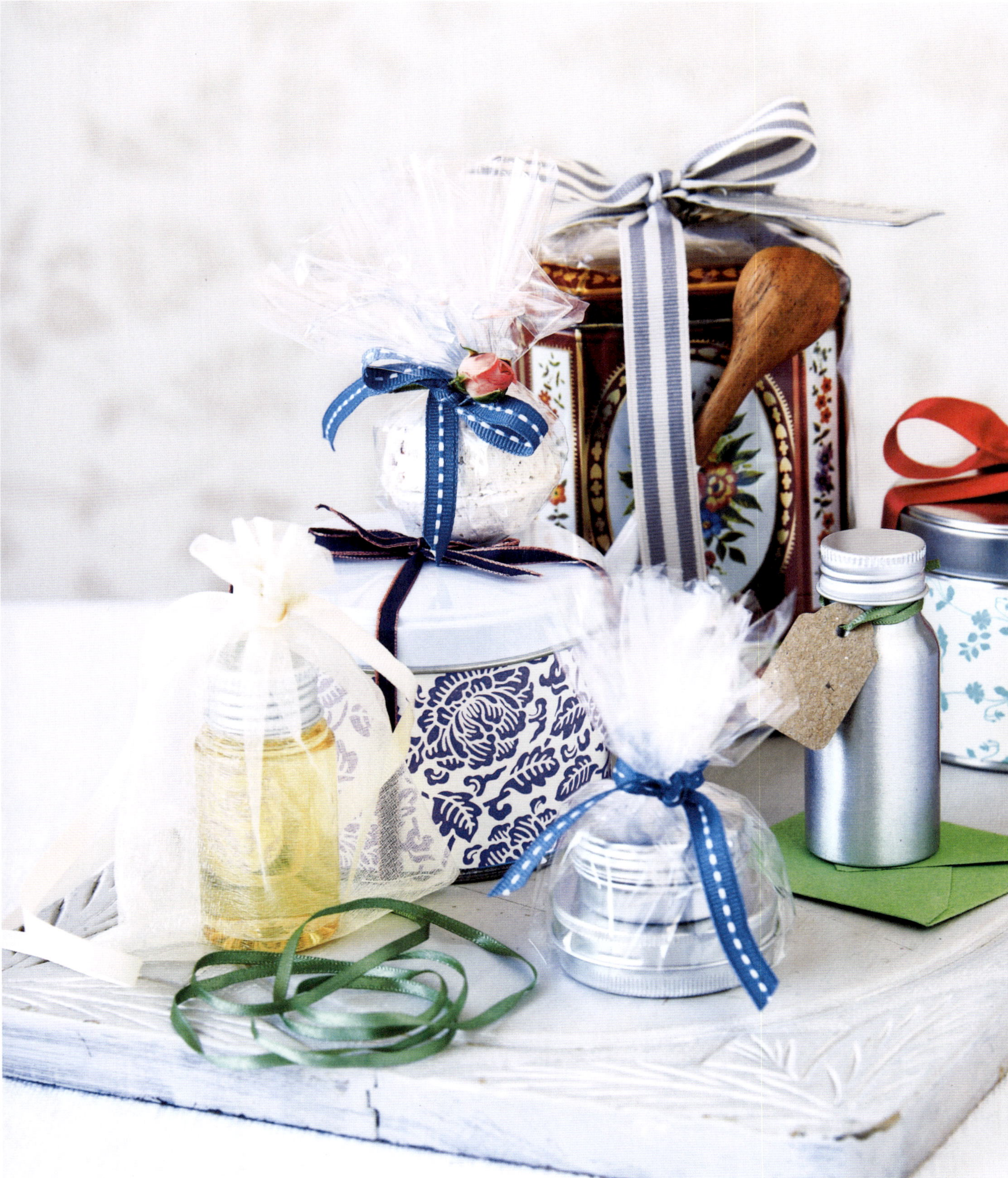

Zutatenglossar

In dieser Tabelle finden Sie alle in den Rezepten verwendeten Zutaten mit INCI-Bezeichnung sowie die Wirkung als Haut- oder Haarpflegemittel. Für alle gekauften Kosmetika ist eine ausführliche Zutatenliste gesetzlich vorgeschrieben. Die Kosmetikindustrie verwendet dazu eine internationale Nomenklatur, das sogenannte INCI-Register (International Nomenclature of Cosmetic Ingredients). Das heißt, dass alle Zutaten, basierend auf den wissenschaftlichen Bezeichnungen, gleich benannt werden. So können Allergiker gefährliche Zutaten leichter meiden.

SYMBOLE:

Die jeweiligen Symbole zeigen an, wo Sie die jeweiligen Zutaten einkaufen können. Wobei letztendlich fast alle Zutaten mittlerweile online erhältlich sind:

- APOTHEKE
- REFORMHAUS ODER BIOLADEN
- @ INTERNET
- SUPERMARKT

DEUTSCHER NAME	INCI-Bezeichnung	WIRKUNG
ACAI-BEEREN-SAFT	EUTERPE OLERACEA FRUIT EXTRACT	Reich an Vitamin C und Antioxidantien, die die Haut vor freien Radikalen aus UV-Strahlung und Umweltverschmutzung schützen. Für gesunden, strahlenden Teint.
ALOE-VERA-SAFT/-GEL	ALOE BARBADENSIS LEAF JUICE	Schützt und repariert die Haut. Beruhigende, kühlende und heilende Wirkung.
ANANAS	ANANAS SATIVUS	Enthält Bromelain, ein Enzym, das die Haut auf natürliche Weise glättet, indem es tote Hautschüppchen »auflöst« – die Haut fühlt sich wieder sauber und zart an.
APFELESSIG	PYRUS MALUS FRUIT EXTRACT	Hilft, den pH-Wert der Haare ins Gleichgewicht zu bringen, und entfernt Rückstände, ohne die natürlichen Fette aus dem Haar zu waschen. Versiegelt die Poren der oberen Haarschichten, was zu einem glatteren, weicheren und glänzenderem Aussehen führt. Außerdem antibakteriell und hilfreich bei Schuppen.
ARGAN-ÖL @	ARGANIA SPINOSA KERNEL OIL	Seit Jahrhunderten von den Frauen der Berber in Marokko zur Haut-, Haar- und Fingernagelpflege verwendet. Reich an Tocopherolen, Carotinoiden, Squalen und essenziellen Fettsäuren.

DEUTSCHER NAME	INCI-Bezeichnung	WIRKUNG
ASPIRIN (BRAUSETABLETTE) ✚	ACETYLSALICYLIC ACID	Enthält Acetylsalicylsäure und eine kleine Menge an Salicylsäure. Kann die Haut beruhigen und beleben.
AVOCADOÖL @	PERSEA GRATISSIMA OIL	Gewonnen durch Pressen des trockenen, in Scheiben geschnittenen Avocadofleischs. Besteht in erster Linie aus Glyzeriden, Linolsäure, Ölsäure und Palmitinsäure. Verbessert die Hautfeuchtigkeit, macht raue, trockene Haut zart.
BANANENAROMA @	NATURAL FLAVOURING, PROPYLENE GLYCOL	Natürliches Bananenaroma für Lippenbalsam.
BASILIKUMÖL, ÄTHERISCHES @	OCIMUM BASILICUM HERB OIL	Natürliches Öl, das Duft verleiht und belebend auf die Kopfhaut wirkt, das Haarwachstum fördert und Akne bekämpft.
BIENENWACHS, WEISS @	CERA ALBA	Das aus der Honigwabe gewonnene Wachs wird von Bienen produziert. Es bildet einen Schutzfilm auf der Hautoberfläche und bietet Schutz gegen Reizstoffe, lässt dabei jedoch die Haut atmen.
BIER	BEER	Die im Bier enthaltenen Proteine und B-Vitamine pflegen und kräftigen trockenes, angegriffenes Haar, machen es geschmeidig und glänzend.
BIMSSTEINPULVER @	PUMICE	Dieses grobe Pulver aus Vulkangestein ergibt ein hervorragendes Mittel zur Entfernung von Hornhaut an den Füßen.
BITTERORANGENÖL, ÄTHERISCHES @	CITRUS AURANTIUM AMARA LEAF/ TWIG OIL	Beliebte Zutat in der Parfümherstellung. Hat ein belebendes Aroma. Wird aus den frischen Blättern und zarten Zweigen des Orangenbaums destilliert. Desodorierende und antibakterielle Eigenschaften, zur Behandlung von Hautinfektionen eingesetzt.
BITTERSALZ BEZIEHUNGSWEISE MAGNESIUMSULFAT (EPSOM-SALZ) ✚ @	MAGNESIUM SULFATE	Ein Mineral, das leicht von der Haut aufgenommen wird. Wirkt beruhigend und entspannend. Lindert Schmerzen und verkrampfte Muskeln.

DEUTSCHER NAME	INCI-Bezeichnung	WIRKUNG
BLASENTANG, GETROCKNET UND GEMAHLEN (AUCH ALS KAPSEL ERHÄLTLICH) @	FUCUS VESICULOSUS	Reich an Beta-Carotin, Antioxidantien, Jod, Brom, Kalium und weiteren Mineralstoffen sowie hautauffüllenden Polysacchariden. Ihm wird eine positive Wirkung im Kampf gegen Cellulitis und Alterung nachgesagt.
BLATTGELATINE	PORK GELATINE	Besteht überwiegend aus den Aminosäuren Glyzin und Prolin, die für den gesunden Haar-, Haut- und Nagelwuchs nötig sind. Wirkt antibakteriell, kann deshalb die Wundheilung beschleunigen.
BORRETSCHÖL @	BORAGO OFFICINALIS SEED OIL	Reich an Omega-3- und Omega-6-Fettsäuren, die dabei helfen, die Hautbarriere wiederherzustellen und das Austrocknen zu mindern; verbessert Elastizität und Festigkeit. Ideal bei trockener, juckender Haut.
CETYL- / CETEARYLALKOHOL @	CETEARYL ALCOHOL	Verdickungsmittel und Coemulgator für Cremes und Lotionen, wird aus Pflanzen gewonnen.
CHIA-SAMEN	SALVIA HISPANICA SEEDS	Die Samen einer blütenbildenden Pflanze aus Mexiko enthalten ein Öl, das reich an Omega-3-Fettsäuren ist. Daher eignet es sich ideal für ein sanftes Peeling bei trockener und empfindlicher Haut.
COENZYM Q10 @	UBIQUINONE	Fördert Reparatur und Regeneration der Haut und lindert Schäden durch freie Radikale.
EFEU-EXTRAKT @	HEDERA HELIX EXTRACT	Der Extrakt aus den Blättern dieser Kletterpflanze ist bekannt für seine antibakterielle Wirkung und wirkt Zellulitis entgegen.
EMULGIERWACHS @	CETEARYL ALCOHOL (and) SODIUM LAURYL SULFATE	Ein Allzweckemulgator, mit seiner Hilfe verbinden sich Öl und Wasser leichter und eine Creme entsteht.
ESP ORGANIC SAFEEMULS SCA (VON DER US-FIRMA ESP) @	ALOE BARBADENSIS LEAF JUICE (and) SUCROSE COCOATE	Kombination aus Aloe-vera-Extrakt und natürlichem Emulgator, der aus Kokosöl und Zucker hergestellt wurde. Macht die Haut superzart. Verbindet Öl und Wasser, so dass sie eine feste Creme bilden.

DEUTSCHER NAME	INCI-Bezeichnung	WIRKUNG
EUKALYPTUSÖL, ÄTHERISCHES ⍥, @	EUCALYPTUS GLOBULUS LEAF OIL	Ein ätherisches Öl aus den Blättern des Baumes, hat entzündungshemmende, antibakterielle und belebende Eigenschaften.
FENCHELÖL, ÄTHERISCHES ⍥ @	FOENICULUM VULGARE OIL	Ein ätherisches Öl, das aus den Samen der Pflanze gewonnen wird. Verfügt über antibakterielle Eigenschaften und hilft bei Zellulitis.
GERANIENÖL, ÄTHERISCHES @	PELARGONIUM GRAVEOLENS FLOWER OIL	Der charakteristische Blütenduft dieses Öls macht es zum idealen Aromageber für Hautpflegeprodukte. Zudem hat es antibakterielle und adstringierende Wirkung, wodurch es sich hervorragend für natürliche Deodorants eignet.
GINSENG (KAPSEL) ✚ ⍥ @	PANAX GINSENG	Enthält große Mengen an aktiven Pflanzeninhaltsstoffen, die den Hautstoffwechsel anregen und aktivieren – daher ideal zur Anti-Aging-Behandlung.
GLYZERIN ✚ @	GLYCERINE	Sehr effektives Feuchthaltemittel, aus Palmöl gewonnen, kann die Hautfeuchtigkeit bewahren und trockener Haut Feuchtigkeit spenden.
GOTU KOLA (TABLETTE) ⍥ @	CENTELLA ASIATICA LEAF EXTRACT	Die aktiven Wirkstoffe dieser Pflanze stimulieren die Erneuerung des Kollagens und können die Elastizität der Gefäßwände wiederherstellen, wodurch sich der Hauttonus verbessert.
GRAPEFRUITKERNEXTRAKT GKE ⍥ @	CITRUS GRANDIS SEED EXTRACT	Ein Bioflavonoid-Konzentrat, hergestellt aus Kernen, Fruchtfleisch und weißen Schalenbestandteilen der Grapefruit. Verwendet als ungiftiges, antibakterielles, Konservierungsmittel mit breitem Wirkungsspektrum.
GRAPEFRUITÖL, ÄTHERISCHES ⍥ @	CITRUS GRANDIS PEEL OIL	Ein aus der Schale gewonnenes, fruchtiges, erfrischendes Duftöl. Verfügt über hervorragende Reinigungskraft, ideal für fettige Haut.

DEUTSCHER NAME	INCI-Bezeichnung	WIRKUNG
GRÜNALGEN (TABLETTE)	CHLORELLA VULGARIS EXTRACT	Die grünen Mikroalgen üben nachweislich eine straffende, kräftigende und tonisierende Wirkung aus, indem sie die Produktion von Kollagen und Elasthan erhöhen. Fördert die Mikrozirkulation und reduziert somit rote Äderchen.
GRÜNE TONERDE @	ILLITE	Seit Langem für die entgiftende und hautpflegende Wirkung bekannt, die auf einer einzigartigen Kombination von Mineralien beruht. Kann Hautunreinheiten aufnehmen, wird oft für fettige Haut mit verstopften Poren oder bei Akne empfohlen.
GRÜNER TEE	CAMELLIA SINENSIS	Enthält Polyphenole, die antioxidative und entzündungshemmende Wirkstoffe besitzen. Wirken dem Alterungsprozess entgegen und schützen die Haut vor freien Radikalen.
GRÜNTEE-EXTRAKT	CAMELLIA SINENSIS LEAF EXTRACT	Wirkung siehe Grüner Tee.
GURKE	CUCUMIS SATIVUS FRUIT EXTRACT	Besitzt hautkühlende und beruhigende Wirkung.
HAFERFLOCKEN, FEINE	AVENA SATIVA	Enthält Beta-Glucan, das einen feinen Schutzfilm bildet und in die Haut eindringt, wo es tiefere Schichten feucht hält. Entzündungshemmende Eigenschaften, die die Heilung trockener und juckender Haut fördern.
HAFERKLEIE BEZIEHUNGSWEISE -MEHL	AVENA SATIVA	Ein feines Mehl aus Hafer, das die Haut glätten und von Hautschüppchen befreien kann. Nimmt überschüssiges Fett auf und bekämpft Bakterien, wodurch es Akne beseitigen kann.
HAGEBUTTENÖL @	ROSA CANINA FRUIT OIL	Reich an Omega-3-/-6-Fettsäuren, Vitamin A und dem Tocopherol. Hilft die Haut zu schützen und den Feuchtigkeitsgehalt ins Gleichgewicht zu bringen.

DEUTSCHER NAME	INCI-Bezeichnung	WIRKUNG
HAMAMELISWASSER BEZIEHUNGSWEISE ZAUBERNUSSDESTILLAT @	ALCOHOL DENAT. (and) HAMAMELIS VIRGINIANA BARK/LEAF/TWIG EXTRACT	Gerne verwendet als natürlich adstringierendes, Gesichtswasser und zur Hautauffrischung.
HOLUNDERBLÜTEN @	SAMBUCUS NIGRA	Wird verwendet, um die Haut zart zu machen sowie zur Behandlung von Akne und Hautunreinheiten, Ausschlägen und Sonnenbrand. Kann Sommersprossen beseitigen und Falten reduzieren.
HOLUNDERBLÜTEN-EXTRAKT	SAMBUCUS NIGRA EXTRACT	Siehe Holunderblüten.
JASMINÖL, ÄTHERISCHES @	JASMINUM OFFICINALE OIL	Ein exotisches Duftöl, das aus den Blütenblättern gewonnen wird. Besitzt einen kräftigen, süßen und belebenden Duft, der bei Nachtblütlern oft vorkommt.
JOGHURT	YOGHURT	Enthält Zink und Milchsäure, die eine gesunde Haut fördern. Kann abgestorbene Hautzellen entfernen, kleine Fältchen lindern, die Poren verkleinern, trockenen Hautpartien Feuchtigkeit spenden und sie strahlen lassen.
JOJOBA-ÖL	SIMMONDSIA CHINENSIS SEED OIL	Gut einziehendes, nährendes Öl, das dem natürlichen Talg sehr ähnlich ist. Kann auch zum Ausgleich der in der Haut vorhandenen, natürlichen Fette eingesetzt werden. Enthält natürliche Antioxidantien.
KAISERNATRON	SODIUM BICARBONATE	Die natürliche mineralische Form von Natron ist das Nahcolith, das man oft in aufgelöster Form in Mineralquellen findet. Bei Naturkosmetika als Deodorant sowie zur Reinigung und Glättung der Haut verwendet. Natron erzeugt das Prickeln von Badekugeln, sobald es mit Zitronensäure und Wasser in Berührung kommt.
KAKAOBUTTER @	THEOBROMA CACAO SEED BUTTER	Eine zarte Butter, die bei Körpertemperatur schmilzt und für ihre ausgezeichneten Pflegeeigenschaften bekannt ist. Beruhigt sowie schützt die Haut und macht sie zart.

DEUTSCHER NAME	INCI-Bezeichnung	WIRKUNG
KAMILLENEXTRAKT	CHAMOMILLA RECUTITA FLOWER EXTRACT	Siehe Kamillentee.
KAMILLENÖL, ÄTHERISCHES @	ANTHEMIS NOBILIS OIL	Englische oder Römische Kamille ist ein ätherisches Öl, das Duft verleiht und wegen des enthaltenen Bisabolols über hautberuhigende Eigenschaften verfügt.
KAMILLENTEE	CHAMOMILLA RECUTITA FLOWER EXTRACT	Bekannt für seine vielfältigen hautpflegenden Eigenschaften, die glätten und beruhigen. Verleiht zudem Ausstrahlung und wirkt aufhellend.
KAOLIN (WEISSE TONERDE) @	KAOLIN	Eine weiche, weiße Tonerde, auch »Porzellanerde« genannt (wurde über Jahrhunderte in China am Berg »Kao-ling« abgebaut und u.a. auch zur Porzellanherstellung verwendet – daher der englische Name »China« für Porzellan). Kann Unreinheiten und Giftstoffe aus der Haut aufnehmen.
KARAMELLAROMA @	GLYCERINE, WATER, PROPYLENE GLYCOL, NATURAL FLAVOURING, *COLOUR:* PLAIN CARAMEL	Natürliches Karamell zum Aromatisieren von Lippenbalsam
KERNSEIFE	SODIUM STEARATE, SODIUM COCOATE, SODIUM PALMITATE (kann unterschiedlich sein)	Seifen werden aus Fetten und Ölen hergestellt, die mit Lauge (Natriumhydroxid) reagieren. Feste Fette wie Kokosöl und Palmöl werden verwendet, um sicherzustellen, dass die Seife sich zum Beispiel nicht im stehen gebliebenen Wasser einer Seifenschale auflöst. Seifen haben einen hohen pH-Wert, werden zur Hautreinigung verwendet und lösen wirkungsvoll Öl und Fett.
KIEFERNÖL, ÄTHERISCHES @	PINUS SYLVESTRIS TWIG LEAF OIL	Ein Duftöl, das Entzündungen und damit verbundene Rötungen mildern kann, v. a. bei Hautkrankheiten wie Ekzemen und Schuppenflechte. Verfügt über antioxidative Eigenschaften und fängt freie Radikale ab, die eine vorzeitige Hautalterung verursachen können.

DEUTSCHER NAME	INCI-Bezeichnung	WIRKUNG
KOKOSNUSSMILCH	COCOS NUCIFERA FRUIT JUICE	Aus dem Fruchtfleisch der Kokosnuss gewonnen. Kann zur Reinigung der Haut benutzt werden und hinterlässt einen weichen, geschmeidigen und strahlenden Teint. Unterstützt die Feuchthaltung der Haut.
KOKOSNUSSÖL, FRAKTIONIERTES @	CAPRYLIC/CAPRIC TRIGLYCERIDE	Zarter, weich machender Kokosnussextrakt, der ein leichtes, aber seidiges und nicht fettiges Hautgefühl hinterlässt.
KOKOSNUSSÖL, UNRAFFINIERTES	COCOS NUCIFERA OIL	Reich an Fettsäuren, Triglyzeriden und natürlichem Tocopherol. Schützt die Haut und hält sie feucht. Sowohl zur Haut-, als auch zur Haarpflege eingesetzt.
KOKOSNUSSWASSER	COCOS NUCIFERA WATER	Von den Hawaiianern auch Noelani genannt, was »Tau des Himmels« bedeutet. Erfrischt und hält die Haut feucht.
LAMESOFT ® PO 65 @	AQUA (and) CITRIC ACID (and) COCO-GLUCOSIDE (and) GLYCERYL OLEATE (and) HYDROGENATED PALM GLYCERIDES CITRATE (and) TOCOPHEROL	Ein Naturprodukt aus Kokosnuss- und Sonnenblumenöl. Dieses Tensid gibt der Haut ein angenehmes Feuchtigkeitsgefühl.
LAVENDELBLÜTEN @	LAVANDULA ANGUSTIFOLIA	Die Römer gaben die Blüten ins Badewasser, woher die lateinische Bezeichnung (lavare = waschen) stammt. Die duftenden getrockneten Blüten verleihen Badesalzen und Körperpeelings angenehme Textur und feinen Duft.
LAVENDELÖL, ESSENZIELLES @	LAVANDULA ANGUSTIFOLIA OIL	Wegen seiner beruhigenden und antibakteriellen Eigenschaften ein Duftöl mit vielen hautpflegenden Eigenschaften. Aufgrund seines entspannenden Duftes ideal für die Anwendung am Abend.
LEINSAMEN	LINUM USITATISSIMUM	Die Samen der Leinpflanze beziehungsweise des Flachses enthalten viele pflegende Omega-3-Fettsäuren. In Wasser gekocht ergeben sie ein perfektes Styling-Gel, das das Haar weich und glänzend macht, es pflegt und ihm ausgezeichneten Halt verleiht.

DEUTSCHER NAME	INCI-Bezeichnung	WIRKUNG
LIMETTENÖL, ÄTHERISCHES	CITRUS AURANTIFOLIA OIL	Ein Duftöl aus Limettenschale, das antibakterielle Eigenschaften besitzt, mit denen Akne und Schuppen bekämpft werden können.
MACADAMIA-ÖL	MACADAMIA TERNIFOLIA SEED OIL	Pflanze mit dem höchsten Anteil an Palmitinsäure. Dieses ist auch in jugendlicher Haut vorhanden, nimmt jedoch im Laufe der Zeit ab. Zudem reich an beruhigenden und heilenden Phytosterolen, dadurch sehr gut zur Wiederherstellung der Barrierefunktion der Haut geeignet.
MANDARINENÖL, ÄTHERISCHES	CITRUS RETICULATA PEEL OIL	Ein frisches Zitrusöl, das durch Kaltpressung aus Mandarinenschalen gewonnen wird. Verbessert die Durchblutung und hilft, das Gleichgewicht von Fett und Feuchtigkeit der Haut zu bewahren.
MANDELAROMA	NATURAL FLAVORING, ETHANOL	Natürliches Mandelaroma für Lippenbalsam.
MANUKA-HONIG	MEL	Wegen seiner natürlichen antibakteriellen und entzündungshemmenden Eigenschaften ideal zur Anwendung bei Hautflecken. Hilft zudem, den pH-Wert der Haut zu stabilisieren und hält die Haut auf natürliche Weise feucht und zart.
MEERSALZ, GROB ODER FEIN	MARIS SAL	Komplexe Mischung aus Mineralstoffen und Spurenelementen, die die Leistung der Zellen optimiert. Entgiftet und kann als Peeling bei verhornter Haut verwendet werden.
MILCHPULVER	WHOLE DRA MILK	Die im Milchpulver enthaltenen natürlichen Fette halten die Haut feucht und machen sie zart.
MINERALWASSER	AQUA	Ein natürlicher Feuchtigkeitsspender, der Mineralstoffe, Spurenelemente sowie Kohlensäure enthält – Letztere erfrischt durch ihr Prickeln.

DEUTSCHER NAME	INCI-Bezeichnung	WIRKUNG
NACHTKERZENÖL	OENOTHERA BIENNIS OIL	Reich an essenziellen Fettsäuren und Gamma-Linolsäure, die die natürliche Schutzbarriere der Haut aufrechterhalten. Kann trockene Haut beruhigen und schützen.
NEROLI-ÖL	CITRUS AURANTIUM AMARA OIL	Belebendes Aromaöl aus Orangenblüten. Kann wegen seiner antibakteriellen Eigenschaften als Körperparfüm verwendet werden, ist aber auch bei der Hautpflege nützlich.
OLIVEM ® 1000	CETEARYL OLIVATE (and) SORBITAN OLIVATE	Ein natürlicher Emulgator, aus Olivenöl gewonnen. Einfach in der Anwendung, besitzt zudem feuchtigkeitsspendende Eigenschaften.
OLIVENÖL	OLEA EUROPAEA FRUIT OIL	Wird aus der reifen Frucht des Olivenbaums gewonnen. Besteht hauptsächlich aus Triglyzeriden wie Ölsäure- und Palmitinsäure. Es wird ihm hautzellregenerierende Wirkung nachgesagt.
ORANGENBLÜTENWASSER	CITRUS AURANTIUM AMARA FLOWER DISTILLATE	Ein zart duftendes Wasser, wird aus Orangenblüten destilliert, beruhigt und erfrischt die Haut.
ORANGENÖL, ÄTHERISCHES	CITRUS AURANTIUM DULCIS PEEL OIL	Ein ätherisches Öl, gewonnen aus der Orangenschale, das einen fröhlichen, belebenden Charakter besitzt. Verfügt über antibakterielle und reinigende Eigenschaften, die die Haut aufhellen können.
ORANGENSCHALE, UNBEHANDELTE	CITRUS AURANTIUM DULCIS PEEL POWDER	Die getrocknete, geriebene Orangenschale eignet sich sehr gut für Hand- und Körperpeelings.
PAPAYA-ENZYME (TABLETTE)	CARICA PAPAYA FRUIT EXTRACT	Die Frucht enthält verschiedene proteolytische Enzyme wie Papain, die die Erneuerung der Haut fördern können, indem sie abgestorbene Hautzellen auflösen und die Zellerneuerung beschleunigen.
PFEFFERMINZWASSER	MENTHA PIPERITA LEAF WATER	Ein natürlicher Toner, der die Haut von Fett befreit und sie frisch hält. Kann den Hautton gleichmäßig machen und geschwollene Tränensäcke lindern.

DEUTSCHER NAME	INCI-Bezeichnung	WIRKUNG
PFEFFERMINZÖL, ÄTHERISCHES @	MENTHA PIPERITA OIL	Ein Duftöl mit Menthol, das müde Haut kühlt und erfrischt, gut für fettige Haut. Ausgezeichnet zur Verjüngung der Haarfollikel, belebt die Kopfhaut und fördert den Haarwuchs.
PINKE LEBENSMITTELFARBE @	PROPYLENE GLYCOL, COLOUR BEETROOT RED, WATER, ANTIOXIDANT, ASCORBIC ACID, PRESERVATIVE POTASSIUM SORBATE	Natürliche Lebensmittelfarbe auf der Basis von Rote-Bete, für Lippen oder Wangen verwendet.
PLANTAPON ® SF @	SODIUM LAURYL GLUCOSE CARBOXYLATE (and) LAURYL GLUCOSIDE	Eine mild reinigende Schaumbasis, die aus natürlichem Kokosnussöl und Zucker gewonnen wird. Ideal geeignet für Duschgels, Shampoos und Gesichtsreiniger.
POLYSORBAT 20 (LEBENSMITTELZUSATZ-STOFF E432) @	POLYSORBATE 20	Ein natürliches Lösungsmittel, das aus Sorbit und Fettsäuren gewonnen wird. Dient der Verbindung von ätherischen Ölen und Duftstoffen mit einer Wasserbasis.
QUELLWASSER	AQUA	Ein Wasser aus natürlichen Quellen, das Mineralstoffe und Spurenelemente enthält, die der Haut neue Feuchtigkeit spenden.
REISKLEIE	ORYZA SATIVA	Ein sanftes und pflegendes Peeling. Ideal für trockene und problematische Haut.
REISKLEIEÖL @	ORYZA SATIVA BRAN OIL	Ein ausgezeichneter, nicht fettender Weichmacher und Feuchtigkeitsspender. Reich an Antioxidantien, Vitamin E und Gamma-Oryzanol, schützt vor freien Radikalen und trockener Haut.
RESVERATROL (KAPSEL) @	COMPLEX BLEND WITH RESVERATROL	Ein starkes Antioxidans, das sich in Lebensmitteln wie Trauben, einigen Beeren und Rotwein befindet. Bei lokaler Anwendung schützt es die Haut vor Sonnenschäden, verbessert die Kollagensynthese und verringert Zellschäden – eine wirksame Zutat bei Anti-Aging-Produkten.

DEUTSCHER NAME	INCI-Bezeichnung	WIRKUNG
RHODIOLA (KAPSEL) @	RHODIOLA ROSEA ROOT EXTRACT	Heißt auch Goldwurz oder Rosenwurz. Wächst in europäischen Bergregionen und anderen Gebieten der Erde mit kaltem Klima. Der Wurzelextrakt regt die Fettverbrennung an und reduziert geschwollene Tränensäcke, indem er die Entwässerung fördert.
RINGELBLUMENBLÜTEN @	CALENDULA OFFICINALIS	Bekannt für ihre antibakterielle Wirkung, lindert Verbrennungen, Insektenstiche, Ekzeme, Hautgeschwüre und Ausschläge.
ROSA TONERDE @	KAOLIN	Französische rosa Tonerde (Argiletz-Tonerde) ist eine sanfte Mischung aus roter und weißer Tonerde, zur Reinigung und Entgiftung von normaler bis trockener Haut. Entfernt abgestorbene Hautzellen und verleiht erfrischtes Aussehen.
ROSENWASSER	ROSA DAMASCENA FLOWER WATER	Verleiht einen zarten Duft, kann beruhigend und straffend wirken.
ROSMARINEXTRAKT	ROSMARINUS OFFICINALIS EXTRACT	Siehe Rosmarinnadeln
ROSMARINNADELN	ROSMARINUS OFFICINALIS	Enthält Polyphenole sowie Rosmarinsäure und steht im Ruf, über Antioxidantien und antibakterielle Eigenschaften zu verfügen.
ROSMARINÖL, ÄTHERISCHES @	ROSMARINUS OFFICINALIS LEAF OIL	Die regelmäßige Anwendung dieses Öls unterstützt die Bildung von Haarfollikeln, nährt die Kopfhaut und beseitigt Schuppen. Beugt vermutlich vorzeitigem Haarverlust und Ergrauen vor. Besitzt antibakterielle Eigenschaften und kann die Hautstraffung fördern.
ROTE LEBENSMITTELFARBE	WATER, COLOURS, ANTHOCYANIN, PAPRIKA EXTRACT, CITRIC ACID, PROPYLENE GLYCOL, EMULSIFIER, POLYOXYETHYLENE, SORBITAN MONOOLEATE	Natürlicher Lebensmittelfarbstoff basierend auf Paprika, wird für Lippen und Wangen verwendet.
SÄGETANG--EXTRAKT @	FUCUS SERRATUS EXTRACT	Eine olivbraune buschige Alge. Enthält natürliche Antioxidantien, seit Langem für ihre ausgeprägte Anti-Aging-Wirkung bekannt. Pflegt, repariert und hält die Haut feucht.

DEUTSCHER NAME	INCI-Bezeichnung	WIRKUNG
SALBEIEXTRAKT	SALVIA OFFICINALIS LEAF EXTRACT	Ein gutes Mittel zur Regulierung der Talgproduktion bei fettiger Haut. Besitzt antimikrobielle und entzündungshemmende Eigenschaften, die bei Akne helfen. Wirkt auch gegen trockene Haut und fördert das Haarwachstum.
SCHAFGARBENEXTRAKT @	ACHILLEA MILLEFOLIUM EXTRACT	Verfügt über adstringierende, entzündungshemmende Eigenschaften und ist gut für trockene Problemhaut.
SHEABUTTER @	BUTYROSPERMUM PARKII BUTTER	Besitzt ein einzigartiges Fettsäurenprofil, das es bereits bei Körpertemperatur schmelzen lässt. Somit ein ideales Hautpflegemittel. Verfügt über beruhigende und schützende Eigenschaften.
SPEARMINT-ÖL @	MENTHA SPICATA HERB OIL	Ein aus den Blüten der Grünen Minze mittels Wasserdampfdestillation gewonnenes ätherisches Öl. Enthält nicht so viel Menthol wie die Pfefferminze und kühlt deshalb nicht so stark, verfügt jedoch über antibakterielle Eigenschaften.
SPEISESTÄRKE AUS MAIS	ZEA MAYS	Ein feines Pulver, oft als natürliches Verdickungsmittel oder als kosmetische Pulverbasis verwendet. Hinterlässt auf der Haut ein glattes Gefühl.
SUCRAGEL CF @	AQUA (and) CAPRYLIC/CAPRIC TRIGLYCERIDE (and) GLYCERIN (and) SUCROSE LAURATE	Eine natürliche Emulgatormischung, die aus Zucker und Kokosnussöl gewonnen wird. Sanft zur Haut, hinterlässt ein sehr zartes, gepflegtes Gefühl.
SÜSSHOLZ-EXTRAKT @	GLYCYRRHIZA GLABRA ROOT EXTRACT	Verhilft der Haut zu einem gleichmäßigen Teint und Strahlkraft.
SÜSSMANDELÖL @	PRUNUS AMYGDALUS DULCIS OIL	Natürlich reich an essenziellen Fettsäuren und den Vitaminen A, B1, B2, B6 und E. Ein ausgezeichnetes Pflegemittel, um die Haut zart zu machen.

DEUTSCHER NAME	INCI-Bezeichnung	WIRKUNG
TEEBAUMÖL, ÄTHERISCHES	MELALEUCA ALTERNIFOLIA OIL	Ein traditionelles Heilmittel, das ursprünglich von australischen Ureinwohnern verwendet wurde, um Prellungen, Insektenstiche und Hautinfektionen zu behandeln. Verfügt über hochwirksame antimikrobielle Eigenschaften.
THYMIANEXTRAKT	THYMUS VULGARIS EXTRACT	Besitzt antibakterielle Eigenschaften und kann bei Akne helfen.
THYMIANÖL, ÄTHERISCHES	THYMUS VULGARIS OIL	Ein aus der frischen Pflanze extrahiertes ätherisches Öl, das mittels Wasserdampfdestillation aus Blüten und Blättern der Pflanze gewonnen wird. Medizinische und antibakterielle Eigenschaften, wirkt gegen Insektenstiche und Bisse.
TRAGANT BEZIEHUNGSWEISE ASTRAGALUS (KAPSEL)	ASTRAGALUS MEMBRANACEUS	Hoch wirksam gegen Glykation, welche die Regenerationsfähigkeit der Kollagenfasern in der Haut mindert, was zu Falten und Absacken führt – charakteristisch für die Hautalterung.
TRAUBENKERNÖL	VITIS VINIFERA SEED OIL	Sehr leicht auf der Haut, zieht schnell ein, verhindert Feuchtigkeitsverlust.
VITAMIN C	ASCORBIC ACID	Reines Vitamin C ist bekannt für seine starken antioxidativen Eigenschaften. Kann die Haut klären, reduziert das Auftreten von Altersflecken sowie anderen Arten von Sonnenschäden und steigert die Produktion von gesundem Kollagen.
VITAMIN E	TOCOPHEROL	Kommt in der Natur oft vor, insbesondere im Weizenkeimöl. Starkes Antioxidans und Radikalenfänger, dadurch schützt es die Haut vor Umweltschäden. Reduziert Narben und fördert die Wundheilung.
WACHOLDERÖL, ÄTHERISCHES	JUNIPERUS COMMUNIS FRUIT OIL	Ein duftendes Öl, das aus Nadeln, Holz und Beeren des Buschs gewonnen wird. Ausgezeichnete antibakterielle und adstringierende Eigenschaften.

DEUTSCHER NAME	INCI-Bezeichnung	WIRKUNG
WEIHRAUCHÖL, ÄTHERISCHES @	BOSWELLIA CARTERII OIL	Weihrauch, auch Olibanum genannt, wird aus Baumharz gewonnen und ist für seine Anti-Aging- sowie hautpflegenden Eigenschaften bekannt.
WEISSE TONERDE	KAOLIN	Siehe Kaolin
WEIZENKEIMÖL	TRITICUM VULGARE GERM OIL	Wird leicht von der Haut aufgenommen, enthält viele Vitamine, Antioxidantien, Fettsäuren und Phytosterole, die Feuchtigkeit spenden und trockene oder rissige Haut heilen sowie die Narbenbildung verhindern. Enthält besonders viel Vitamin E, das hilft, Hautschäden zu lindern, gegen freie Radikale wirkt, eine gesunde Kollagenbildung unterstützt und einen ebenmäßigen Teint schenkt.
WODKA	ALCOHOL	Ein Träger und Lösungsmittel für ätherische Öle.
XANTHAN @	XANTHAN GUM	Ein Verdicker und Stabilisator, der durch Biofermentation auf natürlichem Weg aus Maiszucker gewonnen wird. Findet häufig bei Lebensmitteln Anwendung.
YLANG-YLANG-ÖL, ÄTHERISCHES @	CANANGA ODORATA FLOWER OIL	Ein belebendes ätherisches Öl, das mittels Dampfdestillation aus den frischen Blüten des Ylang-Ylang-Baums gewonnen wird. Meist wegen seines exotischen Duftes verwendet, kann auch Feuchtigkeit schenken und ausgleichend wirken, hält feucht und erzeugt ein ebenmäßiges Hautbild.
ZIMTBLÄTTERÖL, ÄTHERISCHES @	CINNAMOMUM CULILAWAN LEAF OIL	Ein warmes, würziges Öl, bekannt für sein Aroma und seine antibakterielle Wirkung.
ZITRONENGRAS- BEZIEHUNGSWEISE LEMONGRASSÖL, ÄTHERISCHES @	CYMBOPOGON SCHOENANTHUS OIL	Ein Duftöl mit Zitronenaroma, das dem Produkt sein Aroma schenkt und mild desodorierend wirkt.

DEUTSCHER NAME	INCI-Bezeichnung	WIRKUNG
ZITRONENÖL, ÄTHERISCHES ⍥ @	CITRUS LIMON PEEL OIL	Ein frisches Zitrusaroma, das schlaffe oder müde Haut beleben kann. Auch zur Behandlung fettiger Haut empfohlen. Verfügt über antibakterielle Wirkstoffe, mit denen Hauterkrankungen wie Akne behandelt werden. Wirksames Tonikum, das den Haarwuchs fördert, die Haare glänzend macht und Schuppen beseitigt.
ZITRONENSAFT	CITRUS LIMON JUICE	Aus ihm wird die zellabtragende AHA-Fruchtsäure (Alpha-Hydroxysäure) gewonnen. Ideal für fettige Haut und zur Beseitigung von fleckiger Haut.
ZITRONENSÄURE (PULVER) @	CITRIC ACID	Stabilisiert den pH-Wert.
ZITRONENSCHALE, UNBEHANDELTE	CITRUS MEDICA LIMONUM PEEL POWDER	Die gemahlene getrocknete Zitronenschale eignet sich ideal als sanfte Zutat in Hand- und Körperpeelings.
ZYPRESSENÖL, ÄTHERISCHES @	CUPRESSUS SEMPERVIRENS OIL	Ein ätherisches Öl, das aus den kleinen Zweigen und Blättern des Baumes gewonnen wird. Wirkt venenabschwellend und insbesondere bei Krampfadern lindernd.

Bezugsquellen

Deutschland

DRAG ON SPICE
dragonspice.de
Deutscher Online-Bionahrungsmittelanbieter, der einige kosmetische Zutaten anbietet.

GLÄSER UND FLASCHEN
glaeserundflaschen.de
Große Auswahl an Flaschen und speziellen Gläsern – von Sturzgläsern für Kuchen über nostalgische WECK-Gläser mit Gummiringen, Glasdeckel und Metallklemmen bis zu Flaschen mit Bügelverschluss.

MANSKE
manske-shop.com
Deutscher Onlinehändler für kosmetische Inhaltsstoffe, ätherische Öle, Werkzeuge und Verpackungen.

ÖLMÜHLE SOLLING
Oelmuehle-solling.de
Kalt gepresste Öle wie Borretschöl werden in kleinen Spindelpressen hergestellt.

PRIMAVERA
primaveralife.com
Große Auswahl an ätherischen Ölen in kleinen Mengen.

SPINNRAD
spinnrad.de
Deutscher Onlinehändler mit einer breiten Produktpalette und langjähriger Erfahrung.

Weltweit

AROMA ZONE
aroma-zone.com
Französischer Onlinehändler für kosmetische Inhaltsstoffe, Naturextrakte und ätherische Öle sowie Verpackungen.

DOSENPROFI
dosenprofi.com
Österreichischer Hersteller verschiedenster Metallverpackungen, versendet EU-weit und in die Schweiz.

JABONARIUM
jabonariumshop.com
Spanischer Onlinehändler für kosmetische Inhaltsstoffe, ätherische Öle, Duftstoffe und Verpackungen.

ABSOLUTE AROMAS
absolute-aromas.com
Onlinehändler, spezialisiert auf ätherische Öle mit einer großen Auswahl, verkauft auch Trägeröle.
Weltweiter Versand.

AMPULLA
ampulla.co.uk
Onlinehändler, verkauft Glas-, Plastik- und Aluminiumbehälter für Kosmetik und Lebensmittel.
Bietet eine große Auswahl. Verkauf einzelner Artikel oder auch größerer Mengen.
Es gibt auch eine europäische Website: ampulla.eu

AROMANTIC
aromantic.co.uk
Onlinehändler für kosmetische Zutaten, Behälter und Ausrüstung.
Weltweiter Versand.

G. BALDWIN & CO.
baldwins.co.uk
Ladengeschäft und Onlinehändler für Kräuter sowie Vitamine und Mineralstoffe.
Weltweiter Versand.

COMPAK SOUTH
compaksouth.com
Onlinehändler von Glasverpackungen. Spezialisiert auf Lebensmittelbehälter, verkauft aber auch Einweckgläser, kleine Flaschen und Behälter, Verschlüsse für Kosmetika und einige Gegenstände aus Kunststoff.

GRACEFRUIT
gracefruit.com
Onlinehändler für kosmetische Inhaltsstoffe, auch für Sucragel. Verkauft auch Verpackungen, Duftstoffe, Aromen und Basen. Versand innerhalb Europas.

THE SOAP KITCHEN
thesoapkitchen.co.uk
Ladengeschäft und Onlinehändler einer breiten Palette an kosmetischen Zutaten, Starter-Kits, Badekugeln und Seifenformen. Versand innerhalb von Europa.

BRAMBLE BERRY
brambleberry.com
Onlinehändler für Produkte zur Seifenherstellung und andere kosmetische Zutaten, ätherische Öle, Formen und Verpackungen. Weltweiter Versand.

THE CHEMISTRY STORE
chemistrystore.com
Onlinehändler für Produkte zur Seifenherstellung und andere kosmetische Zutaten, Ausrüstung und Verpackung. Weltweiter Versand.

EARTH SUPPLIED PRODUCTS ESP
espllc.com
US-amerikanischer Versand für rohe Zutaten aus der Natur. Weltweiter Versand.

Register

Danksagung

Wir möchten hiermit dem Team von Jacqui Kleine für das Zustandekommen dieses Buches danken. Ein besonderer Dank gilt unserer stets wachsamen Verlegerin Claire Chandler für ihre unglaubliche Liebe zum Detail. Zudem danken wir Rachel Cross, Amanda Heywood und Sophie Martell, die den Projekten auf dem Papier wirklich Leben eingehaucht haben.

Juilette: Ich möchte den vielen freiwilligen Testern – sowohl aus den Kursen als auch unseren Freunden und Familien – danken, die uns mit ihren wichtigen Anmerkungen geholfen haben. Mein besonderer Dank geht an meine Tochter Caitlin, die meine liebste Kritikerin und mein größter Fan ist. Und natürlich danke ich Abi dafür, dass sie mich mit ihrem außerordentlichen Fachwissen unterstützt hat.

Abi: Ich möchte mich bei Juliette für die Einladung zur Zusammenarbeit bei diesem Buch und für ihre grenzenlose Begeisterung beim Ausprobieren der Rezepte bedanken. Danke auch an Ozzie, die stundenlang auf meinen Füßen gesessen hat, anstatt Gassi zu gehen.

Über die Autorinnen

Juliette Goggin Leitet eine Beratungsfirma, die sich auf Produktentwicklung für Hautpflege, Körperpflege und Raumdüfte spezialisiert hat. Sie hat bei der Entwicklung innovativer neuer Produkte bereits mit Nischenmarken zusammengearbeitet und hält regelmäßig Vorträge bei Konferenzen der Kosmetikindustrie. Gelernt hat sie ursprünglich in der Duftstoffindustrie, wandte sich später jedoch der Herstellung ihrer eigenen Kerzen- und Seifenprodukte zu. Juliette Goggin hält in ihrem Haus in East Sussex, England, Kurse, in denen sie die Herstellung eigener Hautpflegeprodukte, die Kerzenherstellung sowie das Schmuckdesign vermittelt. Sie trat in zwei Fernsehsendungen im englischen Channel 4 auf und ist Mitverfasserin des im Jahr 2012 erschienenen Buches »Junk Genius«.

Abi Righton Als anerkannte Kosmetikwissenschaftlerin verfügt sie über eine fast vierzigjährige Erfahrung in der Herstellung von Schönheits- und Körperpflegeprodukten, die sie nicht zuletzt bei »The Body Shop« gesammelt hat. Heute leitet sie ihr eigenes Unternehmen, das mittels neuer Technologien Kosmetika auf Naturbasis entwickelt und anbietet. Ihre Dienste werden von Premium-Marken im Bereich der Haut-, und Haarpflege sowie von Spa-Marken weltweit in Anspruch genommen.